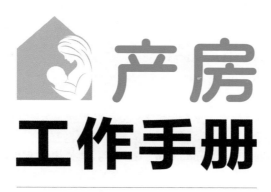

产房工作手册

LABOR ROOM WORK MANUAL

主　编｜张卫社

副主编｜李　平　赵延华　裴琛琳

人民卫生出版社
·北京·

图书在版编目（CIP）数据

产房工作手册 / 张卫社主编 . —北京：人民卫生
出版社，2024.1（2024.8 重印）
ISBN 978-7-117-35614-5

Ⅰ . ①产…　Ⅱ . ①张…　Ⅲ . ①产科学－手册　Ⅳ .
①R714-62

中国国家版本馆 CIP 数据核字（2023）第 222422 号

| 人卫智网 | www.ipmph.com | 医学教育、学术、考试、健康，购书智慧智能综合服务平台 |
| 人卫官网 | www.pmph.com | 人卫官方资讯发布平台 |

产房工作手册
Chanfang Gongzuo Shouce

主　　编：张卫社
出版发行：人民卫生出版社（中继线 010-59780011）
地　　址：北京市朝阳区潘家园南里 19 号
邮　　编：100021
E - mail：pmph @ pmph.com
购书热线：010-59787592　010-59787584　010-65264830
印　　刷：天津善印科技有限公司
经　　销：新华书店
开　　本：889 × 1194　1/32　印张：10.25
字　　数：247 千字
版　　次：2024 年 1 月第 1 版
印　　次：2024 年 8 月第 2 次印刷
标准书号：ISBN 978-7-117-35614-5
定　　价：69.00 元

打击盗版举报电话：**010-59787491**　E-mail：WQ @ pmph.com
质量问题联系电话：**010-59787234**　E-mail：zhiliang @ pmph.com
数字融合服务电话：**4001118166**　E-mail：zengzhi @ pmph.com

杨胜辉　中南大学湘雅医院

雍文静　中南大学湘雅医院

袁　丹　中南大学湘雅医院

袁喜英　中南大学湘雅医院

曾婵娟　湖南省妇幼保健院

张卫社　中南大学湘雅医院

张雨萌　苏州大学附属第一医院

赵延华　中南大学湘雅医院

郑秋彤　苏州大学附属第一医院

编写秘书

蒋小娥　黄靖锐　沈津京

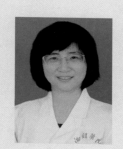

张卫社 ——————

中南大学湘雅医院产科教授，主任医师，医学博士，博士生导师，博士后合作导师。

中华医学会围产医学分会常务委员兼重症学组副组长，中华预防医学会早期生命发育与疾病防控专业委员会第二届常务委员，中国妇幼保健协会高危妊娠专业委员会常务委员，湖南产科救治联盟主席，湖南省医学会围产医学专业委员会副主任委员兼营养代谢学组组长。

主持与参与国家级等课题 10 项，发表论文 60余篇，包括 SCI 30 余篇，获科技成果 3 项，获得"全国妇幼工作先进个人""全国巾帼建功标兵""全国三八红旗手"等多项荣誉称号。开展了多种临床新技术，挽救无数母胎的生命，专攻复杂、疑难、重症母胎疾病的预测、评估、救治及保健。

| 前言 |

作为产科工作者，我们深知产房是一个极其特殊的战场。它集病情复杂性、严重性、瞬息变化性等特征于一体。由此决定了产房是产科医疗风险及病情突然变化的集中地，也是让产科医护人员接受考验、感觉焦虑和成就感最强之地，更是低年资助产士、产科医生和初入产房学习的医务人员感到迷茫之地。而导致产房成为如此高危之地的原因包括产房工作人员紧急情况下手足无措、思路混乱和日常临床工作中产房工作核心问题的梳理及指导不足等。因此，一本集产房核心问题，尤其是应急问题诊疗的引导性参考书，是可以在一定程度上协助指导，减少处理问题的盲目感，缓解面对突发情况的工作压力，达到孕产妇母子产房内安全的最大保障。

本书的初衷是为产科医生、助产士及初入产房学习的工作者，提供一本以解决产房中各种突发问题为导向的工具书。全书共分为六章，第一章总论侧重产房分娩前的评估及进入产房工作前的必备基础知识。第二至第四章是分别对待产、分娩（产时）和产后三个阶段出现的临床问题进行了梳理，针对每一个问题，以问题解析、应急处理、质控指标、并发症的预防、临床结局、经验的总结等为轴线进行分析，期望在解决问题的同时，得到提升，达到举一反三的效果。第五章集中梳理了新生儿相关的评估、复苏、转运及特殊情况的处理。第六章则给出了产房应急的医疗文书的模板及各级有效沟通的关键用语。全书的初心是为各级助产机构的产房工作者提供工作指导性的框架，达到急而有效、忙而不乱、危而不惧的工作状态。

　　本书的成稿凝聚了中南大学湘雅医院产科、新生儿科、麻醉科及律师团队全体工作人员的心血，得到江南大学徐智策教授团队胎儿医学研究所全体人员的大力支持。特别一提的是本书的每一个临床问题都是来自产房临床工作第一线的产科医师、住培医师、进修医师和助产士。在此向所有为此书撰稿、编审及提供支持的单位和个人致以崇高的敬意和诚挚的感谢。

　　在国家生育政策实施的当下，产房工作者将面临更多高危孕产妇的生育问题。希望本书的出版可以助力提升产房医疗安全，为新时期产房医务工作者减压，为进一步保障母儿健康，实现"健康中国 2030"作出应有的贡献。

　　本手册出版之际，诚恳地希望各位读者、专家提出宝贵意见，欢迎发送邮件至邮箱 renweifuer@pmph.com，或扫描下方二维码，关注"人卫妇产科学"，对我们的编写工作给予批评指正，以期再版修订时进一步补充完善，更好地回馈广大读者。

张卫社
二〇二四年一月

关注"人卫妇产科学"

| 目录 |

第一章 总论 ……………………………………………………………………… 1

第一节　产房的质量管理 ………………………………………………………… 1

第二节　分娩前评估及应急分娩 ………………………………………………… 3

第三节　产房不良事件的处理 …………………………………………………… 5

第四节　产房不良事件的相关法律责任 ………………………………………… 8

第五节　孕晚期和临产期胎儿血流动力学与缺氧关系及临床监测 ……… 17

第六节　无痛分娩 ……………………………………………………………… 42

第七节　产时不宜继续阴道试产的头位难产的诊断与处理 ……………… 46

第八节　体位及运动在头位难产中的应用 ………………………………… 53

第九节　心理性因素在难产中的作用及应对 ……………………………… 64

第十节　产时急性胎儿宫内窘迫的诊断与处理 …………………………… 75

第十一节　产后观察、转诊及交接 …………………………………………… 89

第二章 待产及产房工作问题及处理 ……………………………………… 93

第一节　产时发热的处理 ……………………………………………………… 93

第二节　胎心突然下降的处理 ………………………………………………… 98

第三节　产程中胎心消失的处理 …………………………………………… 105

第四节　血性羊水的处理 …………………………………………………… 110

第五节　阴道流血的处理……………………………………………………… 116

第六节　产妇突发神志改变的处理………………………………………… 122

第七节　产时破膜后出现呼吸困难的处理……………………………… 129

第八节　异常产程的处理…………………………………………………… 138

第九节　异常产道的处理…………………………………………………… 143

第十节　异常胎位的处理…………………………………………………… 149

第三章　**产时应急问题及处理** …………………………………………… 157

第一节　胎盘娩出前产道出血的处理…………………………………… 157

第二节　胎盘娩出后阴道出血的处理…………………………………… 160

第三节　产时严重宫颈裂伤的处理……………………………………… 164

第四节　产时阴道壁血肿延及穹窿的处理…………………………… 169

第五节　会阴Ⅲ～Ⅳ度裂伤的处理…………………………………… 174

第六节　双胎第一胎娩出30分钟后第二胎仍未娩出的处理……… 179

第七节　瘢痕子宫阴道试产子宫破裂的识别和处理……………… 185

第八节　臀位后出头困难的处理………………………………………… 190

第九节　胎头娩出后胎肩娩出困难的处理…………………………… 196

第十节　胎儿娩出后胎盘未及时剥离的处理………………………… 200

第十一节　胎盘娩出后突发休克的处理……………………………… 206

第四章　**产后应急问题及处理** …………………………………………… 213

第一节　产后观察期间出血的处理…………………………………… 213

第二节　产后阴道或会阴伤口剧痛的处理…………………………… 218

第三节　产后肛门坠胀的观察及处理………………………………… 221

第四节　产后血流动力学异常的识别及处理………………………… 226

目录

第五章　新生儿产房工作 232

　第一节　新生儿复苏前准备 232

　第二节　新生儿复苏过程 240

　第三节　新生儿复苏后管理 246

　第四节　常见特殊状态新生儿复苏问题 251

　第五节　常见高危妊娠母亲婴儿问题 265

　第六节　新生儿院内转运 288

　第七节　伦理及医疗团队与家属沟通告知 289

第六章　产房应急医疗文书 293

　第一节　产房风险告知（参考版本）........................... 293

　第二节　产房手术操作同意书（参考版本）................. 303

　第三节　危急情况下医护、医师间上下级及相关科室沟通的模板 312

第一章

总论

第一节 产房的质量管理

产房的质量管理是产房管理的核心，包括产房安全目标、安全考核和评估指标，分娩质量与安全的持续改进等，形成每月有分析、每一例事件有整改措施，每一个工作人员都把安全目标贯彻到工作的每一个环节中。

一、产房安全目标

产房安全总目标：尽最大能力保障产房孕产妇及胎婴儿的安全。

杜绝医源性孕产妇及新生儿的死亡，降低医源性母儿并发症的发生率。

一旦发现有可能影响孕产妇预后的病情变化，总住院医师要在5分钟内完成第一时间的处理，同时启动紧急医疗流程，确保孕产妇及新生儿得到最积极的救治。

一旦发现严重胎儿窘迫及相关疾病，有可能影响新生儿预后的病情变化，应在尽可能短的时间内娩出新生儿，并在第一时间处理的同时，启动紧急医疗流程，确保新生儿得到最积极的救治。

所有产房的工作人员，必须具备岗位的能力；所有的设备处于功能状态；并定期进行考核和检查、校验。

每一例产房不良事件，必须举行产房内部讨论，再上报科室医疗质量管理小组讨论，形成整改方案，通报全科室人员。

二、产房安全考核指标

滞产发生率、中转剖宫产率。

胎儿窘迫产前、产后诊断符合率（以脐血血气分析为评价依据）。

新生儿重度窒息发生率（以脐血血气分析为评价依据）。

产后出血和严重产后出血发生率（以出血量和产后 24～48 小时血红蛋白水平为评价依据）。

产房输血发生率。

母体会阴Ⅲ、Ⅳ度裂伤发生率。

新生儿骨折、臂丛神经损伤、颅内出血发生率。

瘢痕子宫试产成功率、先兆子宫破裂诊断率、子宫破裂发生率。

从决定手术至胎儿娩出的时间 10 分钟内占比。

三、持续改进

对产房不良事件及产房多发的、性质相同或相近的事件，由产房总负责和产房护士长负责调查原因，形成整改报告，全科学习讨论，并追踪整改的结果。运用质量管理工具，每季度、半年和全年度形成安全质量分析报告，根据分析结果设定改进的目标，并进行持续追踪管理。

（陈静娜　张卫社）

第二节　分娩前评估及应急分娩

适合经阴道分娩的孕妇，分娩前应接受分娩相关的健康教育，让孕妇认识到经阴道分娩的益处，主动接受和配合阴道分娩过程。风险评估为高风险的孕妇，应当结合当地医院的救治条件和水平，在分娩前的合适孕周，及时转诊至有条件处理母儿情况的医院分娩。临产前，首先评估有无阴道分娩的条件及禁忌，胎儿及孕妇是否能耐受阴道分娩的过程。

一、母胎可以耐受阴道分娩的条件

分娩前必须从母体、胎儿及其附属物，结合既往病史及诊疗经过，做出全面的评估，并做好分娩过程中可能出现问题或意外情况处理的预案，并具有紧急处理的条件和能力，才可进行阴道试产。主要根据以下几方面进行母胎耐受分娩的评估。

1. 母体重要器官、系统功能可耐受分娩的过程。
2. 母体产道相对于胎儿无分娩的禁忌。
3. 胎儿存活、胎儿宫内情况可耐受阴道分娩。
4. 无母胎阴道试产的其他禁忌。

二、母胎阴道分娩的禁忌

（一）绝对禁忌

包括母体及胎儿经阴道分娩的禁忌。母体因素主要为母体无法耐受分娩过程或者严重产道异常胎儿无法通过或分娩后有极大风险的基础疾病和发育异常。胎儿因素主要为胎儿本身及胎儿附属物发育异常或功能下降，无法适应或耐受经阴道分娩的情况等。

（二）相对禁忌

从母胎情况评估，分娩存在较高的风险或失败的可能性，一般不推荐经阴道试产。但相对禁忌的判断与孕产妇和胎儿本身的条件和意愿、接产医疗机构的水平和能力、产房工作人员的经历等有直接关系，无绝对的界限和指征，需要由医师及医疗团队综合孕产妇、胎儿及医疗情况，进行个体化的决策。

三、产房内分娩方式的更改

计划阴道分娩的孕妇，无法安全地完成分娩过程，需要随时做好改变分娩方式，最大限度保证母婴安全的准备。

1．改为剖宫产的指征　宫口未开全但母胎有生命危险需要立即终止妊娠；助产失败且胎儿存活或抢救需要，子宫破裂不能排除者等。

2．改为阴道助产的指征　宫口已经开全，母胎有生命危险，有助产的条件或需要缩短第二产程。

3．改为毁胎的指征　阴道分娩过程中，如果胎心突然消失，排除子宫破裂的情况下，采用毁胎娩出胎儿，保护母体子宫及产道的完整性。

四、紧急情况下的阴道分娩

1．孕妇宫口已经开全、胎先露已经拨露　宫缩时让产妇哈气、戴手套控制胎先露下降，争取快速消毒和铺单、准备好就地接生，并寻求帮助，减少环境中其他危险因素的影响。有可能的话尽量转运到产房或独立的空间。

2．宫口没有开全，但胎先露已经脱出阴道外口　首先听胎心和了解母胎情况，如胎心正常，为更好地挽救胎儿，可转产房或手术室进行分娩；如果胎心消失，可转产房进行毁胎。

3．第二产程的先兆子宫破裂 第二产程出现先兆子宫破裂的情况，首先是紧急、尽快娩出胎儿，可根据情况选择助产或剖宫产，减少重度新生儿窒息或死胎的发生率；胎儿娩出后再检查、评估子宫情况，是否需要开腹修补、预防产后出血和感染等。

4．第二产程需要紧急分娩的其他情况 如第二产程遇到母体、胎儿的其他紧急情况，需要紧急终止妊娠的，可根据情况采用助产、剖宫产等方式进行。

五、紧急阴道分娩并发症及预防

紧急阴道分娩并发症发生率高，因为情况紧急，人力资源有限，对其并发症的预防，一定要纳入培训及应急演练中。

1．母体并发症及预防 短时间内软产道扩张不充分，出现阴道壁血肿、产道裂伤、产后出血和产褥感染的风险增加。应从这几个方面进行预防和补救。

2．新生儿并发症及预防 新生儿头皮下血肿、头皮擦伤、颅内出血、新生儿窒息、产伤等的风险增加。应紧急呼叫新生儿科医师、产科医师和其他助产士共同参与紧急分娩过程。

（黄靖锐）

第三节　产房不良事件的处理

一、产房不良事件的定义及分级

（一）产房不良事件的定义

医疗不良事件（medical adverse event）是指医疗机构在临床诊疗活动中，任何可能或已经影响患者的诊疗结果、增加患者的痛苦和负担、可能影响医疗质量和医务人员安全的因素或事件。

产房不良事件是指产妇在产房待产及分娩过程中，可能影响产妇及新生儿的诊疗结果、增加产妇及新生儿的痛苦及负担，有可能影响医疗质量及医务人员安全的不良因素及事件。

据世界卫生组织统计，全世界每天约有 810 名女性死于与怀孕及分娩相关的可预防因素。此外，每天约有 6 700 名新生儿死亡，占所有 5 岁以下儿童死亡人数的 47%；每年约有 200 万婴儿死亡，其中，40% 以上发生在分娩期间。由于不安全的照护，产妇及新生儿面临巨大风险和负担。而在医疗机构中，大多数死产、孕产妇和新生儿死亡是可以通过医务人员提供安全和优质的医疗服务而避免的。而产房作为产妇围产期的重要场所，承担着维系孕产妇及新生儿安全的使命，应最大限度地预防和降低不良事件的发生。

（二）产房不良事件的分级

参照中国医师协会《医疗安全（不良）事件管理中的分级》标准，产房不良事件可分成 Ⅰ、Ⅱ、Ⅲ、Ⅳ 四个等级。

Ⅰ级事件（警训事件）：是指造成产妇本人或新生儿非预期死亡，或是非分娩自然进展过程中造成的永久性功能丧失的事件。

Ⅱ级事件（不良后果事件）：是指在分娩过程中而非产妇自身原因造成的产妇 / 新生儿的机体与功能损害。

Ⅲ级事件（未造成后果事件）：是指虽然发生了错误事实，但未给产妇 / 新生儿机体与功能造成任何损害，或有轻微后果而不需要任何处理可完全康复的事件。

Ⅳ级事件（隐患事件）：是指由于及时发现，错误在发生之前被及时发现并得到纠正，未造成危害的事件，但该类事件再次发生可能造成严重的不良后果。

二、产房不良事件的上报及处理流程

（一）产房不良事件上报及上报的基本原则

参照医疗不良事件的管理，产房发生不良事件，应按照医疗机构制定的《医疗安全（不良事件）报告表》进行上报。报告的内容需包含报告时间、事件发生时间、报告人、报告人类别、报告人科室病区、联系电话、患者姓名、患者唯一标识（ID号或住院号）、年龄、性别、事件级别、事件类别、发生场所、事件主要表现、采取的措施和处理结果、事件发生的可能因素等。需要特别说明的是，产房不良事件要求全员报告和逐级报告，其中按照规定需要向所在地方卫生行政部门报告的医疗不良事件，应按照规定向上级报告，报告需遵守报告时限和遵循国家法律法规及其所在地方卫生行政部门报告时限的要求。其中，Ⅰ级、Ⅱ级事件属于强制上报事件，应当立即在不良事件报告系统中报告事件发生情况，科室、部门负责人为第一责任人；Ⅲ级、Ⅳ级事件鼓励上报，报告人需保证上报信息的真实性、准确性及完整性。

依照不良事件管理的基本原则，鼓励主动、自愿、非惩罚报告对不良事件进行上报，鼓励医疗机构及其工作人员主动、自愿报告医疗不良事件，同时上报事件不可作为对报告人或医疗机构进行惩罚的依据。

主动性（自愿）原则：医疗机构各科室、部门及个人有主动上报医疗不良事件的权利和义务。

保密性原则：不良事件的主管部门应对医疗不良事件中涉及的个人信息保密。医疗不良事件的上报数据及分析改进的结果在院内相关部门公开和公示，用于医院和科室的质量持续改进，公开的内容仅限于事件本身，不涉及患者、报告人和当事人的个人信息。

非惩罚性原则：报告内容不作为对报告人、当事人或他人处罚的依据。

（二）产房不良事件的处理流程

依照不良事件的管理原则，产房不良事件的处理应遵循及时响应报告、减轻产妇及新生儿损害后果的处理原则。与不良事件相关的科室及部门应及时评估事件发生的原因、过程、结果、患者及当事人的当时状况，同时对事件的处理和防范提出初步建议，迅速采取措施，将可能造成的风险及损害后果降至最低限度。不良事件的主管部门应通过多种途径及时、全面地调查事件发生的经过、造成的后果、可能的原因等，并听取相关人员的改进建议及意见，可以根据事件的严重性及等级，进行医疗组、科室或多科室的联合讨论，同时组织系统性的根本原因和人为因素分析，提出预防措施和整改建议，减少或避免类似事件的再次发生。

（丁宗烽）

第四节 产房不良事件的相关法律责任

产房不良事件，根据其发生原因，可以分为诊疗规范但仍然发生的产房不良事件和诊疗不规范导致的产房不良事件。诊疗规范但仍然发生的产房不良事件，医疗机构和医务人员不用承担法律责任，患者因此遭受的损失可以通过医疗意外保险的方式进行理赔（患者需事先购买产科医疗意外保险）。诊疗不规范导致的产房不良事件，则根据患者的不良后果、诊疗不规范的性质与程度，可能承担民事责任、行政责任或刑事责任等不同性质的法律责任。民事责任相关法律主要是《中华人民共和国民法典》，行政责任相关法律主要包括《执业医师法》《基本医疗卫生与健康促进法》《医疗机构管理条例》《医疗纠纷预防与处理条例》等，刑事责任相关法律主要是《中华人民共和国刑法》。

一、民事责任

《中华人民共和国民法典》第 1218 条规定：患者在诊疗活动中受到损害，医疗机构或其医务人员有过错的，由医疗机构承担赔偿责任。从该条款可以看出，医疗不良事件承担民事责任以民事赔偿的形式进行，一般适用的是过错责任原则，特殊情况下医疗损害责任适用过错推定原则，按照《中华人民共和国民法典》第 1222 条的规定，包含两点：①违反法律规定、诊疗规范；②病历因素，主要是指隐匿或者拒绝提供与纠纷相关的病历资料或遗失、伪造、篡改或者违法销毁病历资料。

构成医疗损害责任需要具备四个要件：第一，患者与医疗机构具有医疗服务合同关系，医疗损害责任请求权的主体为医疗机构就医的自然人；第二，患者在诊疗活动中受到人身损害。所谓诊疗活动，依据《医疗机构管理条例实施细则》第 88 条的规定：诊疗活动是指通过各种检查、使用药物、器械及手术等方法，对疾病作出判断和消除疾病、缓解病情、减轻痛苦、改善功能、延长生命、帮助患者恢复健康的活动。第三，患者的人身损害与医疗机构或其医务人员的诊疗活动有因果关系。第四，医疗机构或其医务人员在诊疗活动中有过失。在实务中，如何认定医疗机构或医务人员在诊疗活动中存在过失以及其诊疗行为与患者的人身损害后果具有因果关系依赖于医疗损害鉴定，司法行政部门通常依据鉴定结论来评判医疗行为与患者的人身损害后果是否存在因果关系以及过错参与度（原因力大小）。目前，对于医疗损害鉴定过错参与度尚无统一的认定方法与标准，一般来说，是根据鉴定专家的专业知识、经验及同行业领域相关临床专家的同行评价等做出的判断。《最高人民法院关于审理医疗损害责任纠纷案件使用法律若干问题的解释》第 12 条规定：鉴定意见可以按照全部原因、主要原因、同等原因、次要原因、轻微原因或者与患者损害无因果关系。

据统计，绝大多数的医疗损害赔偿责任是因侵犯知情同意权和在诊疗活动中未尽到高度注意义务而产生，法律依据来源于《中华人民共和国民法典》第 1219 条、第 1221 条，以上两个条款对于告知义务及注意义务做了框定，相对于告知义务，诊疗中的高度注意义务与治疗因素相关，如问诊、检查及检查结果分析不到位、诊疗不及时、病情评估不到位、治疗方案选择不当、病情观察及病情变化处理不当等。除此之外，医疗机构如果在医疗过程中使用有缺陷的药品、消毒药剂、医疗器械以及血液及制品等医疗产品，因此造成患者人身损害，医疗机构或者医疗产品生产者、销售者也需承担民事赔偿责任（《中华人民共和国民法典》第 1223 条）。

需要特别说明的是，《中华人民共和国民法典》第 1224 条规定了医疗机构的免责情形，具体而言，主要包含：①患者及家属不配合进行符合规范的诊疗；②医务人员在抢救生命垂危的患者等紧急情况下已经尽到合理诊疗义务；③限于当时的医疗水平难以诊疗。在以上 3 种情况下，医疗机构和医务人员可免责。

二、刑事责任

《中华人民共和国刑法》第 335 条规定了医疗事故罪：医务人员由于严重不负责任，造成就诊人死亡或严重损害就诊人身体健康的，处三年以下有期徒刑或者拘役。此条为我国在 1997 年第 335

条增设，将严重的医疗过失行为规定为专门罪名，以实现对医疗事故及医疗风险的管控，保障患者的合法权益。鉴于诊疗行为的特殊性，刑法将医疗事故罪的构罪标准限定了前提，也就是说，并非所有导致不良后果的医疗不良事件都可能构成医疗事故罪，这个前提就是损害后果的产生是基于医务人员严重不负责任而产生的。具体而言，构成医疗事故罪需符合四个要件：一是主体要求，该罪的主体为达到刑事责任年龄、具有刑事责任能力且实施了违法医疗行为的医务人员；二是主观要件，该罪的主体需在主观方面应当表现为严重不负责任；三是客体要求，该罪的客体是患者的生命健康权；四是客观要件，体现在医务人员严重不负责任，造成就诊人死亡或者严重损害就诊人的身体健康。因此，必须区分医疗事故和医疗事故罪的关系。对于医疗不良事件而言，并非构成医疗事故就一定构成医疗事故罪，但是构成医疗事故罪则一定构成医疗事故。

《最高人民检察院、公安部关于公安机关管辖的刑事案件立案追诉标准的规定（一）》第56条对于"严重不负责任"规定了七种情形：擅离职守的；无正当理由拒绝对危急就诊人实施必要的医疗救治的；未经批准擅自开展试验性医疗的；严重违反查对、复核制度的；使用未经批准使用的药品、消毒药剂、医疗器械的；严重违反国家法律法规及明确规定的诊疗技术规范、常规的；其他严重不负责任的情形。

认定医疗事故罪还需要明确医务人员的严重不负责任的行为与患者的损害后果中存在因果关系。该因果关系应与目前医疗损害案件中司法机关认可的司法鉴定结论的因果关系做严格区分，因为诊疗行为本身就存在一定风险性，医务人员在一定程度内造成危险应是被允许的，若诊疗行为在允许的危险限度内造成不良后果，即使该诊疗行为与损害后果存在一定的因果关系，也不应作为刑法上的医疗事故罪的标准。

三、行政责任

按照不良事件的上报要求，Ⅰ级、Ⅱ级事件属于强制上报事件，应立即在不良事件管理系统上报。在我国目前现行的法律法规中，《医疗事故处理条例》也规定了医疗机构应当将医疗事故上报给卫生行政部门，同时，《执业医师法》第29条也规定，医师发生医疗事故或者发现传染病疫情时，应当按照有关规定及时向所在机构或者卫生行政部门报告。目前，卫生行政部门针对现有医疗损害进行行政责任处罚的依据主要有《医疗机构管理条例》《执业医师法》《医疗事故处理条例》等。对于医方行政责任的追究，其责任主体有可能是医疗机构或医务人员个人，其处罚形式主要包括警告、暂停执业、吊销执业证书、罚款等。相较医疗损害赔偿责任，卫生行政部门作出行政处罚的前提是不良事件构成了医疗事故，而是否构成医疗事故更多依赖于医疗事故技术鉴定。与医疗损害鉴定相比，医疗事故技术鉴定有可能导致医疗机构及其医务人员被追究行政责任。一旦被认定为医疗事故，由卫生行政部门根据医疗事故等级和情节，给予警告；情节严重的，责令限期停业整顿直至由发证部门吊销执业许可证，对负有责任的医务人员依照刑法关于医疗事故罪的规定，依法追究刑事责任；尚不够刑事处罚的，依法给予行政处分或纪律处分。对发生医疗事故相关的医务人员，卫生行政部门可以责令暂停6个月以上1年以下执业活动，情节严重的，吊销其执业证书。目前，我国相关法律对医疗机构和责任医务人员进行行政处罚的规定详见表1–1。

表1-1　医疗安全相关的行政处罚措施

文名	处罚措施	主要违规行为
医疗机构管理条例	对医院: 责令改正, 警告, 罚款, 吊销其《医疗机构执业许可证》。对责任人: 行政处分	诊疗活动超出登记范围的; 使用非卫生技术人员从事医疗卫生技术工作的; 出具虚假证明文件的
医疗机构管理条例实施细则	责令限期改正	发生重大医疗事故; 连续发生同类医疗事故, 不采取有效防范措施; 连续发生原因不明的同类患者死亡事件, 同时存在管理不善, 管理混乱, 有严重事故隐患, 可能直接影响医疗安全
医疗事故处理条例	对医院: 责令改正, 警告, 责令限期停业整顿, 吊销执业许可证。对责任人: 行政处分或者纪律处分, 责令暂停6个月以上1年以下执业活动; 吊销执业证书	发生医疗事故; 未制定有关医疗事故防范和处理预案的; 按规定报告重大医疗过失行为和医疗事故的; 未设置医疗服务质量监控部门或者配备专(兼)职人员的。未如实告知患者病情, 医疗措施和医疗风险的; 拒绝为患者提供复印或者复制病历资料服务的; 未按照要求书写和妥善保管病历资料的; 未在规定时间内补记抢救工作病历内容的; 未按照本条例的规定封存, 保管和启封病历资料和实物的; 涂改, 伪造, 隐匿, 销毁病历资料的

文名	处罚措施	主要违规行为
医疗质量安全管理办法	对医院：责令限期改正；给予警告，并处罚款。对责任人：依据有关法律法规的规定进行处理	未建立医疗质量管理部门或者未指定专（兼）职人员负责医疗质量管理工作的；未建立医疗质量管理相关规章制度的；医疗质量管理制度不落实或者落实不到位，导致医疗质量管理混乱的；发生重大医疗质量安全事件隐匿不报的；未按照规定报送医疗质量安全相关信息的。违反卫生法律、法规、规章制度或者技术操作规范，造成严重后果的；由于不负责任延误急危患者抢救和诊治，造成严重后果的；未经亲自诊查，出具严重后果的医学文书的；泄露患者隐私，造成严重后果的；开展医疗活动未遵守知情同意原则的；违规开展禁止或者限制临床应用的医疗技术、不合格或者未经批准的药品、医疗器械、耗材等开展诊疗活动的
医院投诉管理办法	对医院：责令限期整改；逾期不改的，给予警告，并处罚款。对责任人：依据有关法律法规的规定进行处理	未制订重大医疗纠纷事件应急处置预案的；投诉管理混乱的；未按规定建立健全医患沟通机制的；未按规定及时处理投诉并反馈患者的；对接待过程中发现的可能激化矛盾、引起冲突案件、刑事案件的投诉，未及时向当地公安机关报告的；发布违背或者夸大事实、渲染事件处理过程信息的；泄露投诉相关患者隐私信息的

续表

文名	主要违规行为	处罚措施
医疗纠纷预防与处理条例	将未通过技术评估和伦理审查的医疗新技术应用于临床;未按规定制定和实施医疗质量安全管理制度;未建立投诉接待制度,设置统一投诉管理部门或者配备专(兼)职人员;未按规定向卫生主管部门报告重大医疗纠纷。未按规定告知患者病情、医疗措施、医疗风险、替代医疗方案等;开展具有较高医疗风险的诊疗活动,未提前预备应对方案防范突发风险。篡改、伪造、隐匿、毁灭病历资料;未按规定填写、保管病历资料,或者未按规定补记抢救病历;拒绝为患者提供查阅、复制病历资料服务;未按规定封存、保管、启封病历资料和现场实物	对医院:没收违法所得,罚款;责令改正;给予警告。对责任人:降低岗位等级、撤职,责令暂停6个月以上1年以下执业活动;开除;吊销执业证书
基本医疗卫生与健康促进法	医疗信息安全制度、保障措施不健全,导致医疗信息泄露,或者医疗质量管理和医疗技术管理制度、安全措施不健全的;索要、非法收受财物或者牟取不正当利益;泄露公民个人健康信息;未按规定履行告知义务或者违反医学伦理规范	对医院:责令改正,给予警告,并处罚款;责令停止执业。对责任人:依法追究法律责任

文名	处罚措施	主要违规行为
医师法	对医师：责令改正，给予警告；没收违法所得，并处罚款；情节严重的，责令暂停6个月以上一年以下执业活动直至吊销医师执业证书；责令停止非法执业活动，5年直至终生禁止从事医疗卫生服务或者医学临床研究	未按照规定履行告知义务或者取得知情同意；对需要紧急救治的患者，拒绝急救处置或不负责任延误诊治；遇有自然灾害等突发事件时不服从卫生健康主管部门调遣；未按规定报告有关情形；造成医疗事故或者其他严重后果。泄露患者隐私或者个人信息；出具虚假医学证明文件，或者未经亲自诊查、调查签署医学相关证明文件；隐匿、伪造、篡改或者擅自销毁病历；未按规定使用麻醉、精神、放射性等药品；索要、非法收受财物或者牟取不正当利益；对患者实施不必要的检查、治疗造成不良后果；开展禁止类医疗技术临床应用；严重违反医师职业道德、医学伦理规范，造成恶劣社会影响

（丁宗锋）

16

🎧 第五节 孕晚期和临产期胎儿血流动力学与缺氧关系及临床监测

一、转化医学在胎儿血流动力学方面的进展及临床应用

（一）历史与发展

为什么需要了解转化医学在胎儿血流动力学方面研究进展？作为产房医生，面对临产期或分娩阶段的可能严重宫内缺氧、胎儿窒息，在检查、监测与诊疗判断方面最紧迫需要了解的是什么？目前临床上除了影像学与脐血生化等很有限的辅助检测手段外，最实用与最重要的方法就是胎心音（率）的动态监测。其实，临床处理大多数的窒息与抢救时，比心率监控更重要的是患者血压指标的监测。遗憾的是，迄今为止，由于伦理等原因，人类胎儿的血压无法进行测量或常规监测。于是，产科医生需要转化医学和模式动物的帮助来认知了解胎儿的收缩压、舒张压等一系列心血管指标和血流动力学特点。

对宫内胎儿血流动力学与心血管活动规律的探索，距今已有百年历史。英国伦敦圣玛丽医院产科的 Huggett 医生是历史上首个对活体胎儿血液生化做了成功探索的学者。约 1920 年，Huggett 医生给麻醉的临产期孕羊（山羊）做了剖宫切口，取出胎羊（脐带仍与宫内胎盘相连）置于浴缸内生理盐水中（模拟胎儿在宫腔羊水中）。浴缸底部用煤气加热以保持缸内生理盐水温度在 37℃ 左右。在这样一个模式动物和模拟宫内环境条件下，Huggett 医生采取了胎羊动脉血样做了生化分析。这是产科和人类史上首次对活体胎羊成功进行血液生化分析的科学探索，其成果也首次揭示了胎儿血氧分压远远低于出生后个体或成年的正常值。这也是 Huggett 对产科学和胎儿医学的重大贡献。

很快，Huggett 的研究发现和实验模型传到了剑桥大学 Barcroft 教授的实验室。Barcroft 教授和其他科学家在 Huggett 医生首创的模式动物和胎儿实验基础上，开展了一系列富有成效的胎儿血流动力学的研究，使得产科有机会认知宫内胎儿心血管功能发育特点与规律。他们的实验研究帮助产科了解胎儿的氧化血红蛋白溶解曲线特征，认识胎儿血流动力学中心脏与静脉血流间关系以及宫内胎儿血压与心率之间的关联。然而，Barcroft 教授及同行在 20 世纪前半叶的胎儿学实验研究所依据的 Huggett 医生首先创立的孕羊/胎羊模型是在麻醉条件下进行的。麻醉本身可以影响机体的体温及心血管活动等指标。虽然 Huggett 和 Barcroft 等产科医生和科学家尽一切可能模拟自然条件进行实验，比如用生理盐水模拟羊水环境以及保持其温度接近体内水平等，但麻醉条件毕竟与清醒自然条件有质的区别。

直到 20 世纪 60 年代，曾在剑桥大学 Barcroft 教授实验室培训过的 Don Barron 教授，在耶鲁大学创立了胎羊实验室。经过反复多次实验，又从其他实验室在鼠和犬等实验动物的心血管研究实验中获得启发，Barron 发明了给宫内胎羊安置动静脉插管和其他实验装置的技术方法。这种新技术应用使得产科有机会针对胎羊可以在非麻醉条件和清醒自然以及无应激状况下进行血液生化和心血管反应动态监测。这些学者的贡献也为今天的产科学与胎儿医学的转化医学发展奠定了良好基础。

（二）胎羊模型转化医学与产科的胎儿血流动力学

由于伦理原因与测量血压方式的技术限制，过去与现有的所有血压监测方法都无法或不能用于人类宫内胎儿。因此，产科对胎儿的监测只能限于胎心率（除了影像学技术外）。早年的人们并不知道宫内胎儿的血压是与母亲或出生后个体的血压显著不同的。直到上述的剑桥大学与耶鲁大学的学者在胎羊模型上发现和间接证实了胎儿血压（约 75/50mmHg）明显低于母亲或出生后个体成年的正常血压（出生后正常血压值 120/80mmHg）。然而，由于种系差别，宫内胎羊血压是否与人胎儿血压相同或相近，回答这个问题取决于以下关键因素的论证和推理。

羊的心脏解剖结构特点与成人心脏基本相近，而且心脏大小与重量也与人心脏类似。成人血压正常值为 120/80mmHg，成年羊正常血压值也约为 120/80mmHg，成人正常心率约为 60～100 次 /min，成年羊的心率也基本相似。这些表明：羊的主要心血管反应指标与人类很相似。

大量的生理生化与内分泌实验研究已经显示，绝大部分的胎羊生理生化指标与人类胎儿相同或基本相同。比如，血氧分压、二氧化碳分压、血液 pH 值、血糖，血液钠、钾、钙离子浓度等，胎羊的这些指标与人类胎血的数据完全一致。这也是产科医生与科学家进行了约百年研究探索，试验了多种实验动物后，证实胎羊是研究胎儿心血管医学最好的模式动物的主要原因之一。

胎羊心脏的大小与重量以及解剖主要结构与人胎基本相同，胎羊心血管系统中涉及血流动力学的主要解剖学结构组织及系统构成也与人胎相近。而且宫内胎羊的正常心率值与人类胎心率也很相似。鉴于母羊心率与成人一致时，其血压也与人类血压（120/80mmHg）非常相似，加上以上所有关键因素，当胎羊心率正常时以及与人类正常胎心率（120～160 次 /min）相同时，完全可以推理出，人类胎儿血压与此时测量得的胎羊血压（75/50mmHg）应该基本相同。

模式动物转化医学研究为产科了解宫内胎儿正常血压值提供了

宝贵知识。所以，在胎心率正常时（120 ~ 160 次 /min），我们可以从转化医学提供的信息得知临产前胎儿心血管系统血流动力学的基本数值（表 1–2，苏州大学胎儿学研究所提供）。

表 1–2　正常孕后期胎羊心血管指标

血压	测量值	时期	时间 / 率
收缩压	76.5mmHg	射血期	0.29 秒
舒张压	53.2mmHg	非射血期	0.17 秒
平均动脉压	62.7mmHg	心动周期	0.43 秒
脉压	23.3mmHg	达峰值时间	0.13 秒
平均舒张压	57.3mmHg	心率	145 次 /min

注：样本量 32，胎儿生理数据受孕龄或环境等因素变化而变异或波动。

除此以外，由 Huggett 首先创立，之后经 Barcroft 和 Barron 教授等两代人改良发展的孕羊 / 胎羊模式动物在转化医学方面的探讨还为产科在了解胎儿期血流动力学中其他特点和规律提供了帮助。比如，在血流动力学与功能学实验中，对脉搏图的"降中峡"的实验如图 1–1 所示。孕羊血流脉动图显示，在收缩后期与心脏舒张早期，血流脉动下降支中下段有一小的波形或切迹，即所谓的"降中波"或"降中峡"。这是心脏快速射血时，除了流向外周的血流外，有一部分心脏泵出的血流造成主动脉大血管的弹性扩张，这一扩张将动能存储起来，在心脏收缩末期和舒张早期，被扩张的大血管回缩，储存的能量把大动脉中的血液推向外周与心脏两个方向。由于心脏主动脉瓣膜此时已完全关闭，推向心脏的那部分血流撞在关闭的瓣膜而反弹向外周，由此在血流脉动图的下降支出现了一个波形——降中峡（图 1–1 上方成年羊的波形）。然而，对于临产前

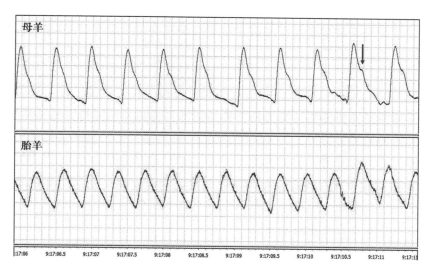

图 1-1 孕羊 / 胎羊模型血流血压动力学脉动图
上方为母羊的脉动图，下方为胎羊脉动图，箭头所指切迹即为"降中峡"。
（苏州大学胎儿学研究所提供）

和足月时的胎羊，血流脉动图在正常情况下绝无降中峡的出现。由此提示：胎儿的主动脉瓣膜在出生前是关闭不全的。鉴于人类胎儿与胎羊的心脏结构与心血管活动有高度的相似性以及影像学研究的证据，表明人类胎儿的主动脉瓣同样是关闭不全的。虽然不能对人胎进行类似模式动物的血流动力学监测，但从胎羊模型的实验和转化医学基础，完全可以推理出：人胎在怀孕后期及临产前以及分娩过程中，胎儿心血管系统的主动脉瓣膜是闭锁不全的，而且所反映出的胎儿血流脉动规律应该与图 1-1 中胎羊的脉动曲线很类似。

胎羊每分钟心输出量约 450ml/kg（胎羊体重）。胎羊右心室射血约 2/3 心输出量［约 300ml/（kg 胎羊体重·min）］，左心室射血量略高于 1/3［约 150ml/（kg 胎羊体重·min）］。虽然目前尚未能对人类胎儿进行准确的血流测量，妊娠孕妇的二维超声心动图也显示类似的关系。右心室射出的约 65% 的心输出量中，只有少量（心输出量的 8%）经肺动脉入肺，其余 57% 通过动脉导管进入降主动脉。胎羊左心室输出血流进入升主动脉，约 21% 的心输出量到达大脑、头部、上肢和上胸部，约 10% 的心输出量通过主动脉峡部，与流经动脉导管的血液汇合并灌注降主动脉。左心室射入升主动脉的血液含氧量相对较高（饱和度约 60%），而右心室中的血液含氧量较低。这些血液灌注胎儿肺部，并通过动脉导管到降主动脉，然后灌注下半身器官，最后回归胎盘再充氧。表 1-3 显示临产期和孕晚期胎羊正常血气值（该值可由血样采集不同部位血管而稍有变异）以及主要器官的血流量。

表 1-3　胎羊的正常血气值与主要器官的血流量分布

pH 值	7.3 ~ 7.4	
PO_2	18 ~ 30mmHg	
PCO_2	35 ~ 48mmHg	
	心输出量百分比	流量 / (min · 100g 器官重量)
心	3	180
脑	3	125
肾上腺	0.1	200
胃肠道	5	70
肺	8	100
肾	2.5	150
脾	1	200
肝	1.5	20
上半身	18	25
下半身	20	25

胎儿心血管压力变化反映了心血管系统内血流模式，从胎盘通过脐静脉的血流导致静脉导管扩张，脐静脉平均压力在 7mmHg 左右，一般比下腔静脉高出将近 3mmHg。胎儿右心房平均压力 3～4mmHg，略高于左心房的 2～3mmHg，因为流经右心房以及从下腔静脉流入左心房的流量更大。动脉导管压是主肺干和右心室中主要压力，比主动脉和左心室的压力高 1～2mmHg。

通过上面的描述，可以了解到临产期胎儿血流动力学以及血压在正常状况下与成年或出生后个体的某些不同之处。以下将重点论述宫内缺氧条件下，模式动物实验在转化医学层面上揭示的胎儿心血管反应和血流动力学改变规律。

（三）从转化医学角度洞悉宫内缺氧时胎儿心血管活动变异的特征和规律

心输出量由前负荷、心肌收缩力、后负荷和心率的相互关系决定。根据 Frank-Starling 原理，前负荷或心室充盈压反映初始肌节长度而影响心肌收缩力的变化。心肌收缩反映了心肌内在变力能力。后负荷或心室射血阻力反映在动脉压上的表现。相对于成人的心脏，胎儿心肌结构、功能和交感神经支配相对发育尚不成熟。离体心肌实验表明，胎儿心肌产生的主动张力小于成人心肌，而胎儿心肌静息或被动张力高于成人，显示胎儿心肌顺应性较差。如对胎羊通过输注血液或盐水进行的容量负荷检测，不能将右心室每搏功或输出量增加到与成人相同的程度。这在发育未成熟胎儿中尤其明显，其右心室舒张末期压显著升高，而右心室每搏功改变有限。尽管胎儿和成人肌节具有相同的长度，但胎儿和成人心肌之间存在主要的超微结构差异。胎儿细胞的直径较小，非收缩性物质（细胞核、线粒体和细胞膜）与肌原纤维数量之比明显大于成人。在胎儿心肌中，大约30%的肌肉由收缩成分组成；在成人中，这一比例约为60%。已有研究证明确认这些心肌超微结构差异是造成年龄依赖性功能差异的原因。

1. **急性缺氧时胎儿心搏出量和心输出量以及血流分布变化** 宫内缺氧时，尤其是急性缺氧下，胎羊心搏出量在短时间内显著增加，这一心搏出量增加主要是由于胎心的心脏收缩力加强所致。但此时胎儿体内的心输出量却明显下降。因为心输出量取决于心肌收缩力、心率及前后负荷，虽然面临急性缺氧或窒息挑战（比如脐带突然被压迫）时胎心的心肌收缩力上升，以保证泵出尽量多的血液供应脑与肾上腺等重要器官，同时减少对上下肢、消化道以及肺与脾等组织血液分配。在急性缺氧（比如，压迫脐带）开始后的1小时内，心搏出量增加但心输出量减少（根据缺氧或脐带被压迫程度，持续时间有一定波动）。图1-2、图1-3显示，在单位时间内，急性缺氧开始后，胎儿心输出量始终呈下降趋

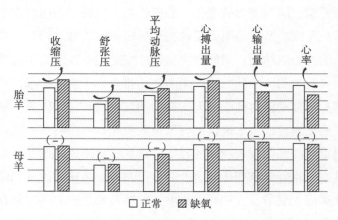

图1-2　发生宫内缺氧后胎羊及母羊心血管功能指标变化

（－）表示未发生明显改变。

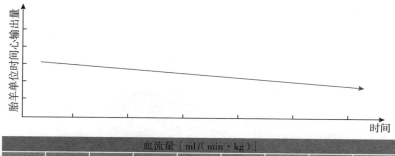

↓↓↓：下降大于50%　↓↓：下降约50%　↓：下降小于50%
↑↑：升高大于50%　↑：升高小于50%

图 1-3　宫内缺氧发生过程中胎羊单位时间心输出量变化以及宫内缺氧发生后胎体内血流分布变化

势。由于心输出量显著减少，胎儿体内血流流动发生重新分配以保障重要器官血流供应，代价是减少肢体与消化道等组织的血流供应。

2. 急性缺氧时胎儿血压变化　通过预先安置在宫内胎羊体内动静脉的导管，在术后康复后可以给孕羊和宫内胎羊进行无麻醉清醒条件下和自然环境内的心血管反应动态监测。如图 1-4 所示，受监测的实验羊很安静，亦无应激反应等表现。与此同时，体外相关检测仪器正在连续动态观测孕羊以及宫内胎羊的血压、心率等一系列心血管重要指标。在观测与记录了孕/胎羊的正常心血管指标基础值后，通过体外遥控装置和预先安置在宫内胎羊脐带上的装置压迫（挤压）脐带，造成急性宫内缺氧，然后观测分析胎羊的血压变化趋势。图 1-5 显示，压迫脐带胎儿缺氧时，胎儿血压从缺氧前的基础值迅速上升，胎儿收缩压、舒张压以及平均动脉压均呈明显增加趋势，而且脉压同步上升。图1-6可以更清晰地展示在急性缺氧刺激下，胎羊的收缩压、舒张压显著增加，而且脉压明显上升。从血流脉动图的图形分析，急性缺氧后短时间内的单个心动周

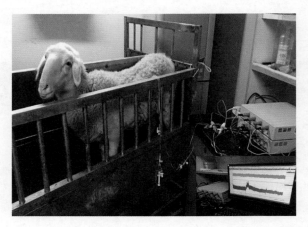

图1-4　孕羊/胎羊宫内缺氧模型心血管反应动态监测

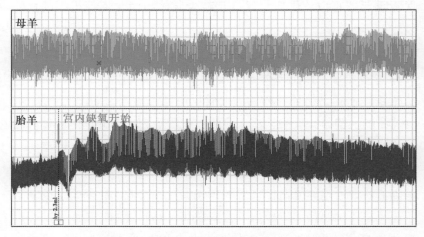

图1-5　孕羊/胎羊模型宫内缺氧后母羊及胎羊血压脉动变化图
（苏州大学胎儿学研究所提供）

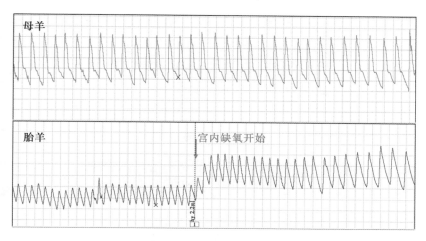

图 1-6　孕羊/胎羊模型宫内缺氧后母羊及胎羊血压脉动变化图
（苏州大学胎儿学研究所提供）

期（心搏期）的波形增大增强主要是胎心的心肌收缩力加强所致，在波形上表现为脉压显著上升。值得注意的是，在压迫脐带急性缺氧的同时，孕羊（母亲）的血压（收缩压、舒展压、平均动脉压以及脉压）几乎无变化或变化甚微。

3. **急性缺氧时胎儿心率变化**　压迫脐带造成急性胎儿缺氧时，胎儿心率立即减缓，心动周期延长。虽然在急性缺氧的早期或前 15～30 分钟内，胎儿血压整体呈显著上升趋势，但胎心率显著下降。这时胎心率的明显下降在急性缺氧的前 5 分钟内尤其明显，胎心率可突然从正常的 160 次/min 降到 100 次/min 以下。然后，尽管造成急性缺氧的"压迫或挤压脐带"的病因仍未去除，胎儿仍处于持续缺氧条件下，已经下降到 100 次/min 左右的胎心率可以逐步恢复到一定水平。这种心率朝正常方向的恢复在急性缺氧开始后的 10～20 分钟阶段仍为突出。表 1-4 显示：急性宫内缺氧之初阶段，胎儿血压上升最明显，伴之心率下降也最突出。在缺氧 5 分钟之后的几十分钟阶段中，已经显著上升的胎儿收缩压、舒张压、脉压以及平均动脉压均有所回落，但仍明显高于缺氧发生前的基础值。在此阶段中，胎心率也逐步回升。

表 1-4　各阶段变化

	收缩压 / mmHg	舒张压 / mmHg	脉压 / mmHg	平均动脉压 / mmHg	心动周期 / s	心率 / （次·min^{-1}）
第一阶段 （约 5 分钟）	104.9	67.9	36.9	79.9	0.69	99
第二阶段 （5~10 分钟）	96.2	62.7	33.5	74.1	0.59	113
第三阶段 （10~20 分钟）	91.7	61.7	30.0	72.1	0.49	136

注：样本量 18。
（苏州大学胎儿学研究所提供）

同样，在整个急性宫内缺氧过程中，孕羊（母亲）的心率几乎没有变化或变化甚微。

综上，在妊娠中晚期或临产期，当发生可能危及胎儿生命的急性宫内缺氧时，胎儿与其母亲的心血管反应的若干规律小结如下。

在发生急性宫内缺氧时，胎儿心血管功能立即发生"快速反应"性变化，这种快速反应通常在最初几分钟内就达到反应的极端值或最大值。其中，胎儿收缩压、舒张压、脉压、平均动脉压显著上升，胎儿的心搏出量也明显增强，提示：胎儿心脏的心肌收缩力面对缺氧挑战而显著增强。

与此同时，胎儿心率显著下降，所以胎儿心输出量实际上是降低的。在胎儿心功能变化中，缺氧时的心输出量是抵抗缺氧造成的损害甚至死亡的关键因素。心输出量又与心脏的心搏出量、心率以及前后负荷密切相关。避开前后负荷因素，仅从心搏出量与心率改变分析心输出量。有两种可以改变心输出量的机制：一是心搏出量变化，心率不变或减少；二是通过心率增加而不改变心搏出量。从胎羊缺氧时的实验可以发现：在急性缺氧时，胎儿心功能"快速反应"过程中企图增加心输出量的努力显然是通过心率减慢同时胎心的心肌收缩力（心搏出量）增加而表现的（实际胎儿心输出量仍然低于基础值）。

值得关注的是，在压迫或挤压脐带所致的急性缺氧过程中，虽然胎儿的血压、心肌收缩力、心率等一系列心血管指标发生剧烈且快速的反应和变化，其母亲（孕羊）的心血管指标（收缩压、舒张压、脉压、平均动脉压、心率等）均无明显改变。此外，此时采取孕羊的动脉血样分析也显示在急性宫内缺氧（压迫脐带）时，母亲血液循环中主要生化指标（氧分压、氧饱和度、二氧化碳分压、乳酸、葡萄糖水平以及血钠、血钾等离子水平）以及体内代谢相关的激素水平均未明显改变。这些孕羊心血管和生化指标维持不变的事实提示：在宫内急性缺氧下，来自母亲一方对濒临缺氧和窒息的胎儿的帮助是极其有限的。相反，胎儿自身的血压和心肌收缩力等一系列心血管反应以及在有限的心输出量情况下的体内血流重新分配是胎儿救赎的一个重要的生理反应过程。这也反映了在孕中后期以及临产期宫内发育已使胎儿有了基本的应对缺氧应激的"救赎"能力。

但是，必须认识到这种胎儿救赎能力是有限的。如果导致急性缺氧的原因未被解除，持续的严重宫内缺氧会突破胎儿救赎能力的界限，导致胎死宫内。所以，对于产房医生，此时如果无法去除缺氧的病因（比如，通过体位调节缓解或改变脐带压迫），应该考虑尽快将胎儿从窘迫缺氧的宫内环境中取出。转化医学的研究表明：从急性缺氧开始计时，在最初的 30~60 分钟内，胎儿"救赎"能力基本上可以支撑缺氧的威胁。如果在这段时间内及时去除缺氧原因，通常绝大多数胎儿可顺利恢复。由此认为在急性严重宫内缺氧发生后，最初的 1 小时对产科医生是重要和敏感的关键时期（根据孕龄大小和缺氧原因与严重程度等因素的差异，个体胎儿的有效救赎期长短可有大于或小于 1 小时变化波动）。如能在这一关键的时段（胎儿救赎仍然处于有效期）帮助受缺氧威胁的胎儿脱离困境，其临床效果应该较好的。然而，临床面临的难题是如何判断和正确诊断宫内急性缺氧何时发生，在发现问题时胎儿是否仍处于有效救赎期？或者发现宫内缺氧时能否知晓当时已经在缺氧发生的最初 1 小时的哪一时段？这些问题仍待临床医学与转化医学进一步的探索研究。但不论如何，一旦诊断明确宫内缺氧，医生的快速应对处理是重要的。

二、临产期血流动力学和胎儿缺氧下的监测

（一）胎儿血液循环

母体双侧子宫动脉先将含氧血流送至胎盘，再经脐静脉运送给胎儿，然后脐动脉将低氧血流带回胎盘。脐静脉血流入胎体分 3 支：一支入肝，另一支与门静脉汇合入肝（此两支占脐静脉血液 75%），然后到达下腔静脉，还有一支为 25% 脐静脉血液通过静脉导管汇入下腔静脉后入右心房，这部分血液直接经主动脉弓入脑，

不与下腔静脉其他血液混合，以保证胎脑获得富含氧的血液。胎儿血液从肺动脉主干流经动脉导管进入降主动脉，下半身器官血供由左右心室混合灌注，正因如此，也因心内分流，胎儿心输出量被视为合并的心室输出量。由于下半身器官的动脉血供来自左右心室，因此器官流量与两个心室总输出量有关。这些数值在妊娠后 1/3 期相对恒定。在分娩前 2 周，分配到心、脑和胃肠道的心输出量的百分比会略有增加。

（二）新生儿血液循环

从胎儿状态过渡到新生儿状态伴随着重要的血液循环调节变化，因为气体交换从胎盘转移到肺部。一旦脐带与胎盘血流量中断，肺血流量必须迅速急剧增加，静脉导管、卵圆孔和动脉导管水平的胎儿期的分流不再需要了，因此这些结构必须闭合。

心室输出量的重新定向在出生后迅速发生，心输出量会总体增加。随着肺通气的建立和肺动脉血流量的显著增加，胎儿体内通常所见的左心室和右心室输出量之间的差异消失。新生儿左心室和右心室输出量基本相等，肺循环和体循环是串联的。在出生后，左心室输出量从胎儿水平 150ml/（kg·min）显著增加到约 350ml/（kg·min）。心输出量在出生后 6 周逐渐下降到约 150ml/（kg·min）。伴随着心输出量氧耗变化，新生儿从胎儿水平约 8ml/（kg·min）增加到约 15ml/（kg·min），到出生后 6 周增加约 10ml/（kg·min）。

（三）缺氧时胎儿血流动力学

宫内缺氧可分急性与非急性（慢性）两大类。急性宫内缺氧可由脐带压迫或被挤压等原因造成。慢性宫内缺氧可由宫内炎症、妊娠并发症等原因导致。这两种类型宫内缺氧的病因、病理过程与临床表现各有特点。此外，环境因素所致缺氧可以造成急性或慢性宫内缺氧。比如，从海平面去高原所面临的环境缺氧可以是急性表现，但持续在高原环境中生活又可能为持续慢性的妊娠期缺氧。

宫内缺氧与妊娠期缺氧既有共同点亦有不同之处。不同点在于诸如压迫脐带或胎盘脐带循环障碍造成的缺氧主要为宫内缺氧，孕妇（母亲）自体通常并不缺氧。妊娠并发症所致的宫内缺氧和妊娠合并症所造成的各种临床症状，可以出现孕妇缺氧表现，也可以没有缺氧表现。高原或环境所致缺氧可以使孕妇呼吸困难并出现缺氧症状。通常情况下，诸如脐带压迫所致急性宫内缺氧时，母体通常无缺氧和心血管循环系统的血流动力学方面的变化。所以，当急性宫内缺氧发生时，胎儿体内出现血流再分配等一系列适应性反应与调节时，母体通常无明显的缺氧反应与调节。事实上，从上述转化医学各方面的研究与反复论证可知，急性宫内缺氧时，胎儿体内血流动力学发生剧烈改变，甚至出现胎儿窒息或濒临死亡的重大问题时，母体心血管与血液生化的所有重要指标（如收缩压、舒张压、心肌收缩力、心率、PO_2、PCO_2、氧饱和度等）均无任何明显变化（即使有改变，也微乎其微）。为此，研究者提出：在诸如脐带压迫等急性宫内缺氧发生时，胎儿心血管系统随之会出现剧烈反应，包括血压和心率的改变和胎体内的血流再分配。宫内缺氧时，母体在危及胎儿生命的心血管与血液生化调控方面几乎无作用或任何表现。所以，此时胎体的剧烈变化是"胎儿救赎"的重要时段。于是，临床重要关注点应该在于"胎儿救赎期"。虽"胎儿救赎期"因病因种类与严重程度等多因素影响而其长短可有变异，但对急性缺氧而言，通常这一阶段时间很有限。产科医生可通过尽早发现、尽早诊断和尽早处理来拯救帮助宫内面临窒息与死亡威胁的胎儿。

如果错过了宫内胎儿救赎期，胎体内血流动力学的变化就进入了失代偿期。胎儿心功能朝衰变方向发展，血液循环与组织中乳酸积累，酸中毒现象逐渐加重。与此同时，胎儿心搏功能与心输出量趋向于越来越弱，血压也呈下行趋势。此时胎心音也越来越弱和越来越慢，进入胎死宫内的发展进程，这一过程难以被逆转，被逆转的可能也随着时间发展而变得越来越小。产科医生有必要对缺氧时血流动力学的认识中以往存在的以下偏差有所认识和了解。

在急性宫内缺氧时，胎儿血流动力学的脉动图显示出"快速反应"的变化，而且这种变化在最初 5~10 分钟内是异常剧烈的。这种血流动力波形改变不能被现有的影像学手段揭示出来，但模式动物与转化医学的胎体中血管内插管及相应技术手段可以很好地反映出胎儿收缩压、舒张压、心率等一系列血流动力学的变化。

在诸如脐带压迫等原因的宫内缺氧条件下，尽管胎体内发生血流动力学的剧烈变化，但母体内心血管与血液生化方面均无显著变化，不存在母体因宫内急性缺氧发生一系列适应性变化的事实。

通常，挤压脐带导致的急性宫内缺氧，其结局一是解除病因，缺氧消失，胎儿恢复正常或胎儿从宫内被取出；二是胎死宫内。无论何种结局，急性宫内缺氧整个演化过程的时间很有限。在有限的时间内，通常没有充分的理由会伴有明显的羊水减少问题（但可能出现羊水污染），羊水减少更易出现在慢性缺氧条件下。

（四）缺氧下胎儿血流动力学的临床监测

临床监测胎儿血流动力学的方法很有限，而且能应用的基本上是间接洞悉胎儿血流动力学的手段，如胎心率听诊和电子胎心监护。虽然超声多普勒血流监测可一定程度上反映胎儿血流动力学的某些信息，但对关键的胎儿血压和心搏出量等重要信息的反映仍很有限。

1．胎心率听诊　　胎心在靠近胎背上方的孕妇腹壁听诊最清楚。胎心音呈双音，似钟表"滴答"声，速度较快，每分钟 110～160 次。急性缺氧时有明显减缓趋向。自 20 世纪以来，胎心率听诊评估已被广泛接受为一种检测胎儿窘迫的实用技术，胎心听诊发现的胎心率显著改变可被视为胎儿发生宫内窒息，胎心率变化可为胎儿窒息提供早期预警。因此，问题不是胎心率和胎儿窒息之间是否存在相关性，而是胎心率变化是如何相关的，从而足以提供发现宫内胎儿窒息的信号。一旦能明确胎儿出现了窒息，产科可以尝试改变导致胎儿窒息的原因，或者将胎儿从导致窒息的子宫中取出。

2．电子胎心监护（electronicfetal monitoring，EFM）　　用胎心电子监护仪将胎心率曲线和宫缩压力波形描记成胎心宫缩图（cardiotocograph，CTG）。最早在 60 年前由美国医生 Edward Hon 提出，在此之前，胎心率听诊是唯一的动态监护手段。EFM 可用于产前和产时，能连续观察并记录胎心率（fetal heart rate，FHR）动态变化，同时描记子宫收缩和胎动情况，反映三者间关系。胎心监护的正确解读可以比较客观地判断胎儿宫内安危情况，给临床提供正确的决策。

胎心监护包括无应激试验（NST）、宫缩应激试验（CST）。解读时需要关注：胎心基线；胎动与 FHR 间变化关系；宫缩与 FHR 间变化关系；胎心变异率尤其是胎心率减缓的变化规律。临床可把 NST 的观测结果分为三类：正常 / 有反应型、不典型 / 可疑型、异常 / 无反应型。

有反应型：评价指标（基线、变异）均正常，无减速或偶发变异减速持续短于 30 秒，40 分钟内 2 次或者 2 次以上加速（加速标准）。NST 正常且不存在减速的情况下，达到反应型标准即可停止，不需持续满 20 分钟；这种类型的胎心监护，如果无基础疾病导致的急性变化，无需处理，定期监护。

可疑型：基线异常（100～110 次 /min 或＞ 160 次 /min ＜ 30 分钟）、变异异常（40～80 分钟内变异缺失 / 微小变异）、有变异减速（持续 30～60 秒）、加速不足（40～80 分钟内 2 次以下加速）。任意一项未达到正常，但是又不是很严重，需要连续监护，进一步评估。

无反应型：基线异常（胎心过缓＜ 100 次 /min 或胎心过速＞ 160 次 /min 超过 30 分钟或基线不确定），变异异常（变异缺失 / 微小变异≥ 80 分钟或显著变异＞ 10 分钟或正弦波形），有变异减速或晚期减速（变异减速持续时间超过 60 秒或出现晚期减速），几乎无加速（＞ 80 分钟 2 次以下加速）。任意一项严重异常，对于妊娠晚期胎儿，均需要紧急终止妊娠；对于孕龄尚早，出生后存活困难或有严重并发症发生风险的胎儿，需要全面评估，寻找缺氧的病因（注意：28～32 周，15% NST 为无反应型）。

宫缩应激试验（CST）的分析主要基于有无晚期减速。CST 阴性：无晚期减速或明显的变异减速。CST 阳性：50% 以上的宫缩后出现晚期减速。CST 可疑：间断出现晚期减速或明显变异减速。可疑过度刺激：宫缩过频时或每次宫缩＞ 90 秒时出现胎心减速。不满意的 CST：宫缩频率＜ 3 次 /10min 或出现无法解释的图形。

3. 影像学检查

（1）多普勒超声胎儿血流监测：胎儿胎盘间血液物质交换，是胎儿发育与生存的生命线。超声影像学检测在诊断胎儿缺氧方面可以提供帮助。胎儿缺氧时，静脉导管、卵圆孔、动脉导管、脐动脉血流动力学发生的改变可以通过多普勒技术监测到。

脐动脉（umbilical artery，UA）：脐动脉血流可反映胎盘循环阻力和胎儿血液循环。缺氧时首先出现的变化是舒张末期血流降低，收缩/舒张期速度比（S/D 值）、阻力指数（RI 值）和血液灌流指数（PI 值）升高。当缺氧进入晚期时，逐渐出现舒张期血流减少、舒张末期血流缺失。严重缺氧失代偿期出现舒张期血流倒置（图 1-7）。

大脑中动脉（middle cerebral artery，MCA）：缺氧早期血流再分配，流向脑部的血液供应增加，颅内血管扩张，阻力降低，大脑中动脉多普勒频谱显示舒张末期血流速度增加，PI 值下降见图 1-8。

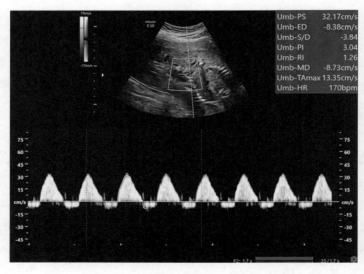

图 1-7　脐动脉舒张期血流倒置
（无锡市妇幼保健院提供）

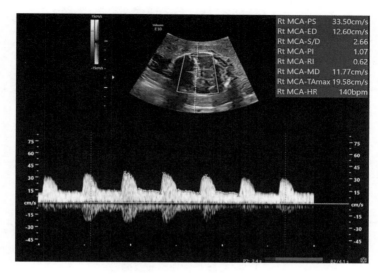

图 1-8　大脑中动脉 PI 值下降
（无锡市妇幼保健院提供）

当存在严重缺氧，大脑中动脉 RI 值、PI 值明显下降，脐动脉和腹主动脉的 PI 值升高，大脑中动脉 PI 值与脐动脉 PI 值的比值低于 2 个标准差（图 1-8）。

腹主动脉与肾动脉（abdominal aorta and renal artery）：胎儿缺氧时血流频谱表现为舒张末期血流降低，RI 值和 PI 值升高，血流再分配加重时，舒张末期血流消失或出现反向血流。

静脉导管（ductus venosus）：主要反映缺氧时心功能情况。当右心室负荷增大，心功能失代偿时，静脉回流受阻，静脉导管心房收缩期流速下降，血流消失甚至倒置（图 1-9）。

（2）胎儿生物物理评分（biophysicalprofile，BPP）：综合电子胎心监护及超声检查，判断胎儿有无急、慢性缺氧的一种监护方法。最先在 1980 年由 Manning 提出，指标包括：①无应激试验

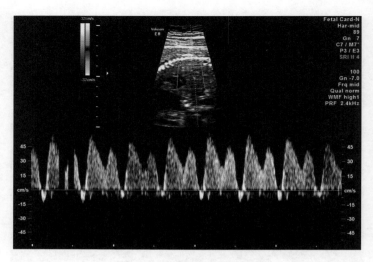

图 1-9 静脉导管血流 a 波倒置
（无锡市妇幼保健院提供）

（NST）：监护 20 分钟出现胎动 ≥ 2 次，FHR 加速，振幅 ≥ 15 次 /
min，持续 ≥ 15 秒评 2 分，胎动 < 2 次，FHR 加速，振幅 < 15
次 /min，持续 < 15 秒评 0 分；②胎儿呼吸样运动（fetal breath
movement，FBM）：在 30 分钟内至少有一次、持续时间 ≥ 30 秒
的 FBM 发生评 2 分，30 分钟内无 FBM 发生或呼吸持续时间 < 30
秒评 0 分；③胎动（fetal movement，FM）：30 分钟内至少有 3 次
大的肢体或躯体胎动评 2 分，30 分钟内有 ≤ 2 次肢体或躯体胎动
评 0 分；④胎儿肌张力（fetaltone，FT）：30 分钟内至少有一次肢
体伸展与回复原屈曲位置，及有 1 次记脊柱伸展与回复其屈曲位置
的运动，30 分钟内 ≥ 1 次躯干伸展后恢复到屈曲，手指摊开合拢
评 2 分，无活动，肢体完全伸展，伸展缓慢，部分恢复到屈曲评
0 分；⑤羊水量（amniotic fluid volume，AFV）：最大羊水池深度
> 20mm 评 2 分，无或最大羊水池深度 ≤ 20mm 评 0 分。BPP 评

分满分 10 分，若 ≥ 8 分，则无明显缺氧改变，可于一周内重复检测一次；为 6 分时，疑为胎儿宫内缺氧，若 ≤ 4 分，则为胎儿宫内情况不良，0 ~ 2 分时应需及时终止妊娠。胎儿缺氧时首先 NST 为无反应型，FBM 消失；缺氧进一步加重，FM 消失，最后为 FT 消失。参照此顺序可反映胎儿缺氧的程度，估计其预后。但由于 BPP 评分较费时，且受主观因素影响，临床应用日趋减少。临床上常去除 NST，改用超声监测 10 分钟进行四项生物物理评分，不影响 BPP 结果的准确性。BPP < 5 分、AFV 异常者，提示胎儿宫内情况不良。

除上述临床检测技术外，羊水检测与脐血采集分析也可作为辅助手段用于临床胎儿缺氧诊断。

4．羊水检测

（1）触诊检测：可根据子宫增大程度、宫高及腹围是否与孕周相符，胎体触诊探究其在宫内与羊水占有空间的关系和子宫张力动态估计羊水量。宫高及腹围小于孕周，继而胎体明显紧贴宫壁，胎体活动受限，宫腔容积小，是羊水过少的重要信号。羊水越少，可能发生胎儿窘迫及新生儿窒息率越高。

（2）羊水性状：正常羊水无色澄清。宫内缺氧时，血氧含量显著下降且伴胎粪增加。临床上可用 B 超、羊膜镜或破膜后观察羊水性状作为判断胎儿宫内缺氧的参考指标。羊水污染临床可分三度：Ⅰ度污染呈淡绿或淡黄色，稀薄，提示胎儿可能轻度缺氧，有代偿能力；Ⅱ度污染羊水呈深绿色较稠，示胎儿可能缺氧加重；Ⅲ度污染羊水呈黄棕色且黏稠，可污染胎盘、胎膜、脐带、皮肤。胎儿慢性缺氧时羊水量可明显减少，这可能与胎盘功能减退灌注血量不足，心排出血量减少，肾血流量降低导致胎尿减少有关。羊水过少也增加了脐带受压的危险，因此羊水量的测定可以作为胎儿缺氧的参考指标之一。

（3）超声监测羊水：最大羊水池垂直深度（deepest vertical pocket，DVP）指最大羊水暗区的垂直深度，在正常妊娠晚期为（5.1 ± 2.1）cm，如 > 8cm 为羊水过多；≤ 2cm 为羊水过少，≤ 1cm 为重度羊水过少。羊水指数（AFI）是影像学上四象限中羊水池垂直径之和，通常以 ≤ 5cm 为羊水过少；> 5cm 和 < 8cm 为临界；8 ~ 24cm 为正常。AFI 可以纠正 DVP 仅测量单个羊水池所导致的片面性，临床检测效果相对较好。

研究发现羊水粪染时胎儿和新生儿可以结局良好，表明羊水粪染可由其他非缺氧因素所致。因此单凭羊水性状作为诊断依据是不妥当的。但是羊水粪染绝不宜忽视，应结合其他检查结果，如胎心率监护、脐血 pH 值测定等综合分析。

5．脐血血气分析　胎儿宫内缺氧还可以通过脐血分析做辅助性判断。在 B 超引导经腹行脐血管穿刺，抽取脐静脉血样进行酸碱和气体分析监测。检测结果如是脐静脉血 PO_2 < 2.53kPa；pH 值 < 7.20 和母儿血 pH 差值 > 0.20 时，可考虑胎儿宫内缺氧。

脐血样本的生化分析结果与胎儿体内血管内血样分析结果虽然有一定差异（依采血部位而略有变异），但基本数值仍然很相近。通常，实践中可以把脐血生化分析结果解读成胎血生化信息，并且可以用于判断胎儿缺氧与否以及缺氧程度的参考指标。但是，在分析生化检测仪给出的脐血血样数据时以及据其判断是否存在宫内缺氧问题时，有以下几点重要之处是减少和避免误判的关键。

脐血 pH 值明显下降，以及 PCO_2 明显上升和血样乳酸水平显著增加，强烈提示存在胎儿缺氧问题，而且胎儿缺氧程度与 pH 值下降和 PCO_2 与乳酸上升程度成正比。胎羊模型的转化医学研究揭示，如胎血生化分析显示 pH 值 < 7.0 时，说明胎儿缺氧已很严重，而且进入失代偿期。此时，即使去除导致急性缺氧的病因（如脐带挤压），宫内胎羊通常也很难救回，或不可逆地朝胎死宫内发展。

脐血或胎血生化指标中的 PO_2 的评判必须非常严谨，通常脐血或胎血 PO_2 显著下降可以反映胎儿缺氧。但是如血生化监测给出的 PO_2 指标并无明显下降，此时一定要结合 pH 值、PCO_2 和血氧饱和度等值以及胎心率等指标综合分析。因为无论临床上还是胎羊模型研究中均发现，在很多时候，宫内缺氧已很明显时，胎血中 PO_2 的下降并不明显，这种胎血 PO_2 假阴性现象较常见，虽然原因和机制尚不明了。换言之，仅凭脐血 PO_2 结果判断宫内缺氧与否是很不可靠的（表 1–5）。

表 1–5 据 Victory 等五项独立研究报告中相关数据的综合分析所得表中数据

脐动脉			脐静脉			样本数
pH	PCO_2 (mmHg)	PO_2 (mmHg)	pH	PCO_2 (mmHg)	PO_2 (mmHg)	
7.25	53.2	18.1	7.33	42.2	28.9	45 484

总之，胎儿缺氧是由于母体血液含氧量不足或母胎间血氧运输或交换障碍及胎儿自身因素异常等导致的。对胎儿宫内状态的判断要结合母胎临床资料、胎动、超声检查和胎心监护情况等综合判定。

（顾颖 张雨萌 芮璨 郑秋彤 徐智策 李娜 汤佳奇）

第六节 无痛分娩

"无痛分娩"在医学上称"分娩镇痛"，是指使用各种措施使分娩时的疼痛减轻甚至消失。在保护产妇及胎儿安全的原则下，不影响子宫规律收缩及产程产妇用力情况下，减少分娩时疼痛，减轻分娩时痛苦，让产妇不再经历疼痛的折磨，减少对分娩疼痛的恐惧。

一、无痛分娩的方法

分娩镇痛方法包括非药物性镇痛和药物性镇痛两大类。

非药物性镇痛：精神安慰法、呼吸法、水中分娩、针灸等，其优点是对产程和胎儿无影响，但镇痛效果不确切。

药物性镇痛：氧化亚氮吸入法、肌内注射镇痛药物法、会阴部神经阻滞、椎管内分娩镇痛法、静脉分娩镇痛法等。其中椎管内分娩镇痛是目前所有分娩镇痛方法中镇痛效果最确切的方法，该技术在国内实行数年，并由国家强力推广，是一项简单、有效、安全成熟的技术。其主要是将一定剂量、低浓度镇痛药物注入蛛网膜下腔或硬膜外腔，几乎不影响产妇的运动功能，产妇可以根据疼痛的程度自我控制给药，并由麻醉科医师全产程持续监管，真正做到个体化用药。

二、椎管内分娩镇痛法

椎管内分娩镇痛开始时机：产妇有镇痛需求即可实施。

椎管内分娩镇痛硬膜外穿刺间隙选择：首选 $L_3 \sim L_4$，其次 $L_2 \sim L_3$，向头端置入硬膜外导管 $3 \sim 5cm$。

椎管内分娩镇痛药物选择：盐酸罗哌卡因、枸橼酸舒芬太尼。

椎管内分娩镇痛法的适应证：只要产妇自愿，经产科医师评估，无阴道分娩禁忌证，并由麻醉科医师评估无椎管内阻滞禁忌证的产妇可以选择椎管内分娩镇痛。

椎管内分娩镇痛法的禁忌证：产妇如果有椎管内阻滞禁忌：如颅内高压、凝血功能异常、穿刺部位及全身性感染等；产妇在穿刺时不能配合影响穿刺操作；严重低血容量、神经系统疾病；产科异常情况：如脐带脱垂、严重的胎儿宫内窘迫、前置胎盘、严重出血、先兆子宫破裂等分娩禁忌。

三、椎管内阻滞分娩镇痛常见并发症及处理

（一）全身瘙痒

多为一过性，无需特殊处理。对于瘙痒严重而无法忍受者，可静脉推注纳洛酮 40～80μg 拮抗，必要时可重复使用。

（二）镇痛不全

排除其他因素导致的疼痛：如膀胱膨胀、宫缩过强、子宫破裂等。

导管因素：如硬膜外导管脱出，应重新穿刺置管；如导管打折或受压，调整硬膜外导管位置或应用抗压性硬膜外导管，避免导管受压影响镇痛药的进入。

神经阻滞范围不足或者仅有单侧神经阻滞：调整镇痛液容量或导管位置；若处理无效，重新穿刺置管。

调整镇痛液浓度或剂量：嘱产妇平卧后，以 0.15% 罗哌卡因 5～10ml 快速注入硬膜外导管，注射后维持平卧 5 分钟，并适当调整泵的剂量、浓度。

（三）低血压

若发生低血压、心率减慢，首先调整产妇体位为左侧卧位或半坐位。根据产妇的血压和心率变化必要时选择血管活性药物；当血压降低伴有心率增快，可考虑给予去氧肾上腺素 20～40μg 静脉推注。当血压降低伴有心率减慢时，酌情使用麻黄碱 6mg 静脉推注。

（四）宫缩乏力

由产科医师使用催产素调整，加强宫缩积极进行产程管理，由麻醉科医师调整好局麻药的剂量及浓度。

（五）胎儿心率减速

产程进展具有复杂性和多变性，胎儿心率减速及宫缩乏力由多种原因导致，按产科常规处理。可立即吸氧，调整产妇体位，排除镇痛平面过高、全脊椎麻醉等引起的低血压，加快静脉输液，暂停催产素。

（六）发热

根据文献和临床观察，硬膜外镇痛可能使分娩期发热率上升，产科医师或助产师根据母婴监测情况处理（如物理降温、抗感染、药物降温等），必须有降温措施，在无胎心及产妇其他异常情况下可以继续镇痛阴道分娩。如发生胎心变化及产妇异常情况应立即实施产科处理。

（七）硬脊膜意外穿破

改用其他穿刺间隙并少量分次给药，或改用其他麻醉方案，期间需加强生命体征监测，必要时使用血管活性药物。与助产士和产科医师沟通，术后嘱产妇平卧，在产妇心肺功能允许下输等渗液，1 500～2 000ml/d，对症处理，及时随访。当产妇由于各种原因由阴道分娩改行剖宫产时，及时和麻醉师沟通，做好交接班，最好有明显的标记，以免注入高浓度剂量局麻药时，发生全脊髓麻醉危险。

（八）尿潴留

多为一过性，无需处理，必要时予以一次性导尿；椎管内麻醉前嘱其排空膀胱。

（九）恶心呕吐

评估恶心呕吐的原因，如麻醉导致的低血压引起的恶心呕吐，应首先纠正低血压；如阿片类药物的副作用所致，可静脉注射托烷司琼或甲氧氯普胺。

四、中转剖宫产后分娩镇痛的处理

若分娩镇痛导管的效果好，即硬膜外管可靠，可以直接利用硬膜外导管给予硬膜外麻醉 0.7%～0.8% 罗哌卡因 8～10ml，首剂给足效果优于分次给药。

若硬膜外管不可靠，重新做腰麻，注意用量、关注平面。

紧急情况下建议全麻／局麻＋全麻。

五、产房行分娩镇痛后出现紧急情况的处理

分娩镇痛期间，产妇或胎儿发生危急情况者，由产科医师决定立即启动即刻剖宫产流程。

（一）即刻剖宫产启动标准

1．产妇心搏骤停。

2．子宫破裂。

3．严重胎儿宫内窘迫。

4．羊水栓塞。

5．脐带脱垂。

6．其他危及母胎生命需要立即结束分娩的情况。

（二）即刻剖宫产流程

当产科医师决定立即启动"即刻剖宫产"时，由助产士发出紧急信号，通知救治团队（麻醉科医师、儿科医师、麻醉科护士、手术室护士）；同时安置产妇于左侧卧位，吸氧并转送至产房手术室。

麻醉科医师接到危急情况信号，判断硬膜外导管无异常后快速注入 0.7% ~ 0.8% 罗哌卡因 8 ~ 10ml，快速起效后完成剖宫产手术。

没有放置硬膜外导管或产妇情况极为危急时，采用全麻插管。

（杨胜辉）

第七节　产时不宜继续阴道试产的头位难产的诊断与处理

产时头位难产是产房分娩中难产识别及处理的重点，也是导致产房医疗风险的关键点，尤其是产时不宜继续阴道试产的头位难产的早期诊断与处理，直接关系到产时严重的母儿并发症的防治，值得产房医师及助产士高度关注。

头位难产是产时母体与胎儿适应过程的异常，涉及产力、产道和胎儿三个方面，处于暂时性的、动态改变的状态，且具有隐蔽性和可调整性，加之目前产时母胎适应性的变化很难做到客观的准确评价，所以，产时头位难产的诊断和处理具有较大的挑战性。鉴于此，笔者团队根据多年的临床实践，对产时头位难产的识别和处理进行梳理，可根据不宜继续阴道分娩、需要助产和可以继续阴道试产三种临床结局进行分类。

需要助产和可以继续阴道试产的两种类型，个体变异较大，处理时需要个体化的分析，具体内容可参见产时难产的内容。

有些头位难产，一旦诊断，不宜继续阴道分娩，需要及时剖宫产结束妊娠，就简称为不宜继续阴道分娩的头位难产。这类头位难产对母婴危害大，不及时发现，可导致母体产时子宫破裂、术中膀胱及子宫下段的严重裂伤，新生儿严重窒息或产伤甚至死产，产后母体的尿瘘等严重并发症发生。对此类难产处理的紧急性及严重性需要当机立断，对助产的技术要求更高。因此，本节聚焦产时不宜继续阴道分娩的头位难产的常见类型，对其定义、难产机制、早期识别、处理原则及并发症的预防进行分述，希望为临床助产工作者提供参考。

一、胎头前不均倾位难产

（一）定义

枕横位入盆的胎头通过产道时因为骨盆倾斜度、横径与胎头径线适应情况等异常，在产力作用下，可发生胎头入盆平面衔接不良，导致前顶骨以不均倾位嵌顿于入口平面的难产，即前不均倾位。

（二）难产的机制

因骨盆前方的耻骨后方呈内收、平直状，没有空隙容纳前顶骨继续下降。受产力的压迫，使胎头前顶骨倾斜受阻于骨盆入口平面，后顶骨被挤压部分进入骨盆入口，无法进行胎头在骨盆腔的适应性旋转而进入骨盆腔。

（三）早期识别

前不均倾位时由于前顶骨紧紧嵌顿于耻骨联合上缘或入口处，主要表现胎头入盆困难，随产力作用，局部压迫症状出现得比较早，可表现为：①胎头入盆异常，胎头前顶骨嵌顿于耻骨联合的骨盆入口处，胎儿头皮被挤压过久，前顶骨变形早期形成胎儿头皮水肿或产瘤，且与扩张的宫口间无法紧贴或有空隙存在。②母体尿道受压，在临产早期即出现排尿不畅、尿潴留的症状，导尿时感觉阻力较大，需要用手上推胎头才能完成导尿。③局部受压后血液循环受阻，宫颈前唇水肿出现早，且逐渐加重，甚至阴道前壁、小阴唇上部及阴蒂均受累水肿。④阴道检查发现随着产程进展，矢状缝不断后移，接近骶骨岬，盆腔后半部分空虚。⑤产时超声提示胎儿脊柱位于母体一侧，颅骨中线倾斜于骨盆中线后方，胎儿头部与颈椎位置扭曲、两眼球不在同一个骨盆横径的线上。根据临产早期胎头入盆困难，可在耻骨联合上触及颅顶及大部分的胎头，随着产程进展，胎头矢状缝侧向骨盆后方，胎儿前肩受压折叠、被挤压在耻骨联合上缘及胎头和母胎局部的压迫症状，具有其中2条以上表现，即应高度怀疑，尽早确诊前不均倾位头位难产。

（四）处理原则及并发症的预防

前不均倾位的难产，无法阴道分娩，一经诊断立即剖宫产分娩。因为此种类型的难产是在试产过程中发现的，往往诊断的时候胎头已经受压变形、前肩折叠扭曲、局部组织受压水肿，即使急诊剖宫产发生并发症的风险也较大，所以最好呼叫有经验的上级医师参与手术，将子宫切口撕裂、胎头娩出困难及新生儿产伤、产后出血、尿瘘的预防等作为术中术后的管理重点。

二、胎头高直后位难产

（一）定义

当胎头矢状缝衔接于骨盆入口平面的前后径上，枕骨持续位于母体骨盆骶岬前方的胎方位，称为胎头高直后位。

（二）难产的机制

高直后位时，胎头以矢状径通过骨盆入口的前后径进入骨盆腔，以枕骨在骶骨岬前的位置陷于骨盆腔的中骨盆平面上，无法完成内旋转及下降。随产力压迫，胎头被阻于进入骨盆腔的陷凹内无法通过中骨盆，胎儿脊柱被压迫屈曲向前，导致胎儿枕部及背部形成向后凸起的弧形。因胎头位置固定、俯屈不良、旋转下降无法完成，即使胎儿躯体向头侧极度俯屈，足月活胎仍无法从阴道娩出。

（三）早期识别

高直后位时，因胎头位置被阻塞固定于中骨盆之上的骨盆腔内，无法完成胎头的内旋转及下降，只能以胎儿头颈和脊柱的极度俯屈来适应产力和产道的阻塞，所以试产过程中可出现下列表现：①产程异常，最突出的表现是胎头早期入盆，但临产后不下降，宫口扩张停滞于 3～5cm 或潜伏期，即使宫颈口近开全或开全，先露部却仍停留在 S-0 或 S-1 不下降。②产时因骨盆后部被压，可出现过早的下坠、排便的感觉。③腹部检查发现母体腹部全部为胎儿肢体占据，在母体下腹部听胎心偶有遥远的感觉。④阴道检查见胎头矢状缝位于骨盆入口平面和中骨盆平面的前后径上，大囟位于耻骨联合后，先露以不屈不伸状态位于骨盆腔内。⑤产时超声提示胎儿脊柱位于母体后方，颅骨中线坐落于母体骨盆前后径或稍偏斜，耻骨联合水平可探及双侧眼球。试产比较久或产力比较强时，超声可以观察到胎头与胎儿脊柱夹角的变小、胎儿躯体向头侧扭曲。因此，导致胎头高直后位难产的关键是胎头位置被阻塞固定于中骨盆之上的骨盆腔内，无法完成胎头的内旋转及下降而娩出，在产时如果发现胎头矢状缝位于骨盆入口平面或中骨盆平面的前后径上，小囟位于骶骨岬前的正枕后位，即应判断是否有胎头的俯屈不良和胎儿头颈和脊柱的极度俯屈的适应性异常，尽早作出胎头高直后位难产的诊断。

（四）处理原则及并发症的预防

一旦诊断高直后位，足月大小的胎儿很难克服产道的阻碍完成内旋转，均需剖宫产结束分娩。因胎头娩出是以径线较大的枕额径沿切口娩出，尤其是试产时间久、产力强，胎头深陷骨盆腔的产妇，避免子宫切口撕裂、胎头娩出困难及新生儿产伤、产后出血等产时并发症的发生。

三、被阻于中骨盆之上的其他头位难产

（一）定义

不论胎头以何径线入盆，只要在骨盆腔内因各种因素导致旋转不良，无法下降至骨盆最狭窄的中骨盆平面之下，经过临床处理无

效的，均称为中骨盆平面及以上的头位难产，除了前边提到的胎头前不均倾位和高直后位外，还包括了因胎头和骨盆不相称、骨盆倾斜度异常、胎头位置异常等导致的难产。

（二）难产的机制

因胎产式异常（如横位）等导致的难产分娩前已经识别，不再阐述。本节重点是头位，在分娩过程中发生的难产。正常头位分娩的机制是胎头以枕额径衔接于骨盆入口斜径上，在产力的作用下，逐渐被挤压、旋转为较小的枕下前囟径，才能通过中骨盆狭窄的平面，只有通过中骨盆平面才能继续下行到骨盆出口平面，再继续俯屈、下降进而娩出。所以，不论是产力的原因，还是产道的原因，抑或是胎头过大或是位置异常，只要是胎头被阻于中骨盆及以上平面，经过处理仍无法通过中骨盆平面的，均无法继续阴道分娩。

（三）早期识别

胎头被阻于中骨盆平面及以上的难产，关键的识别点在于胎头即使在产力的压迫下变形，骨质部分（主要以双顶径为骨质的代表）仍然在中骨盆及以上平面。随产程延长，胎头受压变形，过久可能出现下列表现：①产程延长，最突出的表现是胎头不下降，宫口扩张停滞于潜伏期或活跃早期，即使宫口近开全，先露部却仍停留在 S-0 或 S-1 以上的位置；②产时因骨盆中部被挤压，可出现过早的排便或排尿困难的表现；③腹部检查，如为宫缩过强，有可能出现压痛或病理缩复环，子宫下段偏左或偏右的持续性疼痛或压痛，随宫缩加重；④阴道检查见胎头双顶径为代表的骨质部分仍然在中骨盆平面或之上，其下为变形的颅骨和水肿的胎头或产瘤；⑤产时超声提示胎儿躯体极度俯屈，胎头颅骨变形、双顶径在中骨盆平面或之上的骨盆腔内，严重者膀胱水肿、少量腹水形成。

（四）处理原则及并发症的预防

一旦诊断为胎头被阻于中骨盆平面或之上的难产，在排除宫缩乏力情况下，继续试产对母婴危害较大，需要特别警惕骨产道和胎头不相适应的难产，避免发生产时子宫破裂，尽快剖宫产结束分娩；如果已经出现子宫下段偏左或偏右的持续性疼痛或压痛、病理缩复环、胎头严重的变形、水肿或产瘤形成，可在抑制宫缩的情况下尽快剖宫产手术分娩。因胎头深陷骨盆腔，且以径线较大娩出子宫切口，尤其是试产时间久、产力强，胎头深陷骨盆腔的产妇，子宫肌壁和膀胱水肿，避免子宫切口和膀胱撕裂、胎头娩出困难及新生儿产伤、产后出血等产时并发症的发生，必要时呼叫有经验的上级医师协助处理或术中采用拉胎儿脚的娩出方式，也有采用助手经阴道上推胎头协助娩出的方法。

总之，本节所述的不宜继续阴道分娩的头位难产，在临产前没有阴道试产的禁忌，在产时发现胎头被阻于骨盆入口、中骨盆平面的难产。尚有进展到骨盆出口的头位难产本节没有涉及。所以，在阴道试产的准备中，头盆评估是最重要的一个环节，骨盆临产过程中变化甚微的固定因素，要从骨盆的三个平面的径线及胎头的大小做好临产前的评估，对于严重的头盆不称要在临产前作出分娩方式的选择，只有相对性头盆不称和头盆相称才给予试产的机会。而在试产的过程中对于相对性头盆不称和头盆相称的两类情况，均应注意其产程进展及骨盆和胎头的适应性改变，肯定有一部分胎儿和孕妇头盆不适应表现出来，只要是胎头被阻于中骨盆及以上平面的难产一旦诊断，不宜继续阴道分娩，应及时剖宫产结束妊娠，避免产时子宫破裂、膀胱及子宫下段的严重裂伤，新生儿严重窒息或产伤甚至死产等严重并发症发生。对此类难产的处理需要当机立断，避免犹豫不决，错失处理的最佳时机。

（张卫社　王为男）

第八节　体位及运动在头位难产中的应用

产妇在产程中采取不同的体位和运动，不仅改变了重力作用及骨盆的径线，也改变了子宫腔内和骨盆关节的压力及压力传递方向，胎头的位置也随之改变，由此可使部分头位难产得以纠正；且通过体位改变及产妇自身运动纠正胎位，不会增加母胎的不适及创伤，在临床工作中可以更广泛地使用。目前产房实践主要有以下体位。

一、前倾位

（一）定义及分类

前倾位是指身体以骨盆为支点向前倾斜的体位。前倾位可以分为：①跪式前倾位：产妇跪趴在床上，身体向前双手抱住分娩球；②立式前倾位：产妇站立，身体前倾趴在床上或靠着伴侣站立；③坐式前倾位：产妇骑跨在马桶上或分娩椅上，身体向前倾斜；④蹲式前倾位：产妇蹲在地上或垫子上，上半身向前倾斜。（图 1-10 ~ 图 1-14）。

（二）纠正难产的机制

前倾位可以减少子宫对脊柱的压迫，增加骨盆入口的前后径，有助于产程中胎头位置的改变，促使胎头在下降过程中适应骨盆，转成有利于分娩的最佳位置，也有利于缓解产妇腰骶部疼痛。

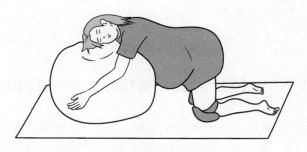

图 1-10　跪式前倾位

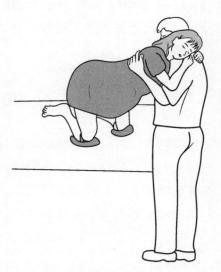

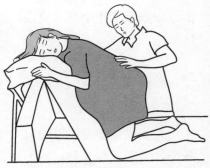

图 1-12　跪式前倾位（产妇跪趴在床上）

图 1-11　跪式前倾位（产妇身体向前倾抱住家属）

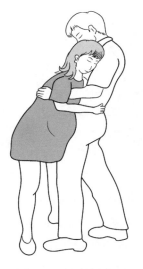

图 1-13　立式前倾位

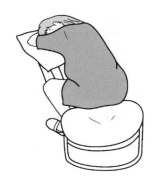

图 1-14　坐式前倾位

（三）应用时机及方法

在第一产程可以采取跪式或立式前倾位增加入口前后径，促使胎头转成枕前位，利于分娩。在第二产程中，若胎头位置高，可用蹲式或者坐式前倾位屏气用力，帮助胎头借助重力，顺应产轴，加速分娩，缩短第二产程。

二、侧卧位

（一）定义及分类

侧卧位是指产妇向身体一侧躺下，使背部与床面垂直的卧姿。根据卧姿斜度可分为侧卧位及侧俯卧位。侧俯卧位是指若产妇上方的一侧身体进一步转向前方、靠近床面，下方的腿伸直，上方的腿呈 90° 弯曲，置于枕头垫或花生球上（图 1-15）。

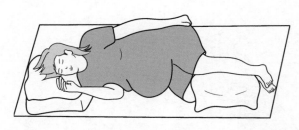

图 1-15　侧卧位

（二）纠正难产机制

产妇采取侧卧位或侧俯卧位时，作用于胎儿的重力显著不同。当胎儿为枕后位时（通过临床或超声诊断），产妇侧卧位的方向应该朝向胎儿枕骨，使胎背"朝向床"，重力作用将胎儿枕骨和躯干拉向枕横位，若采用侧俯卧位的方向应该朝向胎儿枕骨的对侧，使胎背"朝向天花板"，重力作用可促使枕后位朝向枕横位，进一步转向枕前位。

（三）应用时机及方法

第一或第二产程中，当临床检查或超声判断胎儿为枕后位，比如 ROP 位，产妇应当采用右侧卧位或左侧俯卧位，重力作用都有可能将胎儿枕骨和躯干拉向 ROT 位，再转成 ROA 位。

三、弓箭步位及运动

（一）定义及分类

弓箭步位是指抬起一侧腿时，通过承受体重及牵拉臀部外展肌的杠杆作用增宽该侧骨盆的径线，为胎头旋转提供更大空间的体位。弓箭步位可分为站立弓箭步位、跪式弓箭步位、侧卧弓箭步位（图 1-16）。

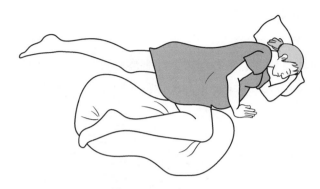

图 1-16　弓箭步位

若产妇上方的一侧身体进一步转向前方、靠近床面，下方的腿伸直，上方的腿呈90°弯曲，置于枕头垫或花生球上。

（二）纠正难产机制

此体位可以判断胎儿枕骨的朝向，是枕前位还是枕后位，有助于产妇抬起正确的一侧腿。如胎方位不确定，产妇可以交替抬腿各两次宫缩，当明显感觉到抬起一侧腿比抬起另一侧腿舒服时，就应当抬起舒适一侧腿适应更多次宫缩，其原理就是当胎头有更大空间时，母体就会感觉到舒服。如果没有感觉到两腿间有区别，可继续轮换抬腿各两次宫缩持续30分钟～1小时，增宽骨盆的径线，促使胎头转成枕前位以适应骨盆腔，并促进胎头下降。

（三）应用时机及方法

在第一产程中如果已知胎方位，产妇应当抬起胎儿枕骨同侧腿；如果未知胎方位，可双腿交替抬起，促进胎头机转和下降。侧卧弓箭步位可适用于枕横位的产妇分娩，当产妇确诊枕横位时，可嘱产妇向胎儿枕骨对侧睡，同时嘱产妇在宫缩时屏气用力，此方法可使胎头由枕横位向枕前位转动。

四、仰卧位和半卧位

（一）定义及分类

仰卧位是指产妇平躺于床上的卧姿，可分为平卧仰卧位、半卧位。半卧位则为将上半身抬高的体位（图 1-17，图 1-18）。

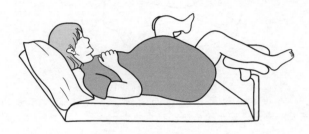

图 1-17　半卧位

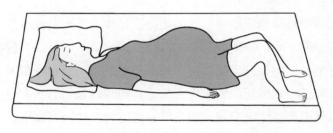

图 1-18　平卧仰卧位

（二）纠正难产机制

产妇仰卧位或半卧位时，重力作用使胎儿躯干压在产妇的脊柱上，压迫下腔静脉易导致仰卧位低血压，并降低胎头转向枕前位的趋势。同时这些位置也增加了胎儿枕骨对母体骶骨的压力，从而加剧了腰骶部的疼痛。当产妇坐直或前倾位时，胎头枕骨向前旋转的概率明显增加，腰骶部疼痛缓解，产妇直立位时，子宫向前倾更易促进胎头俯屈及入盆。

（三）应用机制

悬垂腹的产妇则需要采取仰卧位或半卧位，使胎头轴线与骨盆入口平面的角度恢复正常，利于胎头入盆。

五、夸张式膀胱截石位

（一）定义

夸张式膀胱截石位是指在传统膀胱截石位的基础上，协助产妇双腿尽量屈曲外展，膝盖弯曲贴近腹部，髋关节及膝关节高度屈曲及外展，臀部稍抬高，将耻骨弓向前及向上（母体头端）牵拉，使骨盆入口平面与产妇屏气用力的方向垂直的体位（图 1-19，图 1-20）。

（二）纠正难产的机制

当产妇采用其他体位胎头都不能通过耻骨弓时，可采用夸张式膀胱截石位可促使胎头更好地通过耻骨弓，可促进胎儿快速下降。

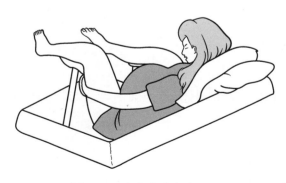

图 1-19　夸张式膀胱截石位

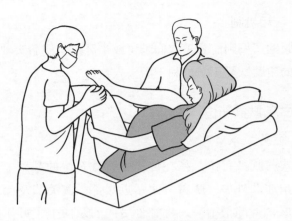

图 1-20　夸张式膀胱截石位（协助）

（三）应用机制

当产时胎头下降持续延缓，这种体位的优势可以克服传统仰卧低血压及仰卧失去重力作用的弊端，如果同时加强屏气用力效果会更好，此外，这个姿势也能预防产时肩难产。

注意：采用夸张式膀胱截石位时，应当特别小心不要使腿过度外展或屈曲，以免损伤耻骨联合、骶髂关节或髋关节以及神经。

六、手膝卧位

（一）定义

手膝卧位是指产妇身体向前倾曲，双手与膝盖撑地，双腿分开的姿势（图 1-21）。

（二）纠正难产的机制

该体位可对抗重力作用，增大骨盆空间，有助于枕后位胎头旋

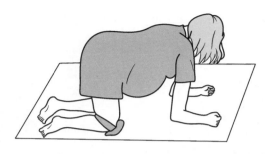

图 1-21 手膝卧位

转，缓解脐带受压，缓解产妇腰骶部疼痛，减轻胎头对会阴部的压迫，减轻宫颈前唇水肿和痔疮发作。

（三）应用机制

产妇在宫口近开全时会不自觉屏气用力，可以通过改变体位或调整呼吸来控制。如果在活跃期就出现不能控制的强烈的屏气感，常合并枕后位。一方面，活跃期延长及枕后位时，提前屏气用力可能导致宫颈水肿甚至撕裂，而产程无进展；另一方面，这种感觉往往无法控制。所以，当胎儿呈枕后位，胎儿体重在标准范围内且产妇配合度高时，可协助产妇采用手膝卧位，屏气用力时臀部稍稍抬高，使胎儿头部顺利通过耻骨弓，有助于分娩。其他体位如侧俯卧位和分开式膝胸卧位也可通过重力作用将胎头作用于宫颈和会阴部的压力解除，促使胎头旋转至枕前位，加速分娩。

七、腹部托起

（一）定义

为了使宫缩时胎轴与骨盆轴（产轴）保持一致，产妇屈膝使骨盆上提，双手放在下腹托起腹部，也可用浴巾或布（大约宽

45cm，折叠成宽 15cm，长 150～180cm）协助托起腹部（图 1-22，图 1-23）。

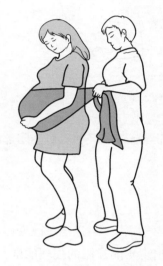 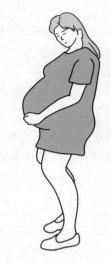

图 1-22 腹部托起（浴巾或布）   图 1-23 腹部托起（手）

（二）应用机制及方法

助于胎头转成枕前位并在骨盆腔内下降，在第一产程中，若胎头衔接不良或下降缓慢，产妇可双手托起腹部，或用布带托起腹部，帮助胎头更好地衔接和下降。

（三）特殊情况

罕见情况即脐带正位于母腹前下方，布带或浴巾向上托腹时可能压迫脐带，因此在做此操作时需定期监测胎心音，如果发现胎心减缓或胎动过度活跃，应当停止操作。

八、产时体位对头盆不称的影响

很多头盆不称的病例实际是胎儿的因素所致，如胎儿位置轻微异常（不均倾、俯屈不良、枕横位或枕后位），一旦这种异常被纠正，胎儿就能顺利通过产道，当然也应当同时考虑产妇骨盆因素，因此在分娩过程中，产妇在母胎情况好的情况下，应当尝试不同体位用力，如：坐位、侧卧位、蹲位、站立、手膝卧位等，以找到最理想的有利于胎儿下降的体位。这个用力过程时间可能较长，需严密观察胎心情况。

许多较大的胎头必须通过变形才能顺利通过骨盆，但这种变形需要更长的时间，当胎心及产妇状况良好时，为了让产程持续进展，可允许适当延长产程。

九、改变体位对宫缩乏力的纠正具体措施

如果出现宫缩乏力，应考虑下列因素：长时间不活动、药物、脱水或精神心理因素。长时间不活动是指产妇保持一种体位30分钟以上不动。改变产妇体位可以诱发宫缩，其原因可能是由于胎儿体位的移动或子宫血液循环的改善；直立位和运动，如步行可以增强宫缩，相反与其他体位相比，仰卧位还可致仰卧低血压（母体血压下降致胎盘血流减少）。

限制卧床的产妇（如妊娠期高血压、镇痛和麻醉、胎心不稳定）也可用变换体位来加速产程。如果产妇感觉腰背痛或存在胎位异常的其他征象时，可采用侧卧位。如果没有胎位异常的表现，或者难以确定胎背位于哪一侧，鼓励产妇采用自己喜欢的体位，如半坐位、侧卧位、侧俯卧位、手膝卧位等，并左右侧交换轮替（表1-6）。

表 1-6 头位难产体位应用分类

	分类	应用
前倾位	跪式前倾位 立式前倾位 坐式前倾位 蹲式前倾位	第一产程：跪式或立式前倾位 第二产程胎头高：蹲式或坐式前倾位
侧卧位	侧卧位 侧俯卧位	第一或第二产程枕后位：右侧卧位或左侧俯卧位
弓箭步位	站立弓箭步位 跪式弓箭步位 侧卧弓箭步位	第一产程已知胎方位：抬起胎儿枕骨一侧腿 第一产程未知胎方位：双腿交替抬起 枕横位：侧卧弓箭步位
仰卧位和 半卧位	仰卧位 半卧位	悬垂腹
夸张式膀胱 截石位		胎头下降持续延缓 预防产时肩难产 不要使腿过度外展或屈曲
手膝卧位		枕后位、胎儿体重标准：手膝卧位、侧俯卧位、分开式膝胸卧位
腹部托起		第一产程胎头衔接不良或下降缓慢

（续秀秀 康亚男）

第九节 心理性因素在难产中的作用及应对

分娩是一个艰苦而耐久的考验，伴随身心的痛苦及担忧，加之对胎儿安危的不可预测性，很容易导致待产及分娩过程中因为心理因素导致的难产。

一、心理因素性难产发生的机制

心理因素性难产是指由心理压力过大，超过孕产妇自我适应的能力导致体内儿茶酚胺分泌过多引起的内分泌功能紊乱。高水平的儿茶酚胺引起血管收缩、降低子宫胎盘循环血流量，可诱发宫缩乏力、胎儿缺氧及母体疲劳感，甚至衰竭。此外，待产过程中持续的干扰如穿梭忙碌的医务人员、呼叫的产妇、生疏的环境及其他不良刺激，阻碍大脑皮质的放松及更多初级神经反射作用于产程，也是导致心理性难产的心理生物学基础。

二、第一产程心理因素性难产的潜在因素及应对要点

第一产程是宫缩由弱变强、由疏变密、由微痛变剧痛的过程。产程刚开始的时候多数孕妇没有明显的不适感，也不会干扰她的生活起居及活动，甚至感觉疼痛或剧痛的时候，也能通过有节奏的呼吸、发声和摇摆身体得到一定程度的缓解。这种应用自身的动觉和听觉的应对方式缓解产痛和紧张情绪是非常有效的，是应对良好的表现。所以，早期识别第一产程心理因素性难产，及早进行疏导及指导应对，可有效地降低心理性难产。

（一）心理性难产的潜在诱发因素

很多生活中的经历可以成为诱发心理因素性难产的潜在因素，如既往难产史、创伤住院史、儿童期身体或情感或性虐待、源于家庭的问题（心理疾病、药物滥用、父母不和及其他家庭问题）、担心目前自己或宝宝的健康、家庭暴力（现在和过去）、滥用药物、亲人或母亲分娩时逝世、对分娩的认知不足（周围熟人或朋友难产或分娩时可怕经历）、语言和听力障碍的孕产妇对周围发生的事情不理解、陌生人的打扰、文化因素包括信仰造成的极度羞耻感和裸

体或分娩时被男性看见，或工作人员的行为方式与其期望相反等，均可成为心理性难产的潜在因素。

（二）心理性难产的可能先兆信号

大多数孕妇对临产、分娩及新生命将出现在自己的生活中会产生惧怕和焦虑，但这并不意味着有这些想法的孕妇都会难产，只有部分孕妇的心理障碍会影响她们的产程。待产过程中，在宫缩间隙期，陪伴者主动向产妇提一些敏感性问题有助于她表达自己对分娩的畏惧和情绪。围绕这些问题助产者为产妇提供更有效的关心帮助。

（三）心理性难产的先兆表现

1. 精疲力竭。

2. 担心痛苦会加剧。

3. 担心身体受到伤害，如牵拉、会阴切开、撕裂、缝针或剖宫产，甚至说"以后再也不生孩子了"。

4. 如果有过剖宫产史会担心子宫破裂。

5. 担心阴道分娩会损伤宝宝，认为剖宫产安全、容易。

6. 担心失控，失去尊严，或"像个傻瓜一样"，或"丢脸"。

7. 担心侵入性操作，如阴道检查、注射、验血或其他。

8. 害怕陌生人，担心医务人员对自己发号施令，控制自己的行为。

9. 担心不会照顾孩子成为一个"糟糕的母亲"。

10. 害怕被宝宝的父亲、医务人员或他人抛弃。

11. 害怕死亡、濒死感或贯穿在整个妊娠和分娩期的持续长久的恐惧感。

（四）心理性难产的识别要点

在产时焦虑、担心的基础上，发现不能缓解的下列表现，可作为心理性难产的产妇进行识别。

1．表现恐惧、焦虑或衰竭。

2．对子宫收缩缺乏节奏性和习惯动作反应。

3．提问多或对周围保持高度警觉。

4．表现出非常"无助"、极端羞怯、谨慎。

5．对微弱宫缩或检查反应强烈。

6．肌张力升高。

7．对医务人员要求过分，不信任、发怒或不满意。

8．严重失眠、高度戒备、"神经质"或易受惊吓。

9．对医务人员的行为表示强烈的控制欲。

10．产程好像"失去控制"极端痛苦、翻滚、恐慌、尖叫，对建议和提问置之不理，坚持需要帮助。

11．担心宫缩加强时自己会失控。

12．待产过程中无节奏地乱喊乱叫、脾气反常、无法正常生活。

（五）心理性难产的应对

产时焦虑、担心的情绪在所难免，有些产妇积极发出声音、主动活动，按节奏活动的产妇应对良好，有时她们虽然发出很大的声音，但都是活跃的，积极应对的表现。所以，当出现心理性难产，应对的三要素节奏（rhythm）、放松（relaxation）和习惯动作（ritual）称为3Rs。

1．**增加节奏感（rhythm）**　第一产程，节奏感是应对的基本要素。随着宫缩有节奏地呼吸、发声、摇摆、轻拍、自我敲打乃至节律性心理活动。例如宫缩时数呼吸、背诵诗词、高声或低声唱歌，都是可使用的节律性应对技术。当产妇开始启动这些自发的节律性行为时，大脑认知部分的活动减少，她们的行为部分变得更加本能化。如果节奏被打破了，应帮助她恢复。有节奏的行为在产程中可以达到显著的效果。

2．学会放松（relaxation） 可以暗示或训练产妇利用某些类型的冥想、瑜伽、自我平静技巧、营造宜人的环境、洗热水澡等帮助在宫缩时放松；也可以通过伴侣、导乐和陪伴的其他人等做些让她感觉舒服的动作，如拥抱、轻抚或摇摆，伴着产妇的呻吟或节奏和她说话等达到放松的目的。

3．利用习惯动作（ritual） 在宫缩或宫缩间隙时产妇表现出来的不自主行为，如放松、某些习惯动作或运动。要善于发现产妇自己应用的、相同节奏在许多次宫缩中重复并连成一串的行为的习惯动作，参与或强化这些有益的动作或活动，尤其是进入活跃期后，产程早期使用的有效技巧可能不再使用，活跃期运动是唯一没有事先计划的，当产妇没有担惊受怕、未受到干扰和行为限制时自然地表现出来的活动，更应该得到鼓励和支持。

总之，医护人员在产程中评估产妇状况时，应当观察她的应对动作。产程中产妇应对良好常包括她本能的发声、运动和自我安慰行为，第一产程放松、节奏和习惯动作（3Rs）是应对良好的表现。如果无法确定产妇焦虑的原因，更应该评估产妇的心理状况，及时予以开导。

（六）心理性难产的干预措施

产程中发现或怀疑产妇惧怕、担心，有可能影响产程时，可以采取下列措施。

1. 重复产妇说过的话，让她认为你已经理解产妇的意思或指出她担心的问题"你的声音好像在担心你的宝宝的情况，是吗"。

2. 和产妇站在统一立场，承认产妇的担忧，告诉她"是呀，其他产妇分娩的时候也有这种担忧"或"是的，我们也都在关心你的宝宝，现在我们听听或监护一下宝宝的胎心吧"。

3. 给产妇提供她直接听到的信息，如听胎心的时候声音放大一点，让她听听宝宝的心音多么洪亮，再告诉她"听到了吗？宝宝心跳多有力呀"。

4. 告诉产妇有许多方法或条件可以保护产时和产后刚出生的宝宝，让她放心。如宝宝出生前胎心监护、胎动，宝宝出生时有新生儿科医师，已经给宝宝准备好暖箱、漂亮的衣服及摇篮。

5. 缓解产妇的所有焦虑，不管是产时的，还是产后的，告诉她所关心的问题也是大家所关心的，她不是孤立的。这些安慰和帮助足以使她安心，产程重新开始。也许，消除产妇的恐惧感会使她更放松，大脑皮质的"初级"部分将主导和推动产程进展。

6. 如果产妇不能应对太多的身体不适，按摩、水疗或药物止痛等也可以帮助缓解身体的不适，减轻紧张和焦虑，达到放松的目的。

三、第二产程心理因素性难产的潜在因素及应对要点

第二产程开始时，如果没有受到任何干扰和限制，产妇会表现出兴奋感，随着宫缩加强，反射性屏气感或排便感随之加强，产妇将找到最佳体位向下用力；胎头下降及拨露，出现强烈的排便感或向下用力感，骨盆底放松并试图控制自己的产程，宫缩时，产妇可能呻吟、喊叫甚至大口呼气，随意地改变体位。此时，医务人员在尽可能不干扰的情况下严密监护产妇及胎儿，尽最大努力鼓励、抚

慰、支持、帮助产妇选择最合适的用力体位。只要产妇和胎儿能耐受，产程进展良好，就不需要任何干预，当胎儿将娩出时，改变成方便医务人员助产的体位。总之，第二产程的妥善应对包括宫缩时产妇反射性屏气用力、呻吟、呼叫甚至哈气，宫缩间隙时随意呼吸，改变体位，这些都是良好应对的表现。

（一）第二产程诱发心理性难产的可能诱发因素

第二产程是最考验产妇体力及耐力的艰苦过程，需要更多的支持及关心。以下为诱发产妇精神困扰及干扰产妇应对能力的因素。

1. 疲劳或衰竭使产妇失望或焦虑。

2. 对第二产程或操作扩张阴道特别敏感，尤其是有过性虐待或生殖器有过创伤史的产妇，触景生情，表现出特别惊恐。

3. 不适当的或无礼的行为，用力时大喊大叫甚至排出大便。

4. 临近分娩时，担心不能胜任做父母的角色，尤其是产妇父母不合或自己曾有弃婴行为或有死婴经历。

5. 担心宝宝的健康，尤其是兄弟姐妹或自己有过死产史或其他不良妊娠结局史。

6. 陌生人看见会阴觉得暴露了隐私，产生羞耻感。

7. 第二产程剖宫产史。

8. 家人或亲人以及医务人员照顾不周。

（二）第二产程精神困扰的潜在先兆表现

1. 语言或表情忧虑。

2. 哭喊或惊慌。

3. 无法消除会阴退缩感及放松骨盆底。

4．双腿夹紧不分开。

5．不集中用力。

6．要求医务人员取出婴儿或用药物催产。

7．不听医务人员的劝告，甚至感到绝望。

（三）第二产程心理性难产的识别要点

第二产程焦虑的产妇最常见的反应是，用力时骨盆底特别紧张好像在阻止胎儿下降，产妇好像很用力，但却没有效。有时膈肌及腹肌用力的同时，却无意识地收缩了盆底肌和臀部，会阴高度紧张和肛门紧缩地用力提示她在回缩。当然要排除过早或不当用力导致的假象。如果发现产妇"分散用力"又没有任何效果时，应当考虑心理难产。

（四）第二产程心理性难产的应对措施

无论是恐惧或焦虑引起产妇退缩，都不可能简单地"振作起来"。但是，产妇周围的人可以帮助她减轻恐惧，鼓励分娩，可以采用下列应对措施。

1．**鼓励产妇表达自身的感受**　问她"前次宫缩的时候你在想什么？"倾听她、承认和理解她，采取一些有针对性的措施、鼓励或建议，一般来说，所有的产妇都需要有表达的机会，对于一个焦虑的产妇，即使正常产程也会使她过分担忧，她很渴望医务人员倾听她的感受，理解她的恐惧是正常的、合理的，促使她能顺利分娩。

2．**找到孕妇存在的问题**　有时，每个人包括产妇都知道产程有延长。可询问产妇"为什么你认为产程减缓？"此类问题，从中得到一些相关信息，如她的回答是"我不能很好地用力""我用不上力"或"孩子不想出来",这些回答可能是产妇存在心理难产的所在,鼓励并提供有益的建议或体位。

3. **消除产妇不便启齿的顾虑**　助产者要经常说一些善解人意的话,如产妇害怕用力时会排出大便,安慰她排出大便是你正确用力的效果,也是宝宝头往下走的标志,都是我们非常乐意看到的现象;而且任何排泄物都会很快清理干净,更换清洁的布类,不会污染产道和影响宝宝等。这也是悄悄清理粪便的好机会,分娩中经常遇到的,也可以用分娩凳帮助排便,放松会阴部。

4. **缓解会阴裂伤的担心**　如产妇担心用力会造成会阴撕裂或会阴切开,应轻声告诉她,如果放松会阴让宝宝慢慢地出来,会阴会得到充分的扩张,撕裂的概率会降低,分享其他产妇成功的经验,尝试让产妇在宫缩时哈气、不用力,让她知道,当害怕时还有其他选择;放松的话,可以做到会阴不撕裂。

5. **给产妇更多的时间调节心理状态**　缓解紧张情绪,避免急躁,此时,医务人员不要大声说话或催促产妇用力。

6. **鼓励产妇宫缩间隙时放松会阴**,宫缩时会阴鼓起,热敷或轻轻地按摩会使产妇感觉舒服及松弛会阴,温度不要太高(以操作者手感合适为准),鼓励产妇在有强烈大便感或者好像尿急时要排便及排尿样向下用力。当用力有效时,要及时反馈,告诉产妇这样用力更能使骨盆底松弛,说"我们已经看见会阴向外鼓了";如果产妇勉强用力,产程不会有进展,应建议"疼痛厉害(宫缩高峰)才用力,然后换气,再用力直至宫缩结束(不痛),这样做更好"。

四、与工作人员关系紧张或不融洽的处理

如果发现产妇与任何工作人员关系紧张,工作人员或相关领导应该就这些具体问题和不同意见进行讨论确定解决方案。

1．**取得产妇的信任感**　所有产妇都需要我们去倾听、尊重和认真对待，她们才会相信我们。

2．**维持待产室规章制度的人性化**　也许工作人员在某些制度上要做一些让步以满足她们的需求，但又不能影响工作及产妇的安全。

3．**妥善处理人际关系**　发现所安排的助产士、护士与产妇关系不融洽时，最简单的处理方法是更换其他工作人员，以营造良好气氛，不要责备任何人。

如临产前、入院前遇到这些问题，就可事先安排一个善于言辞、善解人意的助产士或护士，或允许产妇带着导乐（专业分娩支持者）陪伴分娩，导乐可给产妇提供额外的心理支持，减轻医护人员的负担。

五、产妇焦虑原因不明的应对

1．**积极寻找产妇焦虑原因**　有时医护人员不明白为什么产程进展不顺利，未发现身体有什么异常，产妇也未表现出任何心理方面的问题。此时，可等待产妇宫缩过后问她一些问题，如"你可以告诉我刚才那阵宫缩时在想什么吗"等。产妇的回答可能反映出部分心理状态，例如"我刚才正在做孕妇学校学到的呼吸及放松动作"，这就说明她正在应对宫缩，更应该鼓励她继续做下去，如果她说感到害怕或没有信心，或者非常痛苦，甚至不能再坚持，就说明她需要心理支持。

2．**人性化应对**　医护人员应当用适当的方式（与文化背景相匹配）帮助产妇，承认她的痛苦并且安慰她，握着她的手抚慰她，解除她的恐惧心理；还应指导家人及产妇采取一些自我安抚的措施。研究发现，临产早期就表现出忧郁的产妇，产程延长、胎儿窘迫及人工干预分娩的概率增加。如果心理压力能及时发现，及时采取一些额外的支持、安慰、鼓励和帮助的措施，若产妇心理焦虑产程无进展，在母胎情况良好时慎重选择分娩镇痛使产妇充分休息，获得更多试产时间，促进产程进展；尽量避免由于心理压力所带来的不良影响（图1-24）。

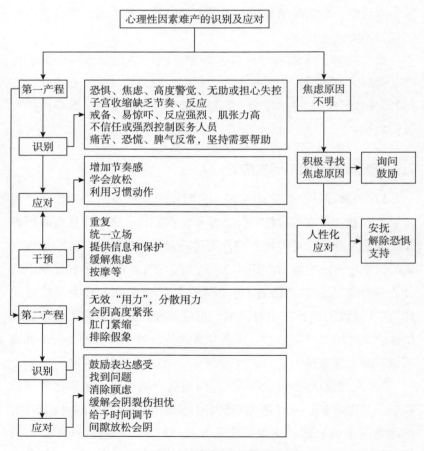

图 1-24　心因性难产的处理流程

总之，人们对精神心理因素在分娩中的影响比对生理因素了解少得多。其实，心理变化对产妇及产程均有重要的影响，要高度关注产程中产妇的生理及心理状态的变化。传统观念认为第一产程的处理模式是以产妇意愿为主，第二产程的处理遵循着速度及方便医务人员操作的原则为主，现代医学提倡注重以人的本能反应及调适过程出发，兼顾产时的特殊性，适当引导和顺从产妇的意愿，必要时借助放松、按摩及止痛方法，达到理想的促进分娩进展的效果及预防难产的目的。

（续秀秀　黄靖锐）

第十节　产时急性胎儿宫内窘迫的诊断与处理

一、胎儿宫内气血交换功能系统

胎儿宫内气体交换、氧气及血液的供给依赖于母体自身气体交换能力及血氧含量、胎盘功能、脐带输送管道的畅通和胎儿心脏泵血的正常维持。因此，母体心肺、胎盘、脐带和胎儿心脏组成了胎儿宫内气血交换的主要功能系统，其中任何一个环节的功能下降或受阻，均可导致胎儿宫内窘迫。

（一）母体的气体交换

母体自身的气体交换能力及血氧含量，受母体心肺功能、血红蛋白水平及红细胞携氧能力等因素的影响，属于母体基础情况的范畴。母体基础情况在孕期及临产早期已经清楚能否耐受分娩的过程，且由于母体心肺功能下降或严重贫血导致的宫内缺氧，呈慢性缺氧的改变，以胎儿生长受限和临产前胎儿对宫缩的耐受性下降或宫缩应激试验、缩宫素试验阳性为主。对于母体心肺功能已经受损、下降或严重贫血等导致的低氧血症的孕妇，母体及胎儿均很难耐受分娩过程中的缺氧考验，一般会在临产前选择剖宫产分娩，除非入院的时候已经临产、分娩不可避免，则在严密监护母胎情况下，适时助产，降低产时对母体心血管的考验和胎儿缺氧程度的加重。所以，临产前母体基础疾病导致分娩中胎儿窘迫不再作为本节产时缺氧讨论的重点。

（二）胎盘功能

正常或接近正常的胎盘功能在孕期可维持胎儿的正常发育。孕期的胎盘功能监测指标临床主要应用的有胎盘生长因子、胎儿发育的物理指标及胎儿附属物的评价指标。这些指标异常的直接效果是胎儿生长受限、羊水量改变等。胎儿生长受限又受多种因素的影响，且胎儿生物物理评估指标界定的范围比较宽泛，很难做到针对每个胎儿个体化的科学评估。加之，孕期是相对静息的、未受考验的状态，即使孕期平静状态下胎盘功能表现正常，在产时阵发性宫缩导致相对缺氧时，仍然有一部分表现为相对性的胎盘功能不良。为了适应宫缩带来的相对缺氧的变化，产时的胎儿监护以二类胎心监护居多，且正常新生儿出生时脐血血气的 pH 值波动在 7.2 ~ 7.3 之间，pH 值可以反映胎儿的宫内状态，但也存在偏差，正如本章第五节胎羊模型所获得的宫内窘迫的结果所示。如果产时的相对性缺氧状态，超过了胎儿自身的代偿（即胎儿救赎的能力），无法维持产时胎儿基本的气体交换和氧饱和度或氧分压时，胎儿宫内窘迫才表现出来。因为产时的胎盘功能受子宫收缩和舒张周期性变化及瞬间血流改变的影响，很难用胎盘生长因子、羊水指数等指标的改变去评价，而目前能够做的只有胎儿心电及节律对缺氧的改变。所以，产时胎盘功能变化的监测指标有限，目前主要依赖胎儿心电监护的动态变化进行监测。

产时胎儿心电监护可以反映胎儿宫内情况，但其敏感性及特异性也有限。只有能维持产时相对缺氧状态下胎儿气体交换需要的胎盘功能，才是胎儿耐受分娩的基础。产时的胎儿心电监护主要通过基础的节律、波动的幅度及对宫缩的反应三个方面进行评估。基础的节律反映的是胎儿心脏的泵功能情况。胎心波动的幅度反映的是胎儿心脏神经对胎儿耗氧量变化的适应性调节。按传统的观念，缺氧反应的程序是：缺氧早期，以交感神经兴奋为主，胎儿心脏的泵功能代偿性增加，表现为心率增快，波动减少不明显；缺氧继续发展，处于代偿与失代偿的过渡期，心率增快的代偿及波动均消失，表现为心率在正常范围内，但波动幅度减少或消失；再继续发展至失代偿阶段，以副交感神经的抑制为主，心脏泵功能衰竭，心脏的基础节律都无法维持，尤其是胎心率下降到 100 次 /min 以下、胎心基线平直，是胎儿濒死的先兆，无论在多短的时间内娩出，新生儿窒息及死亡的概率都极高。上述的缺氧变化程序描述慢性或亚急性缺氧比较合适。对于严重的、急性产时缺氧，正如本章第五节胎羊实验显示，首先是胎心的延长减速（时间一般是 > 1 ~ 2 分钟），紧接着胎心恢复正常，甚至胎心的波动幅度都恢复到正常的范围，很容易被误认为是正常的胎心监护。殊不知这一代偿过程，即胎儿救赎期，可维持的时间仅在 60 分钟内，是胎儿动员了全身包括心脏、神经调节及重要器官的血液重分布等获得的自救阶段。错失胎儿救赎期这一阶段，进入心脏泵等衰竭的失代偿阶段，即第二次胎心延长减速，尤其到 100 次 /min 以下伴有胎心波动的消失，是胎儿缺氧晚期、失代偿的濒死信号，应纳入挽救的危急状态进行处理。

其次，胎心对宫缩应激试验的反应，可以帮助了解胎盘功能、胎儿对宫缩的耐受性，但短暂的试验不能代替整个分娩过程中的考验及变化结果。人为诱发的宫缩也无法达到自发宫缩鼎盛时期宫缩带来血流动力学考验的变化。与宫缩同步或宫缩高峰时出现的胎儿心率的上调或下调，如果超出未临产前波动的幅度，均应作为宫缩相对缺氧可能不耐受的早期信号，尤其是下调类型的胎心改变，本就是缺氧失代偿的表现之一，如果持续时间超过30秒或宫缩间隙期仍不恢复，就是胎儿对宫缩缺氧不能耐受的表现。因此，胎儿对宫缩能否耐受的表现，主要基于胎心能否在宫缩高峰期维持正常和胎心减速能否在宫缩间隙期恢复正常两点进行判断。对于宫缩高峰期能维持胎心120～160次/min的正常节律范围、胎心减速也在120～160次/min的正常节律范围内，并在宫缩间隙期恢复到无宫缩状态的正常节律及波动的胎心监护，应视为正常产时监护。对于宫缩高峰期胎心能上升到160次/min的正常节律以上或胎心减速在110次/min以下的产妇，除注意其在宫缩间隙期恢复到无宫缩状态的时间、节律及波动外，应视为产时可疑缺氧进行连续监护。对于宫缩一开始胎心即下降到120次/min以下或胎心减速在110次/min以下的产妇，除注意观察2～3阵宫缩期、间隙期胎心变化、恢复到无宫缩状态的时间、节律及波动外，应视为产时缺氧或对宫缩不耐受的表现。值得注意的是产时胎心监护变化具有瞬时性，尤其是急性缺氧，胎心监护反映的可能只是缺氧的一个阶段，而非全貌，所以，对于临产前怀疑胎盘功能减退的高危胎儿和临产早期随宫缩出现胎心加速的胎儿，均可采用连续监护，尽可能全方位地了解、尽早识别胎儿不能耐受分娩的缺氧。其次，胎儿对缺氧的敏感性及耐受性，胎儿出生前无法预知，可能存在个体差异，但连续缺氧或累计缺氧超过2分钟，都有可能造成胎儿脑损伤。所以，胎儿宫内缺氧的处理以尽可能让胎儿脱离缺氧的宫内环境为原则。

（三）脐带

脐带是胎儿完成气血交换的输送管道。脐带的畅通性直接影响胎儿的气血交换。产时影响脐带畅通性的主要因素有脐带受压、缠绕和脱垂等异常情况。脐带先露或脱垂是脐带受压的主要原因，主要见于早产、先露高浮，偶见于阴道检查后或羊水过多破膜后脱出。脐带先露在临产前阴道超声可发现，其他均为产时的突发变化，导致胎心的严重变异或严重延长减速是这类异常的特点。解决的办法是立即解除脐带受压。即使是脐带脱垂，按照传统的做法是脐带还纳，失败率高，而且还纳操作本身可诱发脐带血管的收缩，加重胎儿缺氧。脐带脱垂在产时缺氧中属于少见情况，其识别及处理已经达成共识，即一旦怀疑脐带脱垂，应上推先露部缓解脐带受压、尽快结束分娩，娩出胎儿，不因任何操作影响胎儿娩出的时间和加重缺氧。所以，目前脐带脱垂，多不主张还纳术，而是在保持上抬先露的情况下，直接剖宫产娩出胎儿。临产时其他类型脐带受压，产前及产时不易辨别，应给予重视。

（四）胎儿心脏泵血功能

胎儿心脏泵血功能受胎儿心功能及血红蛋白水平等影响，能维持正常胎儿发育的心功能及血红蛋白水平才有可能耐受分娩的过程。因产时相对缺氧状态，心脏泵血功能受损导致胎儿心功能下降、中重度贫血导致胎儿大脑中动脉 MOM 值升至 1.5 以上或其他病理征出现的胎儿，本身已经处于缺氧状态，甚至是缺氧的失代偿状态，无法再耐受宫缩缺氧的考验，严重者孕期发生宫内死胎或不规则的宫缩即诱发胎儿宫内死亡。所以，临产前对于怀疑胎儿心脏病导致泵血功能受损、宫内严重贫血的胎儿能否耐受分娩，首选不增加耗氧负荷考验的超声物理指标即胎儿生物物理评分及血流动力学变化进行评估。这类异常也可在产前识别，亦不作为本节的重点。

总之，产时胎儿宫内窘迫是指在孕妇和胎儿气血交换能力受损、脐带通畅性受阻、胎盘功能不能适应产时相对缺氧考验及胎儿心脏泵血功能失调等状态下引起的胎儿气血交换的障碍，表现为急性或亚急性胎儿缺氧、酸中毒为主要特征的综合征，常常危及胎儿的健康和生命。为尽早识别产时的缺氧，尽早处理，也为避免窒息新生儿的漏诊及过度诊断，目前产时胎儿宫内窘迫的诊断是基于胎儿存在代谢性酸中毒，排除了胎儿心律失常等因素的影响。分娩期的胎儿窘迫多表现为急性或亚急性，主要病因是胎盘功能的相对不良和脐带因素的临时性变化，在产前难以评估，产时识别的手段也主要是以胎心监护为主。因此，本节聚焦产时胎盘功能的相对不良和脐带因素的临时性变化导致的胎儿宫内急性窘迫的早期识别及处理，其他情况见临床具体问题中的描述。目的是提高产科相关的医务人员早期识别及诊断产时急性胎儿宫内窘迫，降低产时严重宫内窘迫和新生儿重度窒息的发生率，改善围产儿预后。

二、病因与诱因

分娩期胎儿处于相对缺氧的宫内环境，规律的宫缩、胎膜早破后羊水减少带来的宫腔压力的升高等均影响胎儿的血供；产程进展长短对孕产妇及胎儿代谢以及胎盘功能状态随时变化，因此分娩期的急性胎儿窘迫往往有突发的胎心延长减速、一个不典型的适应代偿期和一个典型缺氧的失代偿的危急时期。在产程的任何一个环节，警示急性缺氧的前二个时期，即失代偿前的阶段，均可有效阻止胎儿缺氧的进展，有效降低新生儿窘迫的发生。

（一）临产前已有胎盘功能不良

临产前羊水过少、胎儿生长受限、糖尿病血糖控制不佳、慢性高血压或肾病等血管病变等均在临产前胎儿已存在轻度或慢性缺氧的基础，分娩期能否耐受相对缺氧的考验，对未临产入院者必须经历 OCT 试验，阴性才可试产；对已经临产的患者，即使在第一产程，也应该加强胎心监护（CST），尽早识别胎儿缺氧的代偿状态，避免进一步恶化发展为失代偿期，阻断宫内窘迫的延续，降低新生儿窒息的发生。

（二）产程异常导致的胎盘功能不良

临产后子宫规律收缩、收缩时子宫胎盘间血流受阻、胎盘交换功能降低；宫缩间隙期血流恢复、胎盘交换功能恢复，胎儿亦恢复正常状态的血气供应。但产程过长、宫缩过强过频、宫腔压力过大时，胎儿在宫缩刚一开始就出现胎心的加速，宫缩高峰时出现减速，虽然宫缩间隙期可以恢复正常，也应作为胎儿窘迫处于代偿期的信号，一旦错过了代偿期，出现宫缩开始就出现胎心延长减速、严重变异减速或宫缩高峰时的减速超出正常胎心的范围，宫缩间隙期可以恢复正常或不恢复，均应作为胎儿窘迫的危急信号。因此，产程异常也是产时胎盘功能减退、胎儿宫内窘迫的常见诱因。

（三）脐带因素

分娩过程中，由于脐带过短、缠绕、打结或受压等因素存在，分娩时胎头下降，使脐带进一步拉紧或受压加重，血流量减少，可以导致急性胎儿宫内窘迫，表现为深"U"形胎心减速，胎儿调动全身的应急反应，在一定时间内恢复，甚至有 30～40 分钟的代偿期，但如果血流持续受阻不解除，最终在 30～40 分钟后进入失代偿及胎儿泵功能衰竭期，导致新生儿重度窒息，甚至死亡。怀疑脐带因素导致急性缺氧的胎儿，如果行人工破膜且短时间内不能娩出胎儿，将随着羊水的减少，子宫壁与胎儿间缓冲减少，脐带受压加重，宫内窘迫加重。此外，脐带血管受压甚至闭塞，血运受阻超过60%，胎儿严重急性缺氧可在数分钟内导致胎儿的宫内死亡。所以，脐带因素导致的缺氧，多呈急性经过，一旦怀疑应尽快终止妊娠。

（四）胎头受压

第二产程延长，胎头挤压时间过长、过度变形，导致脑水肿甚至颅内出血；加之第二产程本身宫缩对血流及母体全身的影响，易出现胎儿宫内窘迫。因此，第二产程应提倡连续胎心监护，尤其是第二产程延长并胎头受压变形过重的胎儿，均应作为胎儿宫内窘迫的危险因素给予足够的重视。

（五）胎儿急性失血

产时的胎盘早剥、胎盘边缘血管破裂是导致胎儿急性失血的主要病因。主要是因胎儿急性失血、红细胞数量减少携氧能力骤降导致的缺氧，而胎儿心脏的泵功能尚正常，胎儿失血的早期代偿期，表现的是胎心监护基线正常、波动幅度变小或消失的二类胎心监护；继续发展为贫血的晚期失代偿期，表现的是胎心监护基线下降至正常范围之下、波动幅度变小或消失的三类胎心监护；也可表现为胎儿严重失血、短时间内胎心消失的危急状态。

三、诊断与鉴别诊断

（一）诊断

产前和产时对急性胎儿窘迫的预测和诊断缺乏单一、可靠的检测指标，胎儿动脉血的血气分析是诊断胎儿窘迫的主要指标，曾经作为金标准应用，但因胎儿出生前取材的有创性受到了限制，往往通过胎动、羊水性状、胎心监护、脐动脉 S/D 值等间接指标诊断胎儿窘迫，敏感性及特异性尚难以达到理想、精准的要求。产时，宫内窘迫的监测指标，更是有限，目前临床主要依赖电子胎心监护进行识别及诊断。产时胎心率变化是急性胎儿窘迫的一个重要征象，主要有几种表现形式。

1. **产时脐带受压导致的急性缺氧**　产时因脐带受压导致的严重的、急性胎儿宫内窘迫的进展与第六节胎羊模型的缺氧进程完全一致。首先，表现为深"U"形胎心延长减速，减速期持续的长短不一，一般长于 1 分钟以上，最低点在 100 次 /min 以下；紧接着胎儿调动全身的应急反应，恢复到正常的胎心率和波动幅度，维持代偿的时间一般在 60 分钟之内（胎儿救赎期），如果缺氧的病因没有解除，最终在 60 分钟左右进入失代偿及胎儿泵功能衰竭期，导致新生儿重度窒息，甚至死亡。所以，孕妇产时脐带因素导致的严重缺氧，表现为延长减速的急性缺氧期、缺氧的代偿期和失代偿期，总时间约 60 分钟，超过代偿的胎儿救赎期，新生儿严重窒息或死亡难以避免。

2. **产时胎盘功能下降导致的急性缺氧**　产时因宫缩过强或相对过强导致的胎盘功能下降、急性胎儿宫内窘迫的进展与胎羊模型的缺氧进程开始表现有所差异。胎盘因素导致的缺氧可表现为早期的二类胎心监护，持续的时间长短不一；如果过强的宫缩仍在继续进入中期，表现为晚期或严重变异延长减速，减速期持续的时间在 30 秒或 1 分钟以上，可伴有基线变异的异常；继续发展进入代偿阶段，表现为胎心率恢复正常，但胎心率和波动幅度只是部分恢复，无法达到临产早期的状态或正常；最后进入失代偿阶段表现的基线下移、变异消失等泵功能衰竭阶段，同严重脐带受压等缺氧不可逆的濒死表现基本一致。

3．**产时胎儿严重失血导致的急性缺氧**　产时各种因素（包括胎盘早剥、前置血管破裂等）导致的胎儿急性失血，部分患者早期表现为二类胎心监护，严重患者一开始监护即表现为胎心严重的、持续的减速，可能不经过或监测的时候已经错过胎儿急性缺氧的救赎期，直接进入到缺氧严重阶段，但因为心脏泵功能正常、对神经调节尚有反应，主要表现为胎心基线严重、持续的减速，可伴有局部的波动反应，不同于泵衰竭的失代偿期。所以，产时胎心基线严重、持续的减速，超过 2～3 分钟仍不恢复，应警惕胎儿急性失血的可能。

4．**产时胎儿急性缺氧母体的救赎功能**　产时胎儿急性缺氧，即使到了衰竭阶段，正如第五节模型胎羊的实验所揭示，母体生理参数保持正常，对胎儿的救赎功能非常有限。提示我们临床上通过母体血液系统进行宫外的复苏，应该也是疗效甚微或无效的举动，只会延误胎儿宫内缺氧的时间。一旦进展发展为胎儿心泵衰竭不可逆的阶段，出现胎死宫内或死产的风险极大。

5．**产时胎儿急性缺氧自救的时间**　当胎心监护出现胎儿严重窘迫征象的深"U"形胎心延长减速、严重晚期减速或严重变异减速、持续的胎心减速时，模型胎羊的脐带阻断实验所揭示胎儿救赎时间为 60 分钟，其他因素导致的缺氧本身有基础疾病的诱因或产时的考验，预测胎儿救赎时间短于单纯脐带阻断的 60 分钟。因无法预测每个胎儿救赎期的长短，必须创造条件在最短的时间内娩出胎儿，脱离缺氧的环境，一般新生儿预后良好。一旦明显宫内窘迫的诊断或出现严重的宫内窘迫表现，均应该在最短的时间内终止妊娠，切勿因各种宫外的复苏手段而延误宝贵的时间。

6．多因素导致的不典型的胎心监护或可疑缺氧　对于多因素导致的不典型的胎心监护或可疑缺氧的征象，在连续监护的同时，分析产程进展，必要时借助胎动、羊水性状、胎儿脐动脉血流、胎儿头皮血测定等协助判断（图 1-25，图 1-26）。

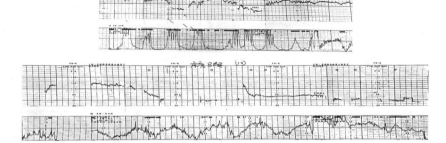

图 1-25　产时宫缩过强、产程延长导致胎盘功能下降的胎儿急性缺氧开始表现的胎心监护图

起始阶段的变异或晚期减速、延长减速，持续 1~3 分钟；代偿阶段的恢复正常，约 36 分钟；失代偿衰竭的胎心严重减速、变异消失的濒死阶段，约 10 分钟，胎心消失。

（二）鉴别诊断

对于胎儿窘迫，主要是判断是否存在胎儿窘迫及判断胎儿窘迫的严重程度，在情况允许的条件下再去寻找窘迫的病因。

四、处理

急性胎儿窘迫的处理原则：早期诊断，尽快结束妊娠，让胎儿尽早脱离缺氧的内环境。关键在于了解胎儿宫内储备功能尽早识别窘迫迹象，快速判断急性胎儿窘迫发生的严重程度及所处的阶段，

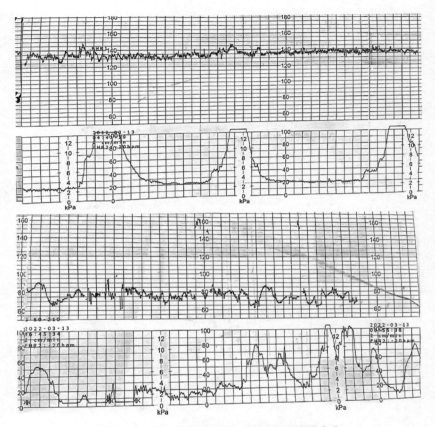

图 1-26　同一胎儿失血前后胎心监护图的变化

失血前，胎心监护基线及反应正常；胎盘早剥发生时，胎儿急性严重失血，心率减速，即使调动应急反应，也无法恢复到正常，娩出胎儿苍白、濒死窒息。

果断做出终止妊娠的最快方式，并作好新生儿窒息复苏的准备。

（一）了解胎儿宫内储备功能尽早识别窘迫迹象

迅速回顾病史，是否存在母体异常情况如子痫前期、糖尿病、心脏病等；胎盘功能异常情况如生长受限、羊水过少等；胎儿异常情况如先天性心脏病、宫内贫血等；脐带或血管异常如脐带缠绕或孕期胎盘低置不排除血管前置等异常；分娩异常如产前产时出血、感染、产程延长、胎头下降停滞等。

对于上述胎儿宫内储备功能可能异常的孕妇，如果未临产入院，首先给予无应激的超声物理指标、血流动力学的评估及高质量、详细的超声排查，排除试产的禁忌；然后对无试产禁忌的高危孕产妇进行 OCT 或临产入院的 CST 试验，一旦出现宫缩同步的胎心加速或宫缩高峰后的减速，宫缩间隙期恢复的，即是早期窘迫的警示信号，需要连续监护，并评估分娩的可能性，作好应急分娩的准备和预案；出现宫缩同步的胎心减速、宫缩高峰时减速加重或宫缩间隙期不恢复的，即是晚期或严重窘迫的信号，需要尽快终止妊娠。

（二）快速判断急性胎儿窘迫发生的严重程度及所处的阶段

急性胎儿窘迫发生的严重程度，按血流阻断的不同程度，理论上可以确定分级，但临床上无法在短时间内完成胎儿血流动力学的测量，亦不能因为测量而延误了珍贵的抢救时间。

临床一般按胎心率的变化来进行严重程度及所处阶段的判断。胎心的加速期、胎心基线变异幅度变小一般为缺氧的早期、处于代偿的阶段；胎心基线变异消失、胎心的减速期一般为缺氧的晚期、处于失代偿的阶段。严重急性胎儿缺氧可以直接进入缺氧晚期的失代偿阶段，不一定经历早期的改变。

根据缺氧的严重程度及所处的阶段，采用相应的处理方案。能够经历早期、处于代偿阶段的孕产妇，多与宫缩过强过频、宫腔压力过大导致的脐带受压或脐带位置异常受压、产程进展异常或难产、母体体位等有关，解除诱因后缺氧有可能恢复；对于无法解除诱因或诱因解除后不恢复的产妇，应尽快终止妊娠。对于缺氧晚期、处于失代偿阶段或突发的严重急性胎儿缺氧的孕产妇，必须创造一切条件，争取在10分钟内娩出新生儿，娩出时间直接与新生儿预后相关。

突发严重宫内窘迫，常见脐带脱垂、胎盘早剥、前置血管破裂、子宫破裂和产妇休克等，此时阴道检查仅以快速评估分娩方式为目的的，如果发现脐带脱垂应立即上推胎头，并保持上推胎头姿势下即刻行剖宫产；如果是怀疑子宫破裂，阴道检查应以不移动胎头的前提下进行，宫口近开全者立即上产钳固定、助产娩出胎儿，再检查子宫的完整性，避免将胎儿上推进入腹腔内失去抢救的机会。如遇胎头高浮、短时间内无法经阴道分娩，则选择就地快速剖宫产娩出胎儿。

胎儿宫内复苏，只在母体情况导致的缺氧中有一定的作用，如低氧血症的体位改变和给氧；宫缩过频时停用缩宫素或抑制剂等；低血压的纠正等。对于胎盘、胎儿、胎儿附属物及产时因素导致的宫内窘迫，很难达到缓解胎儿缺氧的效果，尤其是母体情况导致的缺氧中也多半合并胎儿及其附属物的异常，所以，宫内复苏仅用在尚未明确宫内缺氧中的孕产妇，明确诊断的宫内缺氧均以尽快让胎儿脱离缺氧的环境为处理的原则，不宜将宫内复苏作为延长胎儿缺氧时间的任何障碍。

（三）紧急处理，尽快终止妊娠

宫内窘迫，分娩的原则是愈快愈好。根据缺氧的严重程度及所处的阶段、产程进展决定快速分娩的方式。缺氧的早期、代偿阶段，最好在60分钟内结束分娩；缺氧的晚期、失代偿阶段，最好在10~30分钟内结束分娩；突发的严重缺氧，最好在10分钟内结束分娩；上述 3 个时间点，如果都能缩短 50% 以上，则胎儿预后会极大地改善。以最快、最熟练的途径进行，以尽快娩出新生儿为原则，不纠结分娩方式的选择。

（四）新生儿处理

宫内窘迫胎儿娩出后常延续为新生儿窒息，不论剖宫产或阴道助产，均应作好新生儿复苏的抢救准备，参与复苏的人员应以新生儿科医师为主导，助产士及产科医师进行配合。出生时常规留取脐带、进行脐血血气分析，并进行胎盘胎膜的病检或必要的培养，并进行仔细的检查，以便明确宫内窘迫的原因，交代家属。新生儿根据出生情况及血气分析等，按高危儿进行处理，必要时转新生儿科。

（蒋小娥　张卫社）

🎈 第十一节　产后观察、转诊及交接

产后的转诊是指由产房转至普通病房或手术室，从手术室转至普通病房或重症监护病房等情况。根据转诊时的情况，转出的标准、交接的人员及交接内容不同。

一、从产房转至普通病房

从产房转至普通病房，主要适用于产时顺利，母婴情况或母体情况稳定，不需要在产房或产后恢复区观察的母婴或产妇。

1. 产程顺利，在产房内产后恢复区观察至产后 2 小时。

2. 产后出血患者，需要延长产后观察时间，直至情况稳定。

3. 新生儿在产房观察情况，出现呼吸困难、呻吟、口唇发绀或其他异常，由新生儿医师评估，必要时转新生儿科。

产后观察期间，阴道活动性出血，根据患者情况，采用药物或手术干预。采用药物或转产房操作的患者，延长在产后恢复区观察时间，直到病情稳定方可转回普通病房。转入手术室的患者在术后恢复区或手术室观察，情况稳定后转入普通病房。

二、从产房转至手术室

从产房转至手术室的产妇，主要见于情况紧急或发生严重并发症，需转运至手术室进一步的处理和抢救，如难治性产后出血、复杂的软产道裂伤、缝合困难的血肿或孕产妇发生了心肺功能障碍危及生命等情况。果断的转诊，快速完成转运前的评估及准备非常重要。

1. 严重情况需立即启动孕产妇抢救的多学科合作绿色通道，通知手术室、麻醉科、输血科等作好急诊手术及抢救的准备。

2. 病情及转运风险告知患者及家属，取得理解及配合。

3. 吸氧、开通多条静脉通路，输血补液维持生命体征平稳，保障转运的安全。

4. 局部暂时止血措施如局部无创伤钳夹、快速缝合或填塞压迫控制出血后，安全转运。

5. 转运途中需有了解病情的医师及助产士或护士陪同，观察患者病情变化及时处理，并与手术室、麻醉科做好交接班。

6. 心肺功能不全的患者转运，需要重症或麻醉科医师陪同，需要呼吸支持的孕产妇在便携式呼吸机辅助呼吸或气管插管球囊辅助呼吸下完成转运。

三、产房、手术室转至产科普通病房和重症医学科

1. 产科相关标准　子宫收缩好，阴道流血不多，会阴伤口无

活动性出血，无肛门坠胀不适，产妇生命体征稳定。

2．非产科相关标准　产科情况稳定，妊娠合并症及并发症控制平稳，转产科普通病房；妊娠合并症及并发症控制仍不平稳，需要进一步抢救，转重症监护病房救治。

（1）转诊的交接人员

1）由产房转至产科普通病房：转出时由了解分娩情况的助产士与病房护士交接，难产或危重患者产房医生与病房医师交接。

2）由产房转至手术室或重症医学科：转出时由了解分娩情况的助产士与手术室或重症医学科护士交接，手术医师要求为同一组人员，手术医师与重症医学科医师交接。

3）手术室转至产科普通病房或重症监护病房：转出时由手术室护士和手术组医师与接收病房护士和医师交接。

（2）转诊的交接内容

1）产时情况：分娩时间，分娩方式，有无阴道助产或改行剖宫产，子宫收缩及产后出血量、产时产后用药情况，有无特殊处理及特殊反应情况等。

2）产时及产后生命体征变化：产时及产后生命体征是否平稳，发生妊娠合并症及并发症的情况；是否有发热、意识及情绪状态。针对特殊情况及特殊处理交代产后观察注意事项等。

3）产道特殊情况：产后软产道检查情况，宫颈、阴道有无裂伤，是否进行侧切，有无宫腔和阴道填塞，填塞物的名称及数量需记录在分娩记录单上，有无引流管、动静脉置管放置及标识等重点交班。

4）新生儿情况：新生儿出生孕周、体重及 Apgar 评分，早吸吮及是否可母婴同室，观察期间特殊情况及注意事项。

5）后续观察及治疗的注意点：对后续观察及治疗的注意点进

行重点交接，保证观察及治疗的延续性，如产后出血患者出血的计量、血红蛋白及凝血功能的动态监测；感染患者体温变化，抗生素治疗效果的判断；颅内出血患者瞳孔的变化、意识的恢复等重点交接，强调继续观察的重点内容。

（裴琛琳）

参考文献

1. MURPHY DJ, STRACHAN BK, BAHL R. Royal College of Obstetricians and Gynaecologists. Assisted Vaginal Birth: Green-top Guideline No. 26. BJOG, 2020, 127(9): e70-e112.

2. YANG XJ, SUN SS. Comparison of maternal and fetal complications in elective and emergency cesarean section: a systematic review and meta-analysis. Arch Gynecol Obstet, 2017, 296(3): 503–512.

3. 中华医学会妇产科学分会产科学组. 剖宫产术后再次妊娠阴道分娩管理的专家共识（2016）. 中华妇产科杂志，2016，51（8）：561–564.

4. 中华医学会妇产科学分会产科学组. 剖宫产手术的专家共识（2014）. 中华妇产科杂志，2014，49（10）：721–724.

5. 中华医学会围产医学分会胎儿医学学组，中华医学会妇产科学分会产科学组. 双胎妊娠临床处理指南（第一部分）双胎妊娠的孕期监护及处理. 中华妇产科杂志，2015（8）：561–567.

6. 刘兴会，漆洪波. 难产. 2版. 北京：人民卫生出版社，2021.

7. 刘兴会，贺晶，漆洪波. 助产. 北京：人民卫生出版社，2018.

8. 徐智策. 胎儿发育生理学. 北京：高等教育出版社，2008.

第二章

待产及产房工作问题及处理

🦴 第一节　产时发热的处理

【临床场景导出】

孕妇待产过程中出现发热，该怎么处理？

【问题解析】

待产过程中，产妇出现发热，要作为待产过程中宫内感染的重要预警信号，应立即进行胎心监护，并快速查找发热原因。

1．评估胎儿宫内是否安全　立即连续胎心监护：观察胎心基线和变异情况、宫缩强度、宫腔张力等，明确产妇高热是否危及胎儿安全。若出现胎儿宫内窘迫，以抢救胎儿为首要目标尽快终止妊娠。若无明显胎儿窘迫信号，评估产程，则快速寻找产妇发热原因，对症处理。

2．评估产程进展　产程中出现发热，首先应评估产程进展，初步确定此后分娩方式，这是后续确定治疗方案的关键因素。评估主要内容如下。

（1）目前宫口开大及先露位置、宫缩及孕妇精神状态，通过产力、产道、胎儿及母体情况，评估继续分娩的难易程度。

（2）有无胎膜早破、破膜时间、羊水性质，阴道分泌物性质、气味，母胎心率改变等评估胎儿对分娩的耐受性。

3．寻找发热病因　即诊断和鉴别诊断的过程，需要详细梳理孕妇病史、待产过程有无感染的表现、诱因等。

（1）产前及产时感染的诱因：产前阴道炎、反复阴道流血和长期使用激素、高血糖等病史；产时胎膜早破或人工破膜时间超过12 小时、产程延长、反复阴道检查等诱因。

（2）感染表现：发热、畏寒、母胎心率增快、羊水脓性、子宫张力升高、严重者压痛或其他部位感染表现。

（3）感染的实验室诊断：血常规、C 反应蛋白，严重者降钙素原，宫腔培养及胎盘、胎膜组织学检查。

（4）感染类型的判断

1）宫内感染（羊膜腔感染）：在母体体温升高（体温 $\geqslant 37.8℃$）同时伴有下述 2 个或以上的症状或体征可以诊断羊膜腔感染：阴道分泌物异味；胎心率增快（胎心基线 $\geqslant 160$ 次 /min）；母体心率 $\geqslant 100$ 次 /min；母体外周白细胞计数 $> 15 \times 10^9$/L；子宫呈激惹状态，有压痛；羊水脓性或脓水样臭味。

2）宫外感染：肾盂肾炎、肺炎、阑尾炎，患者具有呼吸道、泌尿系及消化道相关症状及体征。

3）传染性疾病：传染性疾病流行季节，应考虑流感、水痘、流行性出血热等特殊类型感染。

4）非感染性（无菌性）因素：妊娠分娩应激状态，硬膜外分娩镇痛相关产时发热，在初产妇中更为常见，产妇体温升高概率随硬膜外麻醉持续时间而增加，但目前无任何体温阈值可以区分单纯分娩镇痛引起发热和宫内感染，因此，产时发热应当首先排除感染性因素，尤其是宫内感染，再考虑非感染性因素。

【应急处理方案】

产时发热的处理原则是评估胎儿宫内安危、分娩难易性及分娩方式，针对感染病因对因治疗。

1. **评估胎儿宫内是否安全，决定分娩的紧急性及分娩方式**
产时发热孕妇，立即连续胎心监护，如胎儿宫内安全，可继续阴道分娩；如胎儿宫内窘迫，则需尽快结束分娩，根据产程的进展选择助产或剖宫产。

2. **评估阴道分娩的难易程度** 对胎儿宫内无窘迫表现，产道及产力良好，估计分娩进展顺利，短时间可以阴道分娩，继续严密监护下阴道分娩。对于已经有胎儿宫内窘迫或可疑、产程停滞或进展缓慢、宫缩乏力或不协调，估计分娩进展不顺利，短时间内难以阴道分娩，尤其是宫内羊水脓性，有助产条件可以助产，无助产条件放宽指征剖宫产，尽量缩短宫内感染胎儿宫内生存时间。

3. **针对感染类型，选择抗生素的使用**
（1）宫内感染：多为革兰氏阳性菌、革兰氏阴性菌、厌氧菌引起的混合感染，选用广谱、可以穿透胎盘的氨苄西林、头孢类抗生素和兼顾厌氧细菌感染的抗生素为主。明确感染的病原体后，按药敏更改抗生素。
（2）非宫内感染：按病灶不同、感染病原体不同、感染严重程度等选择对胎儿影响小、组织穿透力强的抗生素。严重的全身感染可以采用降阶梯治疗方案。

4. **治疗的监测** 一般感染用血常规和 CRP，严重感染加 PCT 作为监测指标。抗生素使用 24~48 小时，感染指标不再升高或下降，提示有效；如果治疗后仍无改善，可能抗菌谱没有兼顾或药物不敏感，需要寻找原因，更改治疗。宫内感染，一旦胎儿及胎盘娩出后，体温转为正常，但残存的胎膜及蜕膜仍有炎症反应，需要持续抗生素治疗一疗程。

5. **感染证据的获得**　怀疑宫内感染产妇，留取胎盘、胎膜与脐带病理检查；留取母血，脐带血，胎盘和胎膜，新生儿口、鼻、耳分泌物进行细菌培养；留取脐血查血常规、CRP 等感染指标。传染性疾病，按特定的传染病留取相关母胎标本协助诊断。

【质控指标】

宫内感染细菌培养及阳性的比例；敏感抗生素的使用率；产后母儿脓毒血症发生率；新生儿重度窒息发生率。

【并发症预防】

高度重视抗菌药物的尽早联合使用，并根据细菌培养的结果及时更改用药，有效地升级为敏感的抗菌药物，必要时请感染科医师参与治疗。

产时发热感染，如为宫内感染，尽早娩出胎儿及其附属物有利于宫内感染的控制。

产后继续感染的患者，尽早清除感染灶是处理多种产科感染的关键，包括局部引流、清创和感染病灶的清除。如果条件允许，在积极抗感染治疗同时，尽早清除感染灶可明显改善预后。

新生儿重度窒息：当母体发热可疑宫内感染引起时，尽早终止妊娠及有效抗生素使用是关键，因此如需要继续妊娠或更改分娩方式建议高年资主治医生及以上评估病情及产程（图 2-1）。

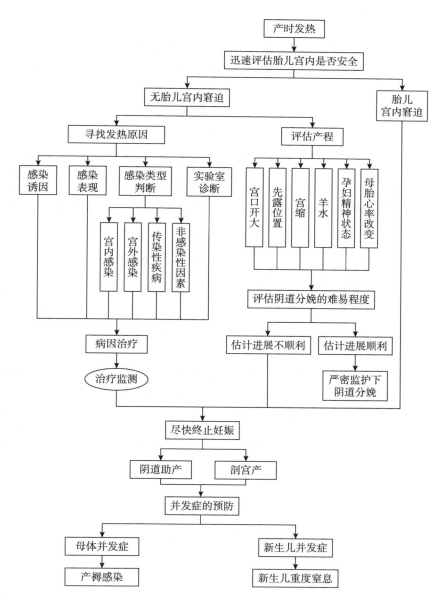

图 2-1 产时发热的处理流程图

【临床结局】

产时发热应高度警惕宫内感染，尽早识别和处理可以帮助获得良好结局，降低产妇脓毒血症、新生儿感染重度窒息、胎死宫内等不良结局。

【经验总结】

1．**重视产时发热危险因素的防治**　①防治产科并发症与合并症：贫血、孕期用药的免疫性疾病（免疫抑制剂与激素治疗）、未控制糖尿病等。②妊娠期防治孕期生殖道感染、GBS 规范筛查。③产程中预防性抗生素应用：胎膜早破超过 12 小时应给予预防性应用抗生素；产前筛查 GBS（＋），按指南规范用药。

2．**规范产程中各项操作**　①产程中阴道检查：严格无菌操作、控制检查次数；②正确掌握人工破膜指征（宫口 3cm 或以上）；③硬膜外分娩镇痛时机：发热多发生在 4～6 小时后（潜伏期非药物镇痛或椎管外给药）。

3．**熟悉产时发热的诊断流程**　持续胎心监护，评估产程，梳理病史，决定分娩方式，作好新生儿抢救准备及后续诊治。

4．**再次妊娠指导**　对有既往分娩期感染病史或高危诱因孕产妇下次妊娠孕期生殖道感染指标及孕晚期 GBS 的筛查应纳入常规。

（曾婵娟）

第二节　胎心突然下降的处理

【临床场景导出】

产时患者胎心突然下降，应该怎么做？

【问题解析】

产时胎心率异常是评估急性胎儿宫内安危的重要指标，及时、正确的处理对减少新生儿病死、病残率有重要意义。对于产时胎心的突然下降，要果断采取措施，紧急处理。

1. **迅速评估胎儿宫内是否安全** 立即连续胎心监护：观察胎心基线、变异、减速情况、宫缩频率及强度等，明确胎心下降是否危及胎儿安全。重视胎心下降与胎儿宫内窘迫有关的指标，当出现胎儿宫内窘迫信号，应尽快让胎儿脱离缺氧环境，尽早终止妊娠。若无明显胎儿窘迫信号，则快速寻找胎心下降原因，对症处理。

2. **寻找胎心突然下降的原因** 产时胎儿宫内情况随着产程进展、胎盘功能、羊水等变化而动态变化，胎心下降多与脐带受压、过强过频宫缩、产程进展异常或难产、母体疾病加重、突发事件等相关。

（1）快速梳理孕妇妊娠及产时的总过程：有无孕期胎盘或血管位置异常，有无子宫瘢痕、羊水量异常、脐带异常、胎儿发育异常。

（2）立即行阴道检查：注意应避免随意推动胎儿先露部：①了解有无脐带脱垂和脐带血管有无搏动；②了解羊水性状；③了解有无产瘤、胎头受压、头盆关系、胎方位、宫口扩张程度，判读有无梗阻性难产；④估计胎儿能否短时间内经阴道分娩。

3. **快速确定产时胎心下降最可能病因** 必须首先排除对母胎有严重影响，需要紧急处理的突发事件如前置血管破裂、脐带脱垂、胎盘早剥、子宫破裂等。

（1）前置血管破裂：少量阴道流血，发生胎心率短时间内严重异常，结合病史和胎心监护，容易排除或确诊。

（2）脐带因素：胎儿体位改变导致脐带受压，脐带过短、缠绕等随着胎先露下降使脐带进一步拉紧、血流受阻致胎心下降。当胎心下降，尤其是胎心下降发生在胎膜破裂后不久，应高度警惕脐带脱垂的存在。

1）有无诱因：宫腔压力剧降如破膜、改变体位、羊水过多、胎位不正。

2）有无临床表现：在先露旁或前方以及阴道内触及脐带，或脐带脱出于外阴。

3）有无产前超声异常：有无脐带绕颈、脐带先露。

（3）胎盘早剥：临床表现为阴道流血、腹痛、伴子宫张力高和压痛，胎心率异常。阳性的超声结果有助于确诊，但阴性结果也不能排除胎盘早剥。

（4）子宫破裂：一般有瘢痕子宫病史，梗阻性分娩，结合患者阵发性腹痛、血尿，容易排除或确诊。

【应急处理方案】

产时胎心突然下降的处理原则是立即进行连续胎心监护的同时，果断针对病因采取措施，迅速改善缺氧，停止宫缩刺激。

1. 胎心监护显示严重胎儿宫内窘迫　不论任何原因导致的胎心下降，出血严重胎儿宫内窘迫征象，应以挽救胎儿生命为首要目标，根据产程进展，尽快终止妊娠。短时间可以阴道分娩的，助产立即娩出胎儿；短时间无法阴道分娩的，紧急剖宫产终止妊娠。无论哪种方式，均需作好新生儿窒息抢救的准备。

（1）初产妇或足先露者，胎膜未破、脐带先露者，宜行剖宫产术。

（2）经产妇、胎膜未破、宫缩良好者，取头低臀高位，持续胎心监护良好，产程进展快，可经阴道分娩。

（3）第一产程的急性胎儿窘迫，无法短时间内经阴道分娩，宜行紧急剖宫产术终止妊娠。

（4）第二产程的急性胎儿窘迫，要根据产妇情况及产程进展的程度决定分娩方式。宫口开全，胎先露在 +2 及以下时，呼叫一线医师，作好分娩及新生儿复苏准备，行阴道助产尽快结束妊娠；胎先露在 +2 以上，估计助产困难者，选择紧急剖宫产术。

2．**胎心监护显示不典型的胎儿宫内窘迫**　需要在做好随时终止妊娠的条件下，快速寻找病因，并采用针对病因的应急处理。

（1）宫内复苏：改变体位、吸氧。

（2）停止宫缩刺激，必要时使用宫缩抑制剂。

（3）开放静脉通路，纠酸补液。

（4）持续胎心监护，如情况恶化，尽快终止妊娠。

3．**脐带脱垂与分娩进程**

（1）立即解除胎先露对脐带的压迫：抬高胎先露减缓脐带受压，有两种方法：一是人工操作，戴无菌手套的手指伸入阴道，上推胎先露，再在耻骨弓上提供向上的托力，注意避免手指的压迫或过度操作导致血管痉挛加重胎儿缺氧；二是孕妇采取头高脚低位，放置导尿管快速充盈膀胱等提高胎先露的位置可预防脐带压迫。

（2）当机立断选择最佳分娩方式：预计可快速、安全经阴道分娩，宫口开全，胎先露在 +2 及以下时，可尝试阴道助产尽快结束妊娠；无法短时间经阴道分娩者，保持上推胎先露，行紧急剖宫产术。

4．**胎盘早剥的程度与分娩进程**　轻型胎盘早剥，短时间可以阴道分娩的，可在严密监测下行阴道分娩；重型胎盘早剥，短时间无法阴道分娩的，应行紧急剖宫产终止妊娠，作好预防 DIC、纠正休克的准备。

【质控指标】

1. **新生儿重度窒息发生率**　产时胎心突然下降处理的首要质控指标是新生儿的重度窒息发生率，直接反映了宫内窘迫的时间和新生儿预后，与病情的早期识别和处理、新生儿复苏的效果直接相关。

2. **决定手术至胎儿娩出的时间**　影响决定手术至胎儿娩出的时间（decision to delivery interval，DDI）的因素很多，包括团队准备情况、配合情况、手术室占用情况、母体合并症情况等。DDI 关系到母儿结局，建议 30 分钟内，并尽量缩短。

【并发症预防】

1. **母体并发症**

（1）产钳助产术并发症：牵引产钳时用力最好在宫缩时，均匀、适当地用力，速度不宜过快，钳柄不要左右摇晃；产后需认真检查软产道，注意紧急阴道助产术可能出现的会阴裂伤、阴道裂伤、血肿等，按照解剖结构规范化缝合；正确估计出血量，及时纠正。

（2）产褥感染：严格按照外科手术无菌原则操作极为重要。如在娩出新生儿前为抢救新生儿缩短时间无法严格按照无菌要求操作，胎儿娩出后应按照无菌要求重新消毒铺单继续手术操作。阴道操作可能导致阴道细菌上行向宫腔内感染。有条件的情况下，尽量术前预防性使用抗生素，术后注意加强抗感染治疗，监测患者体温，必要时改用联合药物治疗。

（3）深静脉血栓的预防：手术、出血和输血是静脉血栓形成的高危因素，注意产后适当活动，保证充足的水分摄入，必要时予气压治疗甚至药物抗凝治疗。

（4）精神创伤：紧急剖宫产术对患者的心理及身体、对家属的心理均造成极大的影响，发生创伤后应激综合征的可能性较大，如焦虑、抑郁、疼痛等，术前对手术的必要性及风险性要充分告知，术后行人文关怀并评估患者心理情况，做出相应处理。

2．新生儿并发症

（1）新生儿窒息：胎心下降时出现胎心窘迫，可引起脑损伤和死亡。准确地采新生儿脐血进行分析，有助于正确判断胎儿缺氧程度、协助预测新生儿脑缺血缺氧性脑病的发生。避免宫内缺氧时间长，作好新生儿复苏抢救准备，尽快娩出胎儿以改善新生儿结局。

（2）胎儿损伤：急诊剖宫产时要沉着冷静，手术动作迅速，但需认真细致，选择擅长的手术切口，小心切开子宫，避免切开子宫时先露部误伤，尤其是继发性羊水过少、胎儿过大、胎位异常者娩出时要轻柔忌暴力以免胎儿娩出时骨折（图 2-2）。

【临床结局】

产时胎心突然下降应高度警惕脐带脱垂、前置血管破裂等，迅速识别和处理可以帮助获得良好结局，避免出现新生儿重度窒息、胎死宫内、产道裂伤等不良结局。

【经验总结】

1．**充分评估** 预产期前行母胎高危评估，确定终止妊娠方式，对高危孕产妇加强监测。

2．**重视胎心减速，警惕脐带脱垂等危急重症** 高度重视产时胎心突然下降，迅速改善缺氧，停止宫缩刺激，寻找病因并采取相应措施。警惕需要紧急处理的突发事件如脐带脱垂、胎盘早剥、子宫破裂等。

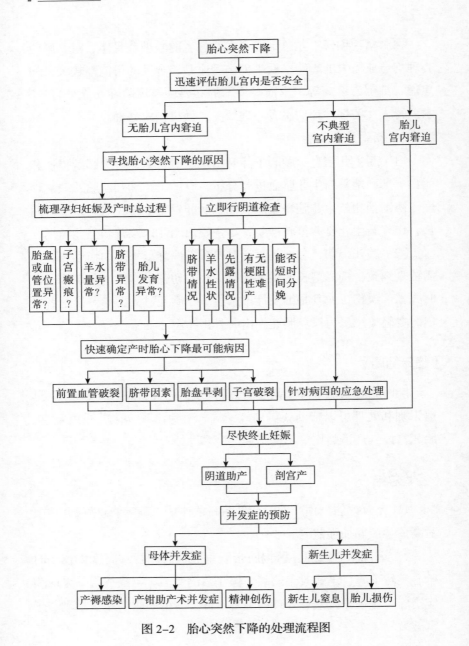

图 2-2　胎心突然下降的处理流程图

3．**果断决策，抢救生命**　不论任何原因导致的胎心下降、严重胎儿宫内窘迫征象，应以挽救胎儿生命为首要目标，尽快终止妊娠。无论阴道助产或剖宫产，均需作好新生儿窒息抢救的准备。

（蒋小娥）

第三节　产程中胎心消失的处理

【临床场景导出】

产时突然听不到胎心该如何处理？

【问题解析】

产程中胎心消失意味着胎儿死亡，极易引起医疗纠纷。不仅要立即通过超声多普勒探头仔细确认，辨别真伪，还要快速查找原因，尽可能经阴道分娩，降低对孕妇的损害，及时与孕妇和家属沟通，取得理解。

1．**评估胎儿宫内是否死亡**　立即用超声多普勒探头确认胎心是否消失，产程中胎心突然消失不能仅凭胎心多普勒或者胎心监护仪诊断，一定要用超声确认胎儿心脏是否停止搏动，确认是否为胎死宫内。

2．**寻找胎心消失的原因**　系统分析孕妇待产的全过程，把母体和胎儿的资料做一个快速梳理，努力查找导致胎心消失的病因证据。

（1）母体孕前：是否存在合并症，如贫血、糖尿病、肝炎、肾炎、肺炎、子宫发育畸形、子宫肿瘤、子宫瘢痕等。

（2）孕期：是否出现了妊娠并发症，如妊娠期高血压疾病、妊娠期肝内胆汁淤积症、妊娠糖尿病、前置胎盘或低置胎盘导致的产前出血、胎膜早破、绒毛膜羊膜炎、过期妊娠等。

（3）围产期：是否突发了特殊情况，如胎心减速、胎位异常、产道梗阻、难产、子宫强直性收缩、子宫张力大、发热、异常阴道流血、胎盘早剥、腹痛、胸闷、心悸等。

（4）胎儿本身：是否存在异常，如早产儿、胎儿生长受限、发育畸形、心血管功能障碍、染色体或基因异常、宫内感染、溶血、贫血、水肿、慢性胎儿窘迫等。

（5）胎儿附属物：是否存在异常，如胎盘老化、轮状胎盘、膜状胎盘、羊水过少、羊水污染、脐带先露、脐带脱垂、脐带过度螺旋、脐带缠绕、脐带打结等。

综合分析孕前、孕期、围产期母体和胎儿的情况，推断引起胎心消失的可能原因。如在待产过程中胎心突然发生改变，要仔细甄别胎心异常的类型，警惕发展为胎心减慢甚至停止。

3．特别关注待产过程中胎心发生改变直至消失的时间节点　胎心过速、胎心过缓、基线变异减小或消失、晚期减速、延长减速、重度变异减速等胎心异常出现在产程哪个阶段，有无母体诱因，胎位是否发生了改变，胎头是否下降过快，胎心变化持续时长，一般胎心严重减速后出现胎心代偿性改变、类似恢复正常的胎心监护，但如果再次下降即为失代偿开始。两个阶段累计时间约为40～60分钟。

【应急处理方案】

胎心消失的处理原则是：在母胎安全的情况下尽可能经阴道分娩，最大限度降低母体的损害，及时与孕妇及家属沟通病情，减少医疗隐患。

1．胎心消失后再次评估分娩方式　如胎心消失为子宫破裂或胎盘早剥引起，无论胎儿是否存活，均应剖腹探查，必要时手术修补/剖宫产术。非母体子宫破裂或胎盘早剥引起的，应创造条件经阴道分娩。

2．**尽可能经阴道分娩**　严密观察产程进展，采取分娩镇痛、人工破膜、静滴催产素等方式，创造条件，促进产程顺利进展，尽可能经阴道分娩。

3．**必要时毁胎**　如胎儿畸形或体重较大、胎位异常，可采取毁胎术缩小胎儿体积，缩短产程时间，减轻母体伤害或损伤。产后仔细检查软产道是否裂伤、出血、血肿。

4．**必要时剖宫产**　如发生重度胎盘早剥、产前大量出血、子宫破裂、羊水栓塞等紧急情况，危及母体生命安全，不论胎儿是否有抢救希望，均应及时剖宫产术，挽救母体生命。

5．**加强医患沟通**　诊疗过程中医生要尊重孕妇和家属的知情权和选择权。最好由上级医生谈话，告知孕妇和家属胎心消失的时间、可能原因和处理方法，取得她们的理解和支持。及时上报医疗不良事件。

6．**分娩后进一步查找胎儿死亡的原因**　仔细检查胎儿及其附属物有无异常；留取羊水、胎盘、胎膜、脐带、蜕膜等生物标本，完善微生物培养、病理检查；对不明原因死胎者，留取胎儿组织，完善遗传学检查，并建议做尸体解剖，查找胎儿是否存在致命性发育异常。

【关键控制指标】

产程中胎心消失的处理有 2 个关键控制指标。

1．**平复孕妇情绪**　要理解孕产妇及其家属对突发不良事件难以接受的心情，告知孕妇胎心消失的突发情况，耐心解释可能导致胎儿死亡的原因，稳定孕妇的情绪，避免因情绪过激而拒绝治疗、自残、自杀，指导孕妇配合产程处理，尽可能经阴道分娩。

2．**母体并发症的发生率**　产程中胎心消失后以母体的安全为首要任务，需采取有效措施预防产道损伤、产后出血、产褥感染和产后抑郁症等并发症。

【并发症预防】

1．**产道损伤的预防**　为促进阴道分娩及缩短产程，常采用经阴道毁胎术，降低产道损伤，避免使用器械助产术。操作时应科学规范，可采用分娩镇痛或局部麻醉，并取得孕妇配合，产后应仔细检查软产道，及时按解剖层次缝合，必要时留置尿管、填塞阴道纱条，防止产后尿潴留和阴道壁血肿形成。

2．**产后出血的预防**　孕妇得知胎儿死亡后如果情绪低落，可能引起原发性宫缩乏力，若实施毁胎术，会增加产道损伤的概率，产后需按摩子宫，联合使用多种宫缩剂促进子宫收缩，配合宫腔填塞、阴道填塞，积极预防产后出血、贫血、DIC、失血性休克。

3．**产褥感染的预防**　若实施毁胎术，可能增加产褥感染的风险，产后可选用经验性抗生素预防感染，根据胎盘、胎膜、蜕膜等的细菌培养结果选择敏感抗生素治疗，予以退乳处理，指导产妇早期下床，及时排尿排便，注意会阴卫生。

4．**产后抑郁症的预防**　产程中胎儿突然死亡对孕妇来说是一个巨大的精神刺激，短时间可能难以接受，容易诱发产后抑郁症。医务人员应向孕妇和家属充分解释胎儿死亡的可能原因，安抚孕妇的情绪，顺利完成本次分娩，产后积极查找胎儿死亡的原因。孕产妇在医务人员和家属的陪伴和鼓励下，尽早走出阴影，争取身心早日恢复健康（图 2-3）。

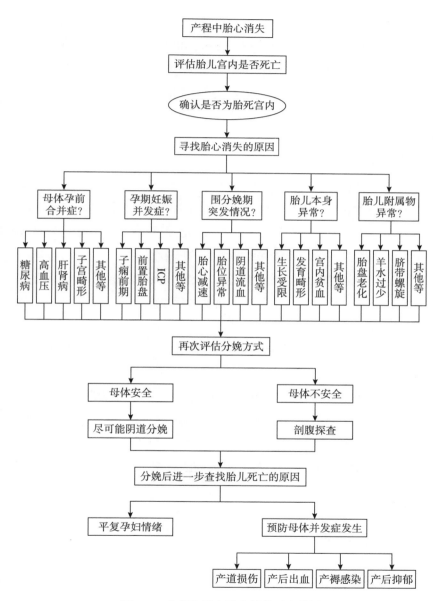

图 2-3 产程中胎心消失的处理流程图

【临床结局】

产程中胎心消失应按医疗不良事件进行上报，科室组织讨论，明确胎儿死亡原因，总结经验，提高产程中母胎管理水平，防止可避免的胎儿死亡。孕妇原有合并症或并发症加重，其死亡风险增加。

【经验总结】

1. **分娩前充分评估母胎情况**　有妊娠期合并症、并发症、孕期发现胎儿或其附属物有异常的孕妇需由医疗组充分评估病情、阴道分娩是否加重原有疾病、胎儿对分娩的耐受情况，阴道试产前与孕妇和家属详细交代病情和可能发生的母胎预后。

2. **产程中加强对母胎的监护**　及时发现胎心异常和分娩期并发症，积极处理胎儿宫内窘迫，减少医疗隐患，胎心消失后尽量经阴道分娩。

3. **预防并发症**　积极预防产道损伤、产后出血、产褥感染和产后抑郁症。

4. **分娩后全面查找胎儿死亡原因**　检查胎儿及其附属物有无异常，采用不同方法学查找死胎的确切原因，指导产妇科学备孕，避免悲剧再次发生。

5. **加强沟通**　保持良好、有效的医患沟通，减少医疗纠纷。

（王为男）

第四节　血性羊水的处理

【临床场景导出】

患者待产时出现血性羊水，该如何处理？

【问题解析】

待产过程中，胎膜破裂后流出血性羊水，绝对要作为待产过程中危急预警信号，应立即进行胎心监护，并快速查找血性羊水的原因。

1. **评估胎儿宫内是否安全** 立即连续胎心监护：观察胎心基线和变异情况、宫缩强度、宫腔张力等，明确血性羊水是否危及胎儿安全。若出现胎儿窘迫，应以抢救胎儿为首要目标，尽快终止妊娠。若无明显胎儿窘迫信号，则快速寻找血性羊水原因，对症处理。

2. **查找血性羊水的来源** 待产过程中血性羊水来源多与胎盘、胎膜破裂口血管破裂和子宫的完整性等相关，需要分辨是宫内出血混入羊水，还是宫颈、阴道出血随羊水一起流出。

（1）快速梳理孕妇妊娠的总过程：有无孕期胎盘或血管位置异常、有无子宫瘢痕（剖宫产或肌瘤剥除等）。

（2）立即行阴道检查，判别血性羊水来源：查看血性羊水为前羊水还是后羊水，血液来自宫颈、阴道等软产道，还是来自宫腔内。来自宫腔内的出血，必须排除对母胎有严重影响、需要紧急处理的胎盘早剥、血管前置、胎盘前置和子宫破裂。

3. **快速确定血性羊水最可能病因**

（1）前置血管破裂：特征表现是少量出血就导致胎心的严重异常。结合胎心监护，产前胎盘低置病史，容易排除或确诊。

（2）胎盘早剥

1）有无诱因：如高龄，血压突然升高，宫腔压力剧降，胎盘早剥病史。

2）有无胎盘早剥的表现：持续的子宫张力增高和胎盘附着部位的压痛，胎心遥远，胎心监护的异常，母体烦躁不安，失血的表现等。

3）明确胎盘早剥严重程度：只要影响胎儿出现窘迫的，均按重型胎盘早剥处理，立即终止妊娠。如果胎儿监护正常，可通过床旁超声、母体情况判断胎盘早剥的严重程度。

（3）胎盘前置：一般少量出血不会出现胎心窘迫，孕期可能有反复无痛性出血或胎盘前置病史。结合床旁超声，容易排除或确诊。

（4）子宫破裂：结合患者子宫手术史及产程是否异常，子宫下段压痛、血尿等症状容易排除或确诊。

【应急处理方案】

产时血性羊水的处理原则是立即进行连续胎心监护的同时，寻找病因，针对病因进行处理。

1．胎心监护显示严重胎儿宫内窘迫　不论任何原因导致的血性羊水，一旦胎心监护显示严重胎儿宫内窘迫，均应立即终止妊娠，挽救胎儿生命为抢救的第一目标。短时间可以阴道分娩的，助产立即娩出胎儿；短时间无法阴道分娩的，紧急剖宫产终止妊娠，作好产后出血预防的准备。

2．不典型的胎儿宫内窘迫　持续胎心监护，作好随时终止妊娠的准备，快速寻找病因，并采用针对病因的应急处理。

3．胎盘早剥的程度与分娩进程

（1）早剥未继续发展或轻型、胎盘边缘剥离，短时间可以阴道分娩的，继续阴道分娩，必要时助产缩短产程。

（2）早剥继续发展或中、重型，短时间无法阴道分娩的，紧急剖宫产终止妊娠，作好产后出血预防的准备。

（3）重型胎盘早剥，在立即终止妊娠的同时，积极抗休克、纠正 DIC 和预防并发症，作好母婴抢救的人员准备及告知。

4．前置胎盘的程度与分娩进程

（1）阴道流血少，短时间可以阴道分娩的，严密监测下行阴道分娩。

（2）阴道流血多，短时间无法阴道分娩的，紧急剖宫产终止妊娠，作好产后出血预防、纠正休克的准备。

【质控指标】

1．**新生儿重度窒息发生率** 新生儿的重度窒息发生率与宫内窘迫的时间和新生儿预后相关。

2．**产时血性羊水术前术后病因诊断的符合率** 产时血性羊水的病因直接关系到处理的方案，术前术后病因诊断的符合率直接关系到此类患者的医疗质量和医疗安全。

3．**决定手术至胎儿娩出的时间（DDI）** 关系到母儿结局，建议控制在 30 分钟内。

4．**子宫切除率** 妊娠相关子宫切除率反映医疗机构处理严重产后出血的能力，是产科医疗质量评估的重要指标。

【并发症预防】

1．**产后出血** 胎儿娩出后应立即给予子宫收缩药物，如缩宫素、前列腺素制剂、麦角新碱等，人工剥离胎盘。采用子宫压迫止血、子宫动脉或髂内动脉结扎、动脉栓塞、子宫切除等多种手段控制出血。

2．**DIC 及凝血功能障碍** 重视多学科联合治疗，在 DIC 高凝阶段尽早结束手术，已发生凝血功能障碍的患者，给予及时、足量输入血制品，补充血容量和凝血因子、血小板、新鲜冰冻血浆等。还可输注纤维蛋白原。若妊娠终止转入纤溶亢进阶段，可应用抗纤溶药物。术后或产后监测凝血功能的变化，继续多学科团队联合抢救。

3．**子宫胎盘卒中**　胎盘早剥起病急、发展快，若不及时处理，可引发子宫胎盘卒中，一旦出现子宫胎盘卒中，可加用热盐水湿热敷子宫，促进子宫血运和宫缩。若发生出血、DIC，快速输注血液制品，纠正凝血降低，必要时行子宫动脉结扎、子宫缩窄缝合等止血，如顽固性出血行子宫全切术抢救生命。

4．**急性肾衰竭**　注意患者容量变化，尤其尿量变化，尿量<30ml/h 需补充血容量，尿量<17ml/h 或无尿，有肾衰竭可能，在补充血容量基准上，应用利尿剂利尿。如处理后尿量无增加，血钾、肌酐等升高，提示肾衰竭，应及时行血液透析治疗。

5．**防止心力衰竭**　警惕大量补液导致的急性心力衰竭，注意监测生命体征，控制输液速度、利用中心静脉压力监测输液量及速度（图 2-4）。

【临床结局】

血性羊水应高度警惕胎盘早剥，迅速识别和处理可以帮助获得良好结局，避免出现新生儿重度窒息、胎死宫内、子宫胎盘卒中、子宫切除等不良结局。

【经验总结】

1．高度重视产时血性羊水，应立即进行胎心监护，并快速查找血性羊水的原因。

2．存在严重胎儿宫内窘迫，均应立即终止妊娠。短时间可以阴道分娩的，助产立即娩出胎儿；短时间无法阴道分娩的，紧急剖宫产终止妊娠。作好产后出血预防的准备，控制 DDI。

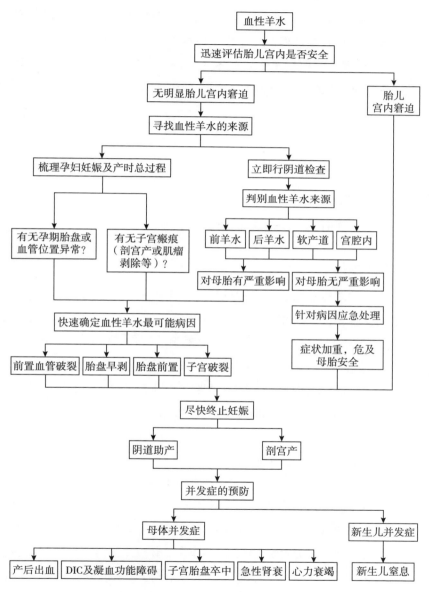

图 2-4 血性羊水的处理流程图

3. 警惕胎盘早剥导致的血性羊水，早期识别和处理，根据疾病严重程度和分娩进程，决定终止妊娠方式。

4. 重视产时血性羊水术前术后病因诊断的符合率，检查胎盘及脐带等确认血性羊水的确切原因，减少误判。

（蒋小娥）

第五节　阴道流血的处理

【临床场景导出】

患者待产时出现阴道流血，该怎么做？

【问题解析】

产时的阴道流血是产科常见的急诊症状之一，正确的处理与母婴结局息息相关，需积极着手明确病因。

1. 评估胎儿宫内是否安全　出现阴道流血后应立即连续胎心监护，观察胎心率与宫缩的变化，明确阴道流血是否危及胎儿安全。当出现胎儿宫内窘迫，需抢救胎儿，则需尽快终止妊娠。若无明显胎儿窘迫信号，或无需抢救胎儿者，则快速寻找阴道流血病因行相应处理。

2. 快速判断阴道出血来源

（1）立即行阴道检查：在未明确病因情况下一般仅行阴道窥诊，不做子宫颈管内指诊，以防大出血。产时阴道出血可分为宫内来源和宫外来源，需要分辨是来自宫颈糜烂、宫颈息肉、阴道裂伤等软产道出血，还是宫腔内出血经阴道流出。如证实来自宫腔内的出血，必须首先排除对母胎有严重影响，需要紧急处理的前置胎盘、胎盘早剥、血管前置和先兆子宫破裂。

（2）快速梳理孕妇妊娠的总过程：有无孕期胎盘或血管位置异常，有无子宫手术史，有无血液系统疾病。

3．确定阴道流血最可能病因

（1）血管前置破裂：少量出血则胎儿短时间内出现严重异常情况甚至死亡，结合胎心率变化，容易排除或确诊。

（2）胎盘早剥：临床表现为阴道流血、腹痛、伴子宫张力高和压痛，胎心率异常。阳性的超声结果有助于确诊，但阴性结果也不能排除胎盘早剥。

（3）子宫破裂：一般有瘢痕子宫病史，梗阻性分娩，结合患者阵发性腹痛、血尿，容易排除或确诊。

（4）如阴道流血可自然停止且无其他临床症状，排除宫颈病变、软产道裂伤、前置血管、胎盘早剥可能，最大可能还是前置胎盘或低置胎盘出血。

1）有无诱因：如多次流产史，多次宫腔操作史，胎盘异常病史。

2）有无前置胎盘的表现：孕期无诱因、无痛性反复阴道流血，面色苍白、出冷汗、失血的表现等。

3）明确前置胎盘出血严重程度：只要影响胎儿出现窘迫的、母体失血性休克的均按严重前置胎盘出血处理，立即终止妊娠。如果胎儿监护正常、母体情况稳定，可通过床旁超声判断胎盘的位置、与子宫颈内口关系、子宫颈管的长度、有无植入。

4）值得注意的是，孕期和入院时超声提示胎盘无异常，前置胎盘诊断不能明确，仍不能排除误诊的低置胎盘和漏诊的副胎盘。

【应急处理方案】

产时阴道流血的处理原则是立即进行连续胎心监护的同时，寻找病因，针对病因进行处理。

1. **胎心监护显示严重胎儿宫内窘迫** 不论任何原因导致的阴道流血，一旦胎心监护显示严重胎儿宫内窘迫，需以挽救胎儿生命为目标，立即终止妊娠，短时间可以阴道分娩的，备足血源，助产立即娩出胎儿；短时间无法阴道分娩的，紧急剖宫产终止妊娠，作好预防产后出血的准备。

2. **胎心监护显示不典型的胎儿宫内窘迫** 需要在做好随时终止妊娠的条件下，快速寻找病因，并采用针对病因的应急处理。

3. **前置胎盘程度与分娩进程**

（1）边缘性前置胎盘、低置胎盘、枕先露、无头盆不称、阴道流血少，短时间可以阴道分娩的，必要时助产缩短产程。在输液、备血条件下，行人工破膜。破膜后因胎头下降压迫而止血，则加强宫缩加速产程进展；若破膜后胎头下降不理想、仍有出血，或产程进展不顺利，应改行剖宫产术。

（2）临产后诊断的前置胎盘、出血多，短时间无法阴道分娩的，紧急剖宫产终止妊娠，作好产后出血预防的准备。

（3）出血量大甚至休克，在立即终止妊娠的同时，积极抗休克、纠正 DIC 和预防并发症，作好母婴抢救的人员准备及告知。

（4）如前置胎盘引产，无需抢救胎儿，阴道出血多，可以采用人工破膜、促子宫收缩加快产程，也可经阴道钳夹、毁胎等方法加速娩出胎儿、减少出血。产程进展不顺利或大出血休克，有条件可行介入栓塞术，条件不允许或无条件者直接紧急剖宫取胎术挽救孕妇生命。

4. **胎盘早剥的程度与分娩进程** 轻型胎盘早剥，短时间可以阴道分娩的，严密监测下行阴道分娩；重型胎盘早剥，短时间无法阴道分娩的，紧急剖宫产终止妊娠，作好预防 DIC、纠正休克的准备。

【质控指标】

1. **新生儿重度窒息发生率** 产时阴道流血处理的首要质控指标是新生儿的重度窒息发生率，直接反映了宫内窘迫的时间和新生儿预后，与病情的早期识别和处理、新生儿复苏的效果直接相关。

2. **术前术后病因诊断的符合率** 产时阴道流血的病因直接关系到处理的方案，术前术后病因诊断的符合率直接关系到此类患者的医疗质量和医疗安全，并影响到剖宫产率。

3. **决定手术至胎儿娩出的时间（DDI）** 控制在 30 分钟之内，其与新生儿宫内窘迫、母儿预后相关。

4. **胎儿娩出前出血量** 胎儿娩出前阴道流血量关系到整体判断产后出血量，与疾病早期处理、止血措施相关。

【并发症预防】

1. **母体并发症**

（1）产后出血：胎儿娩出后，立即使用促子宫收缩药物，器械钳夹子宫切口边缘，压脉带捆扎子宫下段。灵活采用宫腔内压迫法、动脉阻断（子宫动脉上行支结扎、髂内动脉结扎等）、子宫外压迫法（B-Lynch 缝合法）等多种方法止血。如各项止血措施均效果不佳，应向患者家属交代病情，当即立断行切除子宫，不能为保留生育能力强行保留子宫贻误时机。

（2）胎盘残留：视出血情况决定是否行人工剥离胎盘，不轻易损伤胎盘，前置胎盘可能并发胎盘植入，绒毛穿透底蜕膜甚至深入肌层，胎盘剥离不全导致的出血也难以控制，不宜强行剥离胎盘，根据胎盘植入面积、深度等分别处理。胎盘剥离面出血，可给予"8"字、间断、缩窄等多种缝合法止血。胎盘娩出后，仔细检查胎盘，注意完整性、是否有副胎盘等，探查阴道穹窿、子宫颈等软产道有无裂伤，注意及时修复。

（3）子宫切口血肿：根据胎盘位置、植入等情况，谨慎选择切口，尽量避开胎盘避免切断胎盘，评估子宫切口附近血管特点，减少孕妇及胎儿失血；应利于迅速娩出胎儿。灵活选择切口，注意避免切口向下撕裂损伤膀胱，向上延伸至宫体出现子宫厚薄不均导致的复旧不良。

2．新生儿并发症　前置胎盘大出血可致失血性休克，影响胎儿宫内血流灌注，发生胎儿宫内窘迫、宫内贫血，应及时评估孕妇生命体征和胎儿宫内情况，尽快娩出胎儿，避免宫内缺氧时间长、新生儿重度窒息。作好新生儿复苏抢救准备。关注新生儿贫血，对产妇可能的失血量的预估，便于儿科医生必要时尽早安排新生儿输血以降低围产儿死亡率（图 2-5）。

【临床结局】

阴道流血应高度警惕前置胎盘、胎盘早剥、血管前置，迅速识别和处理可以帮助获得良好结局，避免出现新生儿重度窒息、胎死宫内、失血性休克等不良结局。

【经验总结】

1．高度重视产时阴道流血，应立即进行胎心监护，同时快速查找阴道流血的原因。

2．存在严重胎儿宫内窘迫，均应立即终止妊娠。短时间可以阴道分娩的，助产立即娩出胎儿；短时间无法阴道分娩的，紧急剖宫产终止妊娠，并预防产后出血。

3．对于前置胎盘导致的阴道流血，早期识别和处理，根据疾

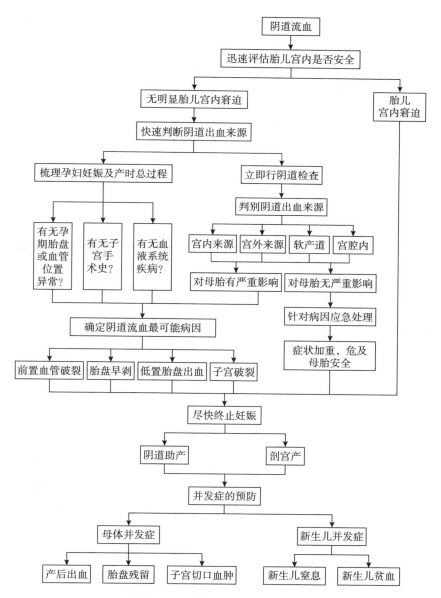

图 2-5 阴道流血的处理流程图

病严重程度和分娩进程，决定终止妊娠方式。无需抢救胎儿的引产过程，帮助胎先露下压迫止血，加快产程加速娩出胎儿，同时作好钳夹、介入栓塞术或紧急剖宫取胎术准备。

4. 孕期和入院时超声提示胎盘无异常，警惕低置胎盘的误诊和副胎盘的漏诊，重视超声的规范性。

（蒋小娥）

🔖 第六节　产妇突发神志改变的处理

【临床场景导出】

待产过程中孕妇诉头痛，突然发生昏迷，呼之不应。应该如何处理？

【问题解析】

正常孕妇待产过程中意识清醒，思维敏捷，语言清晰。产妇出现神志改变时，快速识别神志改变的原因，评估母胎情况。

1. 评估母体及胎儿情况是否安全

（1）监测孕妇生命体征：立即予以心电监护，监测患者生命体征，观察瞳孔大小，并立即启动抢救流程。

（2）监测胎心情况，持续胎心监护：无论哪种原因造成的孕妇神志改变，均可能导致胎儿宫内窘迫、死胎。如孕妇神志改变暂未影响胎儿宫内安危，应积极查找原因；如存在胎儿宫内窘迫，应尽快终止妊娠。

2. 明确神志改变的原因　神志改变包括觉醒度改变和意识内容，表现为意识模糊、谵妄、嗜睡、昏迷。常见的神志改变的原因包括脑血管意外、低血糖、血容量不足、心理疾病、子痫、癫痫等。

（1）快速进行病史回顾及追问

首先，回顾孕妇孕前、孕期及待产时所有的临床资料，尤其是血压情况。孕前是否有过神志改变、癫痫发作、头痛、胸前区疼痛、呼吸困难等不适，对疼痛的耐受程度如何，是否有过癔症发作，家庭关系及家族有无类似病史，孕期血糖情况如何。

其次，了解待产过程中家属陪伴情况；待产过程中进食、出汗、阴道流血情况，神志改变前是否有心悸、冷汗、胸闷、头痛、头晕、血压升高、情绪激动等前驱症状和诱因。

再次，待产过程中宫缩是否过强过频。

（2）快速完成全身体格检查：生命体征、心肺情况、重点检查瞳孔大小及病理征改变。

（3）辅助检查：立即完善血常规、凝血常规、电解质、血糖、动脉血气分析等检查，必要时完善头颅 CT。

（4）会诊：完善相关科室会诊，必要时多学科联合院内大会诊协助诊断。

3. 快速确定神志改变最可能的原因

（1）脑血管意外

1）病史：常有血压升高、脑血管畸形等病史。

2）前驱症状：常有头痛、头昏、视力障碍等前驱症状。

3）伴随症状：发生脑出血时意识丧失急而深，患者迅速进入昏迷状态，并伴大小便失禁，鼾声大。

4）体征：见瞳孔缩小或不等大，对光反射消失，同时肢体瘫痪，病理征阳性。

5）影像学检查：头颅 CT 表现为脑实质回声改变。

（2）羊水栓塞：常发生在胎膜破裂 30 分钟内，孕产妇有烦躁、寒战、胸闷、气促、呛咳、呼吸困难等症状，出现不明原因的血压、氧饱和度降低、大量产后出血等体征，这些症状和体征不能用其他原因来解释。

（3）子痫：常在妊娠期高血压疾病基础上发生，发作时血压升高。根据高血压病史可诊断。

（4）休克：常见低血容量性休克，有严重失血等基础疾病，伴尿量减少。查体可见呼吸表浅，脉搏细数，血压下降，皮温正常或湿冷，静脉萎陷。

（5）低血糖：有血糖异常或长期服用降糖药，待产过程中进食不规律或长时间禁食。常表现为出汗、饥饿、心慌、颤抖、面色苍白等，严重者还可出现精神不集中、躁动、易怒甚至昏迷等。查快速血糖＜2.8mmol/L 即可以诊断。

（6）癔症：与精神因素相关，性格偏内向；发作性神志改变、夸张、做作、易受暗示影响，发作间期无后遗症。可根据躯体检查不能发现相应器质病变诊断。

【应急处理方案】

产时神志改变的处理原则：积极查找神志障碍的原因，根据母体及胎儿情况，确定终止妊娠时机，保证母胎安全。

1. **监测母体情况**　如母体生命体征不平稳，应积极抢救孕产妇，同时了解胎儿宫内情况。如母体生命体征平稳，尽量明确病因后对症处理。

2. **胎儿宫内窘迫的处理**　如存在胎儿宫内窘迫，应尽快终止妊娠。

3. **脑血管意外的相关处理**　积极联系神经外科、神经内科、麻醉科、ICU 等行院内大会诊，共同制订治疗方案。

（1）保持安静，头部敷冰袋，保持局部低温，保持呼吸道通畅，持续中流量吸氧。

（2）保持水电解质平衡，控制入量，禁食禁饮，以备急诊剖宫产手术。

（3）剖宫产终止妊娠：鉴于阴道分娩时间长，且第二产程屏气用力可能加重脑出血，加之脑出血孕妇的抢救往往非常紧急，终止妊娠的方式以剖宫产为宜。麻醉方式一般采用全身麻醉。在剖宫产过程中，应注意禁用麦角新碱以防血压升高加重脑出血。

（4）如孕妇有高血压，则进行相应的解痉、降压治疗。

（5）外科手术治疗：手术指征由外科医生评估决定。如为子痫前期导致的颅内出血，在基础疾病未控制的情况下，以引流降压等简单手术为主，避免扩大血肿清除或追求彻底清除，加重脑组织损伤。

（6）联系新生儿科作好新生儿窒息复苏准备。

4．羊水栓塞的处理 立即启动抢救流程，分秒必争。①增加氧合，立即保持气道通畅；②抗过敏；③解除肺动脉高压；④纠正凝血功能的障碍；⑤全面监测，包括血压、呼吸、心率、血氧饱和度、心电图、中心静脉压、心排血量和凝血功能等；⑥产科处理，羊水栓塞如发生于分娩前时，应考虑立即终止妊娠。如宫口开全，估计能立即阴道分娩，应阴道助产，否则，应紧急剖宫产。心搏骤停者应立即实施心肺复苏，复苏后4分钟仍无自主心搏可考虑紧急实施剖宫产，一旦出现凝血功能障碍时，应采取最有效的方法止血，避免产后出血导致的损伤，必要时果断快速地实施子宫全切术。

5．休克的处理 心电监护、血氧饱和度监测及持续胎心监测；留置尿管，监测尿量；予以开放静脉通路、扩充血容量。可快速输入2 000～3 000ml平衡液。如考虑失血所致，则应积极输注血制品；合理使用血管活性药物。尽快手术终止妊娠，以保证胎儿安全。

6．**低血糖的处理**　立即停用降糖药物；口服或静脉补充葡萄糖；寻找低血糖的病因；如胎心监护反应型、孕妇症状缓解，可在严密监测下继续试产；如胎心监护提示宫内窘迫，应尽早终止妊娠。

7．**癔症的处理**　加强与家属交流，做好解释工作，必要时束缚制动；营造"抢救"氛围，积极完善检查，明确诊断。必要时给予镇静解痉药；注意观察胎心率的变化及宫缩情况，如有产科并发症，如先兆早产、胎盘早剥、胎儿宫内窘迫等，及时处理。

【质控指标】

1．**明确诊断的时间**　从神志改变到明确诊断的时间，力争控制在 30 分钟内，且越快越好，以便根据病因进行针对性治疗。

2．**待手术时间**　从决定手术到胎儿娩出，尽量控制在决定手术后的 30 分钟之内。

3．**新生儿窒息发生率**　预防新生儿窒息发生率，降低严重新生儿窒息和有后遗症产伤的发生。

4．**母体并发症发生率**　应尽可能地救治孕产妇，保证所有孕产妇生命安全。

【并发症预防】

包括母体并发症的预防及新生儿并发症的预防。

1．**酸中毒**　孕妇神志异常的发病过程中，往往造成体内血液和组织液中酸性物质的堆积，在治疗的过程中，要注意酸中毒的纠正。根据呼吸性酸中毒及代谢性酸中毒的特点，畅通呼吸道，进行鼻导管给氧，严重者给予碳酸氢钠静脉滴注，并监测血气分析及电解质情况，直至正常。

2．脑损伤 产检时应注意监测孕妇血压情况，重视待产过程中患者的主诉，如头痛、头晕等，避免情绪激动、体位改变、宫缩过强、过度劳累等影响血压的情况。诊断脑损伤后，积极神经外科专科处理，包括开窗减压术、血肿穿刺引流术、脑室引流术等外科操作，以及降颅压、脱水等内科治疗。

3．MODS 待产过程中应密切观察患者神志情况，一旦发生神志改变，应严密监测生命体征，积极治疗原发病，改善全身情况，及早治疗首先发生功能障碍的器官。

4．新生儿窒息 主要取决于母体疾病情况，以及从发病到胎儿娩出的时间。发病后应加强胎心监护，决定手术后积极术前准备，不应以任何理由拖延，联系手术室、麻醉科作好急诊手术准备，分娩时务必有掌握窒息复苏的人员在场，以便第一时间正确复苏，降低新生儿近远期并发症（图2-6）。

【临床结局】

产妇发生神志改变时，提高对神志改变病因的识别能力，有助于改善母儿结局。对产科特有性疾病发生的脑血管意外，颅内手术操作宜简单、快速，以缓解症状的操作为原则，不宜扩大创伤，加重母体损伤及不良后果的发生。

【经验总结】

产前重视脑血管意外高危因素，严格把握阴道分娩指征，作好高危产妇的预防及救治准备。

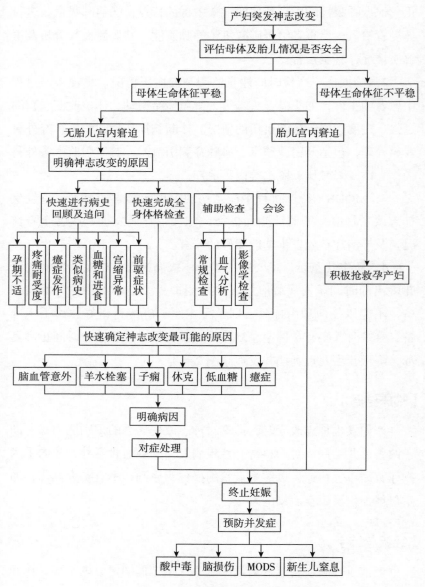

图 2-6 产妇突发神志改变的处理流程图

待产过程中产妇突发神志障碍，监测母体情况及胎儿情况：如母体生命体征不平稳，应积极抢救孕产妇的同时尽快终止妊娠；如母体生命体征平稳，尽量明确病因后对症处理。如存在胎儿宫内窘迫，应尽快终止妊娠。

重视产科、新生儿科、神经外科、ICU、麻醉科、手术室的密切合作，是母胎救治成功的关键。

（蹇文艳　赵延华）

第七节　产时破膜后出现呼吸困难的处理

【临床场景导出】

产时破膜后出现咳嗽、呼吸困难，该如何处理？

【症状解析】

产时破膜后出现咳嗽、呼吸困难，是产房的紧急情况，应该积极寻找病因，进行针对性处理。

1. 评估母体及胎儿情况是否安全

（1）监测孕妇生命体征：立即予以心电监护，监测患者生命体征，如生命体征不平稳，立即启动抢救流程。

（2）监测胎心情况，持续胎心监护：如胎儿宫内暂时安全，应积极查找破膜后咳嗽、呼吸困难的原因；如存在胎儿宫内窘迫，应尽快终止妊娠。

2. 明确破膜后呼吸困难的原因　快速梳理孕妇妊娠的全过程，确定是否有以下因素。

（1）母体因素：是否高龄，有无并发子痫/子痫前期，胎盘有无异常（前置胎盘、胎盘早剥），产程中宫缩情况，是否有心脏疾病、易栓症、肺部疾病等病史，是否有出血、创伤、严重呕吐脱水等异常。

（2）胎儿因素：是否存在胎儿窘迫。

3. 快速确定破膜后呼吸困难的最可能病因　羊水栓塞、休克、大面积肺栓塞、心力衰竭等，均可导致孕产妇呼吸困难，应注重全面、细致的诊断及排除。

（1）羊水栓塞典型症状及体征

1）有无羊水栓塞表现：主要表现为胎膜破裂的短期内（30分钟内）、有宫缩的驱动力、有易发的高危孕产妇（高龄、经产、多胎或羊水过多、高敏体质等）发生的血压降低、氧饱和度降低、凝血功能异常。此外，孕妇可表现有烦躁、寒战、胸闷、气促、呛咳、呼吸困难。

2）有无符合以下5条诊断标准

A. 急性发生的低血压或心搏骤停。

B. 急性低氧血症，呼吸困难、发绀或呼吸停止。

C. 凝血功能障碍，血管内凝血因子消耗或纤溶亢进的实验室证据，或临床上表现为严重的出血，但无其他原因可以解释。

D. 上述症状发生在分娩、剖宫产术、刮宫术或是产后短时间内（多数发生在胎盘娩出后30分钟内）。

E. 对于上述出现的症状和体征不能用其他疾病来解释。

不推荐任何特异性的实验室诊断用于确诊或排除羊水栓塞，目前仍以临床诊断为主。

（2）肺栓塞：易发生在有易栓症、产时脱水或有血栓形成的患者。

1）肺栓塞表现：胸痛、咯血及呼吸困难、烦躁不安、惊恐、濒死感、出冷汗、严重者血压下降、休克、晕厥等。

2）肺栓塞体征：心率增快、氧饱和度下降、呼吸急促、浅而快，肺部干、湿音及血管杂音，胸膜摩擦音，心动过速，低血压休克等。

3）实验室指标改变：以高凝为主，伴 D- 二聚体明显增高。肺动脉造影（CTPA）显像有充盈缺损、肺动脉截断及血流不对称等表现。

（3）心力衰竭：常发生在基础心脏疾病或短时间内快速补液的孕产妇。常表现为心悸、气短、心动过速、咳粉红色泡沫痰、下肢或全身水肿等，伴或不伴器质性心脏病。心脏彩超提示心腔扩大、心肌肥厚、心脏瓣膜运动异常等，有助于诊断。

【应急处理方案】

产妇破膜后出现呼吸困难的处理原则：积极查找病因，根据母体及胎儿情况，确定终止妊娠时机，保证母胎安全。

1．监测孕妇生命体征　立即予以心电监护，持续中流量吸氧，监测患者生命体征。心电监护可实时监测患者生命体征，并为早期识别提供诊断依据。如母体生命体征不平稳，应积极抢救孕产妇的同时尽快终止妊娠。如母体生命体征平稳，尽量明确病因后对症处理。

2．监测胎心情况　持续胎心监护，如存在胎儿宫内窘迫，应尽快终止妊娠。

3．羊水栓塞的处理　在急救抢救、维持母胎生命体征的情况下，尽快结束分娩，启动多学科的抢救。

（1）增加氧合，立即保持气道通畅，尽早实施面罩吸氧、气管插管或人工辅助呼吸，维持氧供，以避免呼吸和心搏骤停。

（2）抗过敏：氢化可的松 100 ~ 200mg 加入葡萄糖液 50 ~ 100ml

快速静脉滴注，再用 300 ~ 800mg 加于 5% 葡萄糖液 250 ~ 500ml 静脉滴注，每日剂量可达 500 ~ 1 000mg；或用地塞米松 20mg 加于 25% 葡萄糖液静脉推注后，再加 20mg 于 5% ~ 10% 葡萄糖液中静脉滴注。

（3）解除肺动脉高压，保证心排血量和血压稳定，避免过度输液。前列环素 1 ~ 2ng/（kg·h）静脉泵入；西地那非口服，20mg/次，每日 3 次。或给予阿托品、氨茶碱、酚妥拉明等药物。

（4）纠正凝血功能的障碍：包括积极处理产后出血，及时补充凝血因子，包括输注大量的新鲜血液、血浆、冷沉淀、纤维蛋白原等。

（5）全面监测：包括血压、呼吸、心率、血氧饱和度、心电图、中心静脉压、心排血量和凝血功能等。全面的监测应贯穿于抢救过程的始终。

（6）产科处理：羊水栓塞如发生于分娩前时，应考虑立即终止妊娠。如宫口开全，估计能立即阴道分娩，应尽快阴道助产，否则，应紧急剖宫产。心搏骤停者应立即实施心肺复苏，复苏 4 分钟后仍无自主心搏可考虑紧急实施剖宫产，一旦出现凝血功能障碍时，应快速有效止血，必要时果断快速地实施子宫全切术。

（7）联系新生儿科作好新生儿窒息复苏准备。胎儿娩出时，务必有掌握新生儿窒息复苏的医生在场，以便第一时间正确复苏。

（8）在关键节点及时交代病情并签字：羊水栓塞的预后可能很差，甚至部分患者发生死亡，因此需要及时交代病情。通常有几个节点需要进行病情交代：①第一个节点是诊断羊水栓塞的第一时间，往往表现为心搏骤停或心肺衰竭，需要明确告知家属羊水栓塞的表现及不良预后，如果需要开腹探查，尚需手术知情同意。②第二个节点是抢救效果不满意，病情急转直下时，需要告知家属病情的变化，对不良的预后有心理准备。③第三个节点是抢救成功转至监护病房时。虽然抢救暂时成功，后边还有多脏器功能衰竭的风险。④对于不能配合或对病情无法接受的家属，需要及时上报医务部，请相关法律人士介入。

（9）重视团队合作：组织包括产科、新生儿科、ICU、麻醉科、手术室的密切合作，根据患者的病情制订适合的救治和监护方案。及时、有效的多学科合作对于改善患者预后至关重要。

4．**肺栓塞的处理**　①监测患者生命体征、心电图及血气情况；②对症治疗：包括绝对卧床休息、高浓度面罩给氧、放置中心静脉导管等；③特殊治疗：请呼吸科及血管外科会诊，确定抗凝治疗方案，紧急情况下可溶栓治疗或经皮肺动脉导管碎栓；④结合患者产程进展情况，必要时抗凝和溶栓治疗后采取紧急方案终止妊娠。

5．**心力衰竭的处理**　①监测患者生命体征、尿量、血氧饱和度及胎儿情况；②患者取坐位或半卧位，以减少回心血量；③高流量鼻导管或面罩吸氧，增加供氧；④强心、利尿、扩血管；⑤不论孕周，均应考虑终止妊娠，以剖宫产或助产为宜，注意围手术期出入水量的控制。

【质控指标】

1．**明确诊断的时间**　从呼吸困难到明确诊断的时间，力争控制在 5～10 分钟内，且越快越好，以便根据病因进行针对性治疗。

2．**待手术时间**　从决定手术到胎儿娩出，尽量控制在决定手术后的 5 分钟之内。

3．**新生儿窒息发生率**　预防新生儿窒息发生率，降低严重新生儿窒息和有后遗症产伤的发生。

4．母体预后良好　应尽可能地救治孕产妇，保证所有孕产妇生命安全。

【并发症预防】

包括母体并发症的预防及新生儿并发症的预防。

1．产后出血　多数羊水栓塞患者都会出现 DIC，部分病例甚至以独立发生的严重 DIC 为唯一临床表现。DIC 会引起产后出血，而大量出血又导致凝血因子消耗加重 DIC 的程度。患者出现宫缩乏力表现时，要积极应用促宫缩制剂，特别是前列腺素、麦角新碱等强效宫缩剂的尽早或预防性使用对预防和减少出血量有很大帮助。药物治疗无效的难治性产后出血则需要宫腔球囊填塞压迫、子宫动脉栓塞、子宫 B-Lynch 缝合甚至切除子宫等手段止血。尽早按照大量输血方案（即 $1:1:1$）予以红细胞、血小板、新鲜血浆的补充。要维持血小板 $> 50 \times 10^9/L$，活化部分凝血酶时间在正常范围 1.5 倍以内。血小板和凝血因子的补充要根据出血量、出血表现来决定，而不能因为等待实验室检查结果延误抢救时间。

2．缺血缺氧性脑病　羊水栓塞突发心搏骤停后，由于缺氧可能导致多器官损伤或衰竭，脑组织对缺氧最敏感，常常形成不可逆损害。一旦出现心搏骤停，首先应当予以最及时的、高质量的心肺复苏（包括标准的 BCLS 和后续的 ACLS）。保护器官功能贯穿整个救治过程，包括应用冰帽保护脑组织；多器官损伤或衰竭需要转到有救治经验的机构救治。

3．心力衰竭　肺动脉高压加重可引发右心衰竭，容量管理是急性右心衰竭阶段最关键的救治步骤，通过减轻肺动脉高压等后负荷导致的右心扩张，以缓解左心房压力。容量管理一定要掌握血流动力学情况，尽早实施心输出量监测及经胸或食管超声心动图探查等侵入性监测，以助于明确血流动力学情况。右心衰竭初始阶段后，左心衰竭占主导地位，应采取措施监测血流动力学稳定。尿量每小时 > 0.5ml/kg 时可留置尿管监测尿量，酌情应用利尿剂避免过量液体输入，肺充血而又对利尿剂无反应时可以考虑透析。

4．新生儿窒息　主要取决于母体疾病情况，以及从发病到胎儿娩出的时间。发病后应该密切加强胎心监护，决定手术后积极术前准备，不应以任何理由拖延，联系手术室、麻醉科作好急诊手术准备，分娩时务必有掌握窒息复苏的人员在场，以便第一时间正确复苏，降低新生儿近远期并发症（图 2-7）。

【临床结局】

包括母体、新生儿结局及管理。

1．母体结局的分类及管理

（1）母体结局：分为没有发生并发症的预后良好、发生可控制的并发症但无远期影响的预后一般、发生并发症并有远期影响的不良预后三种结局。

（2）母体结局的分类管理：所有院内待产过程中发生的孕妇神志改变，均应按不良事件进行科室讨论，总结经验，提高孕妇神志改变病因的识别能力。

1）预后良好和预后一般的患者：医疗组决定其继续治疗方案。

2）预后不良的患者：羊水栓塞发生母胎死亡风险增加，需要上报科室主任，进行科内查房确定治疗方案，必要时请院内会诊协助抢救。并上报医院不良事件，发生孕产妇生命危险者按恶性或灾难性医疗事件进行处理。

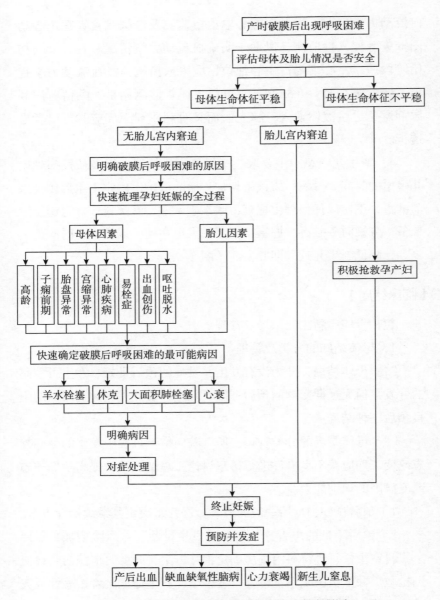

图 2-7 产时破膜后出现呼吸困难的处理流程图

2．新生儿结局的分类及管理

（1）新生儿结局的分类：按新生儿窒息程度分为轻度、重度。

（2）新生儿结局的分类管理：所有院内分娩过程中发生的新生儿重度窒息，均转入 NICU 进行救治及评估，并上报科室主任组织科内讨论；对可能预后不良的新生儿，联合新生儿、医务安全部进行联合讨论，确定救治方案，并上报医院不良事件；发生胎儿和新生儿死亡按恶性或灾难性医疗事件进行处理，确定改进的方案和措施。

【经验总结】

1．羊水栓塞是产科严重致死性并发症，快速识别至关重要。当孕产妇表现有烦躁、寒战、胸闷、气促、呛咳、呼吸困难，不明原因的血压、氧饱和度降低、大量产后出血时，应高度警惕羊水栓塞的发生。

2．因其发病罕见，所以大多数医生都缺少直接处理该类案例的临床经验，临床上突然遭遇羊水栓塞时处理常常存在一定不足。因此，为保证母婴安全，减少羊水栓塞患者的不良结局，需要广大的产科医护人员重视羊水栓塞的快速诊断和临床急救等问题，进行反复场景演练，掌握羊水栓塞的抢救流程。

3．组建多学科团队，该多学科团队应包括产科医师、产科麻醉医师、产房护理人员、其他学科（如心脏病学、危重症医学等）专家，以及血库、药房、急诊等专家。

4．总结经验每例羊水栓塞抢救后都要进行深度分析，确定可以改进的内容及抢救流程。

（蹇文艳　赵延华）

🔟 第八节　异常产程的处理

【临床场景导出】

产妇产程延长，应该如何处理？

【问题解析】

产程延长，意味着产程异常。产程的任何一个阶段时限的异常或停滞都称为产程异常。当产程异常时，需积极寻找异常原因，做出准确判断、恰当处理。

1. **评估胎儿宫内是否安全**　根据胎心监护评估胎儿宫内情况，若出现胎儿宫内窘迫，以抢救胎儿为首要目标尽快终止妊娠。若胎儿宫内情况良好，评估产程，寻找产程异常原因，及时处理。

2. **评估产程异常的类型及进展**

（1）评估产程进展：充分了解产程时长、进展速度、产妇精神、产力状态、胎儿等多方面评估产程。并行阴道检查，了解宫口开大情况、先露位置、胎方位、产瘤、羊水等。

（2）确定产程异常的类型：根据检查结果及产程进展，异常产程可分为：潜伏期延长、活跃期异常（活跃期延长和活跃期停滞）、第二产程异常（胎头下降延缓、胎头下降停滞和第二产程延长）。

3. **寻找产程异常原因**　影响产程的因素包括产力、产道、胎儿及社会心理因素，这些因素相互影响又互为因果。任何一个或一个以上因素发生异常及四个因素间相互不能适应都将影响分娩进程。因此，出现产程异常时，必须综合分析产力、产道、胎儿及社会心理因素，早期识别，尽早处理。部分产前容易诊断，部分随着产程变化而变化，需要综合分析。

（1）产力异常：主要为子宫收缩力异常，可表现为宫缩过强或收缩乏力（包括协调性和不协调性），通过对孕妇临床表现的仔细观察及检查，胎心监护宫缩显示或床旁扪及宫缩情况辅助诊断。

（2）产道异常：骨产道严重狭窄或软产道的异常，包括骨产道异常及软产道异常，以骨产道狭窄多见。分娩时应通过产科检查及骨盆测量评估骨盆大小及形态，结合产力、胎儿等因素，综合判断，决定分娩方式。

（3）胎儿异常

1）胎位异常：头先露、肩先露、臀先露等根据产科检查辅助诊断。

2）胎儿发育异常：可通过产前超声检查容易发现。

3）相对头盆不称

A．病史：孕期超声提示胎儿体重相对较大。

B．体格检查：①先露部与骨盆间有空隙。②胎头衔接异常。胎头跨耻征阳性，后胎头高浮，宫口开 5cm 以上胎头未衔接或衔接不良。③胎位异常。可扪及高直位、不均倾位、枕后位或枕横位等。④胎头颅骨骨缝过度重叠、产瘤的形成。

【应急处理方案】

异常产程处理原则：综合评估产力、胎儿大小与胎位、骨盆大小及头盆关系是否相对称，综合分析决定分娩方式。

1．分娩方式的选择

（1）胎儿宫内窘迫：一旦出现胎儿窘迫，应尽早终止妊娠，能短时间经阴道分娩，则行阴道助产术；否则，应及时行剖宫产。

（2）Ⅱ类胎心监护者：持续胎心监测，并寻找病因对症处理，在作好紧急剖宫产准备的条件下，严密监测下阴道试产。

（3）无胎儿宫内窘迫征象：需根据不同情况及时处理。

1）阴道分娩：若无明显的头盆不称，胎心良好，应尽量阴道试产，根据病因及时处理。

2）剖宫产：严重胎位异常（如高直后位、前不均倾位、额先露及颏后位）、产程异常、发生病理性缩复环或先兆子宫破裂时，均应立即行剖宫产术。骨盆绝对性狭窄或胎儿过大、明显头盆不称、肩先露或臀先露（尤其是足先露）时，择期剖宫产。

2. 潜伏期延长的处理 ①评估分娩方式是否恰当；②潜伏期超过 8 小时产妇疲劳，如有无痛分娩条件，可给予无痛分娩休息；如无分娩镇痛条件，宫口开大 0 ~ 3cm 可给予哌替啶 100mg 肌内注射，纠正不协调性子宫收缩、缓解疼痛，协助孕产妇恢复体力。如用镇静剂后宫缩无改善，可给予缩宫素静滴。③宫口开大 3cm 以上而 2 ~ 4 小时宫颈扩张无进展，予人工破膜了解羊水性状，如羊水清亮，继续阴道试产予缩宫素静脉滴注加强宫缩以促进产程。

3. 活跃期异常的处理 ①再次评估排除明显头盆不称及严重胎头位置异常。②如无头盆不称、胎头位置异常，则予人工破膜、缩宫素静脉滴注加强宫缩，促进产程。③胎头位置异常如枕后位或枕横位，可给予矫正胎方位，观察产程进展。如无法矫正或矫正过程中胎心异常应行剖宫产。

4. 镇痛分娩 如产程中患者疲劳，胎心良好的情况下，可先行产程休息（使用无痛分娩或强镇静剂），纠正不协调性子宫收缩、缓解疼痛，协助孕产妇恢复体力。

5. 重视产妇精神及营养支持 充分安慰产妇，降低其紧张、恐惧心理，予心理支持、导乐分娩等。鼓励患者间断进食，保证充沛的体力。

6．**第二产程异常的处理** 立即评估产力、产道及胎儿情况，及时处理。

（1）阴道检查，排除明显头盆不称及严重胎头位置异常，可以继续分娩者给予静脉滴注缩宫素加强宫缩，指导用力。

（2）胎头位置异常：枕后位或枕横位，可手转胎头矫正胎方位为枕前位。如胎头下降位置 ≥ +3cm，可行产钳或胎头吸引术助产；胎头位置 ≤ +2 水平，且处理后无下降，应行剖宫产。

7．**第三产程异常的处理** 注意排除胎盘粘连、植入情况。胎儿娩出后 15 分钟胎盘仍无剥离迹象或出血 > 200ml 或一次性出血 > 150ml 需要纳入产后出血高危患者给予充分重视，考虑胎盘粘连、植入，可在作好产后出血的预防准备后在监护下行人工剥离胎盘术。不出血患者，应积极寻找原因，谨慎行宫腔操作。

【质控指标】

1．**产程异常反应时间** 发现产程异常到做出处理的时间以及评估处理效果的时间。

2．**产程异常处理后的顺产率** 产程异常经临床处理后，顺产率应尽量提高。如考虑改行剖宫产需严格把握剖宫产指征。

3．**剖宫产指征的正确率** 对剖宫产指征的正确把握关系到终止妊娠方式的选择，直接影响医疗质控环节中的剖宫产率。

4．**术后/产后并发症的发生率** 产程异常处理后，母婴并发症的发生率。

【并发症预防】

1．**产褥感染** 孕妇待产过程中因为产程长、体力消耗大、免疫力下降、胎膜早破等因素，且需要多次检查或操作，容易发生产妇感染，当孕妇体温 > 38℃、心率持续 > 100 次 /min、脱水、疲倦时需引起重视，及时纠正异常情况，必要时使用抗生素预防感染。处理异常产程、避免产后出血和及时正确处理产道裂伤是关键。

2．**产后出血**　产力异常、产程延长、产妇感染、产道损伤及宫腔操作，均是引起产后出血的高危因素，及时加强宫缩，处理异常产程是关键。

3．**胎儿窘迫及新生儿窒息**　产程异常、脐带因素、头盆不称导致胎头受压、母体水电解质及酸碱平衡紊乱等，均可引起胎心异常，出现胎儿宫内窘迫，如短时间无法经阴道分娩，需及时剖宫产终止妊娠。

【临床结局】

对异常产程的早期识别和正确处理，有助于改善产程进展，从而有可能转化为正常分娩，保证分娩顺利和母胎安全，同时降低剖宫产率。

【经验总结】

1．**临产前的评估**　产程异常的判断和评估可以提前到临产前的评估和预测。对于胎儿大、羊水多、多胎、高龄、骨盆临界或相对狭窄、既往有难产或骨盆外伤及生殖道发育异常、肿瘤、生殖道手术史等孕妇，临产前做好头盆关系和软产道的评估，综合分析决定分娩方式，降低试产失败的比例。

2．**临产时的判断及早期识别**　正确识别产程图，如产程进展已经偏离了正常范围、进入处理区，多半预示难产趋势，可作为分娩异常的警示信号。

3．难产的处理　无胎儿宫内窘迫征象的难产，需根据不同情况及时处理，产程出现异常时再次评估分娩方式选择是否合适是继续试产的条件，只有对允许继续试产的产妇才采用人工破膜、静脉滴注催产素、手转胎方位等纠正异常因素的手段。对于分娩方式选择不合适，应及时更改分娩方式，选择助产或剖宫产。

4．难产处理时并发症的预防　难产处理时母胎均经历试产的考验，并发症发生率升高，不论是助产或是剖宫产，均应注意手法轻柔操作，避免组织撕裂和胎儿受伤。产后注意母体预防产后出血、感染及血栓，新生儿注意感染及损伤的及时发现。

（刘月兰　蒋小娥）

第九节　异常产道的处理

【临床场景导出】

产道异常的产妇临产入院，该如何处理？

【问题解析】

产道异常包括骨产道及软产道异常，以骨产道异常多见。产道异常使胎儿娩出受阻。分娩时应详细询问病史，通过产科检查结合骨盆测量及超声等辅助检查，明确产道异常的类型和程度，结合产力、胎儿等因素，综合判断，决定分娩方式。

1．评估胎儿宫内是否安全　根据胎心监护评估胎儿宫内情况，若出现胎儿宫内窘迫，以抢救胎儿为首要目标，尽快终止妊娠。若胎儿宫内情况良好，评估产道，明确产道异常的类型和程度及时处理。

2．**明确产道异常的类型和程度**　产道异常包括骨产道异常和软产道异常，以骨产道异常多见。

（1）骨产道异常

1）骨盆入口平面狭窄：以扁平骨盆为代表，主要为骨盆入口平面前后径狭窄，头先露时易发生头盆不称，初产妇多呈尖腹，经产妇多为悬垂腹，表现为临产后胎头迟迟不入盆、跨耻征阳性等常可诊断。

2）中骨盆平面狭窄：主要见于男型骨盆及类人猿型骨盆，以坐骨棘间径狭窄为主，胎头能衔接，但胎头下降至中骨盆平面时内旋转受阻，常发生持续性枕后（横）位，使第一产程活跃期延长或停滞，产妇过早感觉排便感，或第二产程延长或胎头下降延缓甚至停滞，应高度考虑中骨盆平面异常所致难产。

3）骨盆出口平面狭窄：常与中骨盆平面狭窄并存。坐骨结节间径与出口后矢状径之和＜15cm，足月活胎不应继续试产。易致继发性宫缩乏力和第二产程停滞。不宜强行阴道助产，否则会导致严重的软产道裂伤和新生儿产伤。

4）骨盆三个平面狭窄：骨盆三个平面各径线均比正常值小2cm或更多，多见于身材矮小、体型匀称的产妇，根据体型易诊断。

5）畸形骨盆：包括跛行、脊柱侧弯所致的偏斜骨盆和骨盆骨折所致的畸形骨盆。

（2）软产道异常

1）先天发育异常：阴道闭锁、阴道纵隔或阴道横隔、阴道包块、宫颈坚韧、子宫发育异常等，根据病史、孕前及孕期B超可以诊断。

2）后天疾病因素引起的盆腔、子宫下段、子宫颈、阴道、外阴的病变导致的软产道异常：盆腔肿瘤（子宫肌瘤、卵巢肿瘤）、瘢痕子宫、宫颈粘连和瘢痕、宫颈癌、阴道包块（阴道囊肿、肿瘤、尖锐湿疣等）、外阴水肿等，根据病史、体格检查及孕期 B 超容易诊断。

【应急处理方案】

异常产道处理原则：分娩时应明确产道异常的类型和程度，综合评估产力、胎儿大小与胎方位、骨盆大小及头盆关系是否相称、产程、胎心率进展等，结合年龄、产次、既往分娩史进行分析判断，决定分娩方式。

1. **根据胎儿情况选择分娩方式**

（1）胎儿宫内窘迫：一旦出现胎儿窘迫，尽早剖宫产终止妊娠。

（2）Ⅱ类胎心监护者：持续胎心监测，并寻找病因对症处理，如考虑产道情况可以阴道分娩，在作好紧急剖宫产准备的条件下，严密监测下阴道试产。

（3）无胎儿宫内窘迫征象：需根据不同情况及时处理综合评估，决定分娩方式。

2. **骨产道异常的分娩处理**

（1）骨盆入口平面狭窄：绝对狭窄（对角径 ≤ 9.5cm）应行剖宫产终止妊娠；相对性狭窄（对角径 10 ~ 11cm），胎儿不大，产力、胎位及胎心均正常时严密监视下阴道试产，试产后 6 ~ 8 小时胎头仍不能入盆或宫口扩张停滞或出现胎儿窘迫，及时转剖宫产结束分娩。

（2）中骨盆平面狭窄：多表现为活跃期或第二产程延长及停滞、继发性宫缩乏力等。若宫口开全，胎头双顶径至坐骨棘平面及以下，可手转胎方位后待其自然分娩或阴道助产；若胎头双顶径未达坐骨棘平面，或出现胎儿窘迫，应行剖宫产手术结束分娩。

（3）骨盆出口平面狭窄：慎重阴道试产，加测出口后矢状径，两者之和＞15cm，胎儿不大，可经阴道试产；两者之和≤15cm，足月胎儿应行剖宫产手术结束分娩。

（4）均小骨盆：估计胎儿不大、产力、胎位及胎心均正常、头盆相称者可阴道试产，反之应行剖宫产术。

（5）畸形骨盆：根据畸形骨盆类型、狭窄程度、胎儿大小和产力等情况具体分析，明显头盆不称者应行剖宫产术。

3．软产道异常的分娩处理

（1）外阴异常：会阴水肿者临产前可局部湿敷，临产后可严格消毒下针刺皮肤放液，分娩时，可行会阴侧切，产后加强护理；会阴坚韧者，应做预防性会阴侧切。

（2）阴道异常：阴道瘢痕严重影响胎儿娩出者应行剖宫产术；阴道横隔（或阴道纵隔）能扩张者不影响阴道分娩；若阴道横隔（或阴道纵隔）不影响宫颈口开全但影响胎儿娩出者，可切开待胎儿娩出后切除剩余的隔，可吸收线缝合残端；若阴道横隔高且厚阻碍胎先露下降者需行剖宫产。较大范围的尖锐湿疣、阴道肿瘤阻碍胎先露下降或阴道穹窿部严重陈旧性裂伤以行剖宫产为宜。

（3）宫颈异常：严重的宫颈粘连和瘢痕应行剖宫产；宫颈成熟不良、缺乏弹性、不易扩张者、宫颈水肿者可局部注射利多卡因缓解，有效者可经阴道分娩，无效者应行剖宫产术；宫颈癌、严重宫颈陈旧性裂伤应行剖宫产术。

（4）子宫异常：子宫畸形合并妊娠者，临产后应严密监测，适当放宽手术指征；瘢痕子宫试产者应根据胎儿大小、产力、既往剖宫产指征、术后恢复情况、术式及本次妊娠胎儿大小、胎位、产力、产道等综合评估，作好紧急剖宫产手术准备。

（5）盆腔肿瘤：足月临产时发现子宫及卵巢肿瘤只要不阻塞产道、影响胎先露下降仍可阴道试产，如肿瘤嵌顿影响产道时需行剖宫产。

【质控指标】

1. **产道异常评估的符合率** 产前及产时及时评估，早期发现产道异常，避免产时忽略性产道异常。

2. **分娩方式选择的合理性** 及时评估、早期发现产道异常，尽量在孕期发现产道异常，沟通好分娩方式。

3. **母婴并发症发生率** 例如子宫破裂、新生儿窒息、新生儿产伤发生率，均为产道异常评估后的反应指标。

【并发症预防】

1. **生殖道瘘** 产道受压过久，可形成尿瘘或粪瘘。如发现产程异常，及时进行评估，如为产道异常所致，不宜阴道分娩者及时剖宫产结束分娩。

2. **子宫破裂** 严重梗阻性难产伴宫缩过强形成病理缩复环，甚至可致子宫破裂，先兆子宫破裂、产程延长、产妇感染、产道损伤及宫腔操作，均可引起子宫破裂，产时应及时评估，加强监护，识别早期子宫破裂的征象，避免子宫破裂的发生。

3. **新生儿窒息及产伤** 骨盆入口狭窄致胎头高浮、胎膜早破、脐带先露、脐带脱垂机会增多，易出现胎儿宫内窘迫、新生儿窒息，如短时间无法经阴道分娩，需及时剖宫产终止妊娠。胎儿强行通过狭窄产道或手术助产，易引起颅内出血及其他新生儿产伤。因此，产道异常一旦发现，及时综合评估，不宜阴道分娩者及时剖宫产结束分娩。

【临床结局】

对异常产道的正确评估、及时处理，有助于选择合适的分娩方式，降低滞产及母儿并发症，保证分娩顺利和母胎安全。

【经验总结】

1. 临产前的评估 产道异常易导致头盆不称、增加胎头通过产道阻力，阻碍胎头顺利通过产道，分娩前应充分评估有无骨盆异常和骨盆的疾病或损伤，轻度骨盆狭窄可予以严密监测下试产、中重度骨盆狭窄、骨盆畸形、出口狭窄者不能试产；对于外阴瘢痕或水肿、阴道纵隔、子宫肌瘤、盆腔肿瘤等有软产道异常的患者，妊娠早期常规阴道检查，临产前应重新评估软产道，结合患者及家属意见，予个体化处理，有助于降低临产后的难产率。

2. 临产时的判断及早期识别 试产后 6~8 小时胎头仍不能入盆或宫口扩张停滞或出现胎儿窘迫，及时转剖宫产。会阴异常者分娩时可做预防性会阴侧切。瘢痕子宫试产者需根据不同情况，充分评估后决定分娩方式，应在备好急诊剖宫产条件下严密试产，一旦出现子宫破裂征象或胎儿宫内窘迫，尽早终止妊娠。

3. 难产处理时并发症的预防 加强监护，尤其注意识别早期子宫破裂的征象，避免子宫破裂的发生。产后注意预防出血和感染。出口狭窄者不能强行阴道助产，以免发生严重的母体生殖道损伤及新生儿产伤。

（刘月兰　蒋小娥）

🕦 第十节 异常胎位的处理

【临床场景导出】

产程中发现胎位异常，该如何处理？

【问题解析】

胎位异常是造成难产的主要原因，包括头先露、臀先露及肩先露等胎位异常。以胎头为先露的头位难产，是最常见的胎位异常。胎头径线无法适应骨盆径线，阻碍胎儿顺利通过产道，应及时识别早期异常信号，采用合适的分娩方式。

1. **评估胎儿宫内是否安全** 评估胎儿宫内情况，若出现胎儿宫内窘迫，以抢救胎儿为首要目标尽快结束分娩。若胎儿宫内情况良好，及时处理。

2. **寻找胎位异常原因及临床表现** 胎位异常包括头先露、臀先露、肩先露等，以头先露异常多见，胎头俯屈不良是引起头位难产的最主要的原因。其他宫颈肌瘤、头盆不称，子宫收缩乏力，胎儿过大或过小、胎儿发育异常也可以影响胎头俯屈及内旋转，引起头位难产。

（1）持续性枕横位：易发生于扁平骨盆及男性骨盆，伴胎头俯屈不良、内旋转困难、子宫收缩乏力，最常见于潜伏期延长、活跃期进展缓慢或者停滞，根据阴道检查和产时超声检查可以诊断。

（2）持续性枕后位：存在中骨盆狭窄，胎儿体重较大，子宫收缩乏力，宫颈肌瘤、胎儿发育异常等，多有原发性宫缩乏力；产妇临产后感肛门坠胀及排便感、宫颈水肿；产程异常；最常见宫颈扩张延缓、活跃期延长或者停滞，根据阴道检查和产时超声检查可以诊断。

（3）胎头高直位：胎头以不屈不仰姿势衔接入盆，其矢状缝与骨盆入口前后径相一致，称为胎头高直位，表现为胎头高浮，胎头高直前位时，腹部不易触及胎儿肢体，胎心位置稍高靠近腹中线；胎头高直后位时能在耻骨联合上方触及胎儿下颏。由于临产后，胎头不能俯屈，入盆困难，活跃期宫口扩张延缓或停滞。胎头高浮易发生第二产程延长、先兆子宫破裂或子宫破裂等。对母儿危害较大。

（4）前不均倾位：枕横位入盆的胎头侧屈以其前顶骨先入盆的一种异常胎位，呈前不均倾位，易发生于头盆不称、骨盆倾斜度过大、腹壁松弛时。产妇过早出现排尿困难、尿潴留等，体格检查时耻骨联合上方不易触及胎头。阴道检查：矢状缝与骨盆入口横径方向一致，矢状缝向后移靠近骶岬侧。

（5）面先露：多于临产后发生，以颏骨为指示点，胎头不易入盆，阴道检查触及胎儿口腔及下颏可确诊，常有第一产程延长。

（6）臀先露：病因包括胎儿的发育因素及胎儿活动空间因素，胎龄越小臀先露发生率越高，胎儿活动空间越过大或受限，均可导致臀先露。是最常见且容易诊断的异常胎位。腹部检查联合阴道检查触及胎儿胎臀包括胎儿骶骨、坐骨结节及肛门等及孕期超声可确诊。臀先露易发生宫缩乏力，产程延长，胎膜早破和脐带脱垂。胎心异常者警惕脐带脱垂。

（7）肩先露：为对母儿最不利的胎位，需高度警惕。

3. **高危因素**　①经产妇腹壁过度松弛；②未足月胎儿尚未转至头先露；③胎盘前置；④子宫畸形或肿瘤；⑤羊水过多；⑥骨盆狭窄。

4. **体格检查**　子宫呈横椭圆形，横径一侧可触及胎头另侧胎臀；胎膜已破宫口已开者阴道检查触及胎儿肩胛骨可确诊。超声能确定具体胎方位。

【应急处理方案】

异常胎位处理原则：头先露及臀先露者需综合评估胎位异常的类型、产力、胎儿大小与胎位、骨盆大小及头盆关系是否相称、产程进展等，决定分娩方式，持续性颏横位，高直后位及肩先露应剖宫产。

1．分娩方式的选择

（1）胎儿宫内窘迫：一旦出现胎儿窘迫，尽早终止妊娠，能短时间经阴道分娩，则行助产术；反之，应行剖宫产。

（2）Ⅱ类胎心监护者，持续胎心监测，并寻找病因对症处理，在作好紧急剖宫产准备的条件下，严密监测下阴道试产，放宽剖宫产指征。

（3）无胎儿宫内窘迫征象：需根据不同情况及时处理。

2．持续性枕横位、枕后位的处理　排除明显头盆不称后可阴道试产，应严密观察产程，注意宫缩强度，宫口扩张程度，胎头下降及胎心有无改变。

（1）第一产程：警惕宫缩乏力，必要时行人工破膜及缩宫素加强宫缩；活跃期停滞或延长，应予以纠正胎位加强宫缩，出现胎儿窘迫、产程无进展时，应行剖宫产术结束分娩。

（2）第二产程：可徒手或用胎头吸引器或产钳辅助将旋转胎方位至枕前位后，待其自然分娩或阴道助产；若转成枕前位较困难，也可以转至枕后位行产钳助产术。若胎头双顶径在坐骨棘平面以上或 S ≤ +2，或出现胎儿窘迫、第二产程延长，应行剖宫产手术终止妊娠。

（3）第三产程：作好新生儿复苏准备，同时预防产后出血。有产道裂伤者及时修补、给予抗感染治疗。

3．胎头高直位的处理　高直前位若无头盆不称，胎儿大小正常，产力强，应给予阴道试产机会。试产失败或明显骨盆狭窄，应行剖宫产分娩。高直后位一旦确诊，应行剖宫产。

4．前不均倾位的处理　重在预防，产程早期产妇宜坐位或半卧位，一旦发现前不均倾位，除个别胎儿小、骨盆宽大、宫缩强给予短时间试产外，均应行剖宫产手术终止妊娠。

5．面先露的处理　颏前位时无头盆不称时可阴道试产，必要时行人工破膜及缩宫素加强宫缩；第二产程必要时行产钳助产。若出现胎儿窘迫、持续性颏后位，应行剖宫产术结束分娩。

6．臀先露的处理　应根据产妇年龄、本次妊娠经过、胎产式、骨盆类型、臀先露类型、胎儿大小，胎儿是否存活及发育是否正常，有无合并症等，严格把控剖宫产指征，选择合适的分娩方式。经阴道分娩者，第一产程尽可能防止胎膜过早破裂、取侧卧位、少做阴道检查。胎心异常者警惕脐带脱垂。有脐带脱垂，宫口未开全，胎心好，立即行剖宫产；无脐带脱垂则严密监测下阴道试产。第二产程作好接生、预防后出头困难准备。第三产程注意预防产后出血。

7．肩先露的处理　根据胎儿大小、产次、胎儿是否存活、宫颈扩张程度、胎膜破裂、有无并发症等综合决定分娩方式。足月活胎，需要抢救的胎儿，不论初产妇或经产妇均应行剖宫产。若为引产胎儿，可在宫口开大 5cm 以上，麻醉下试行内倒胎位术或直接毁胎术，术后常规检查软产道有无裂伤，及时给予修补缝合，并预防产后出血及产褥感染。

【质控指标】

1．中转剖宫产率　胎头位置异常经临床处理后，顺产率应尽量提高，中转剖宫产率是评估处理是否有效的直接指标。中转剖宫产需严格把握剖宫产指征。

2．**软产道裂伤发生率** 胎头位置异常试产、处理过程中，易导致软产道损伤，如阴道裂伤、宫颈裂伤等，尤其是内倒转胎位处理后，处理过程中应动作轻柔、力道均匀、严格无菌操作，切不可使用暴力。

3．**新生儿产伤发生率** 胎位异常处理后阴道试产，尤其是臀先露阴道试产，需警惕新生儿窒息及新生儿产伤的发生。

【并发症预防】

1．**新生儿产伤** 胎头位置异常处理后阴道试产，尤其是臀先露阴道试产，易发生新生儿窒息及新生儿产伤。分娩时应请具有新生儿窒息复苏经验的医生到场，并作好新生儿窒息复苏的准备。助产时动作轻柔，严格按分娩机制的流程助产。

2．**产后出血** 胎位异常易导致宫缩乏力、产程延长、产妇感染、产道损伤及宫腔操作，均可引起产后出血，及时加强宫缩，做好预防产后出血的各项措施是关键。

3．**新生儿窒息** 产程异常、脐带因素、后出头困难等，均可引起胎心异常，出现胎儿宫内窘迫、新生儿窒息，及时发现异常胎位，密切观察产程变化及胎心变化，做好相应的处理，是预防的关键。

4．**软产道裂伤** 胎头位置异常试产、处理过程中，易导致软产道损失，如阴道裂伤、宫颈裂伤等，尤其是内倒转胎位处理后，处理过程中应动作轻柔、力道均匀、严格无菌操作，切不可使用蛮力。胎儿娩出后及时仔细检查软产道，预防产后出血，如有裂伤，按解剖结构缝合（图2-8）。

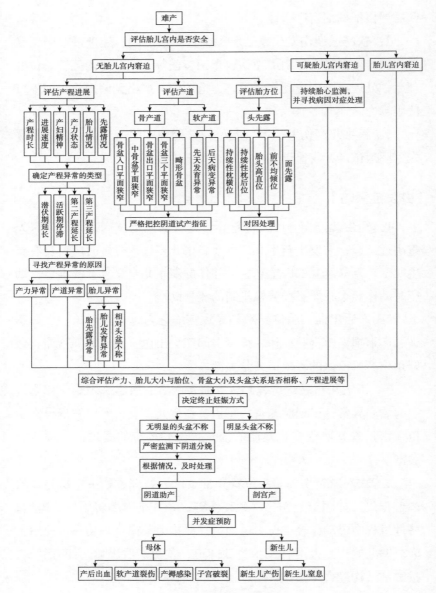

图 2-8　难产的处理流程图

【临床结局】

对异常胎位的早期识别及时处理，有助于早期发现不宜阴道分娩的产妇，早期更改分娩方式。对适宜继续阴道试产者，密切观察产程及胎心变化，做好相应的处理，促进其转化为正常分娩，保证分娩顺利和母胎安全。

【经验总结】

临产时的评估：产时要反复、多次、充分、正确地评估头盆关系，可通过腹部检查、阴道检查、B超等确诊胎方位，尽早发现枕横位、枕后位等异常胎方位。对于产程进展异常，警惕头盆不称和产力不佳，对于加强宫缩、转胎方位失败等积极处理后产程仍无进展者，行剖宫产或阴道助产终止妊娠，注意徒手转胎方位或产钳助产需由经验丰富的人员谨慎操作，操作前就临床处理原则及备选方案详细告知患者及家属，获得知情同意。

难产的处理：对临产后的胎头高浮、产力异常，应高度警惕高直后位，不盲目加强宫缩，应详细阴道检查，综合评估决定分娩方式。一旦确诊前不均倾、持续性枕后位、持续性枕横位、肩先露、完全性及不完全性臀先露不宜阴道试产，建议剖宫产终止妊娠。对经产妇腹壁松弛、胎头高浮、羊水过多、双胎妊娠、臀位等高危者，加强监护，警惕复合先露，一旦出现异常，积极采取措施结束分娩。

难产处理时并发症的预防：加强产科医师、助产士等对胎位异常的认识并提高紧急情况下的处理，降低胎位异常分娩带来的母婴并发症。

（刘月兰　蒋小娥）

参考文献

1. 曹泽毅. 中华妇产科学. 3 版. 北京：人民卫生出版社，2014.

2. 刘兴会，徐先明，段涛，等. 实用产科手术学. 2 版. 北京：人民卫生出版社，2020.

3. 刘兴会，贺晶，漆洪波. 助产. 北京：人民卫生出版社，2018.

4. 刘兴会，漆洪波. 难产. 2 版. 北京：人民卫生出版社，2021.

5. 华克勤，丰有吉. 实用妇产科学. 4 版. 北京：人民卫生出版社，2018.

6. 谢幸，孔北华，段涛. 妇产科学. 9 版. 北京：人民卫生出版社，2018.

7. CUNNINGHAM FG, LEVENO KJ, BLOOM SL, et al. Williams Obstetrics. 25th ed. 杨慧霞，漆洪波，郑勤田，等译. 北京：人民卫生出版社，2020.

8. 中华医学会妇产科学分会产科学组. 新产程标准及处理的专家共识（2014）. 中华妇产科杂志，2014，49（07）：486.

9. PIRES-MENAD A, FLATLEY C, KUMAR S. Severe neonatal outcomes associated with emergency cesarean section at term. Maternal-Fetal & Neonatal Medicine, 2019, 34(4): 629–633.

产时应急问题及处理

🐾 第一节　胎盘娩出前产道出血的处理

【临床场景导出】

患者产时会阴红肿，胎儿娩出后胎盘尚未娩出，产道立即涌出鲜红色血液。应当怎么处理？

【问题解析】

1. **快速判断出血来源**　胎儿娩出后，胎盘尚未剥离，即出现持续的阴道流血，软产道裂伤可能性最大，应立即行阴道检查，探查出血来源，排除胎盘部分剥离或胎盘早剥所致宫腔来源出血，同时证实血液来源于软产道裂伤。

2. **明确出血的部位及特点**　通过阴道检查，明确软产道裂伤是弥漫性擦伤还是撕裂伤，裂伤的深度；出血的特点是动脉血（迅猛的鲜血）还是静脉血（暗红的血液），是血管性出血还是裂伤组织的渗血。有无伴随阴道或会阴部炎症、水肿的表现。

【应急处理方案】

处理原则：快速止血、减少出血、预防并发症。

1. **阴道检查**　明确出血来源，如果出血来自宫腔，可能是胎盘部分剥离；出血来自阴道或宫颈裂伤处，证实是软产道裂伤，并明确裂伤的部位、出血的性质及特点，确定针对性止血的方案。

2. **快速止血**　针对裂伤的部位、出血性质及特点，血管性出血以钳夹结扎止血为主；深部裂伤的组织渗血或出血以缝合为主；弥漫性擦伤、浅表裂伤组织出血，尤其伴有局部炎症表现者，以压迫止血为主。

3. **正确处理软产道裂伤止血与胎盘剥离的关系**

（1）胎盘不影响止血的患者，不急于剥离胎盘，但应注意加强宫缩和监测生命体征、建立液体通道等预防胎盘剥离过程中和剥离后发生产后出血的风险。

（2）如裂伤部位深，尤其是宫颈裂伤，胎盘娩出前难以止血，可在局部压迫止血的同时，使用强效宫缩剂，做好产后出血预防和急救的情况下，尽早娩出或手剥胎盘，再进行软产道的裂伤缝合、止血。

在整个处理过程中务必准确记录患者出血量，注意患者生命体征变化。

【质控指标】

1. **产后出血量**　产后出血量与患者的预后息息相关，同时也是反映救治能力的关键指标。

2. **裂伤感染率**　产道裂伤的感染，往往容易导致伤口的愈合不良，因此加强伤口感染的监测是促进伤口愈合的质控环节。

【并发症预防】

1. **会阴–阴道裂伤感染或裂开**　预防会阴–阴道裂伤感染或裂开，需要从产前–产时–产后三个环节着手，其中缝合前注意清洗、消毒创面，保持无菌操作，缝合时注意对合整齐、止血彻底，减少遗留无效腔、避免缝线过密和过紧，局部压迫纱条控制在24~48小时之内尽早取出。对于阴道炎症患者可选择广谱抗生素治疗。产后恶露持续不净，可用内置棉条塞入阴道，定时更换，协助保持会阴伤口的干燥及感染控制。

2. **阴道瘢痕、狭窄的预防** 如创面广泛，估计阴道瘢痕形成或狭窄的可能性比较大，可在裂伤修复后利用凡士林纱条压迫阴道、定期更换，维持1~2周，或创面喷覆表皮生长因子，有效促进组织损伤的恢复，预防阴道壁粘连、狭窄。

【临床结局】

阴道壁、宫颈裂伤出血一般经积极处理预后良好，如缝合不良或者合并感染，容易出现伤口愈合不良、局部血肿、广泛瘢痕形成、阴道壁狭窄和宫颈陈旧性裂伤等近远期并发症。

【经验总结】

1. 对于所有拟定阴道试产患者，临产前2周常规进行阴道炎症筛查。如存在阴道炎症，则产前应及时进行治疗，若产前无治疗机会，则在围产期可预防性使用抗生素治疗。若严重阴道炎症，整个阴道弥漫性充血、组织脆，胎儿偏大等情况，估计产时发生严重会阴阴道损伤不可避免，亦可放宽条件进行剖宫产终止妊娠。

2. 产前需充分评估会阴阴道条件，产时尽量减少阴道操作，接产时注意充分扩张会阴及阴道，控制胎头娩出速度，减少会阴阴道复杂撕裂伤的发生。

3. 对于胎儿偏大，预计会阴撕裂不可避免者，充分把控会阴侧切时机，过早的侧切可致医源性切口出血过多，侧切过小胎儿娩出时亦会出现会阴严重裂伤，助产士及医师需加强助产技能培训，对于每个患者进行个体化诊疗。

4. 一旦考虑软产道裂伤，应迅速明确软产道裂伤部位、深度、性质及出血的特点，采取针对性的止血方法，最大程度地降低出血量。

5. 对于严重的软产道裂伤，术后需要保持会阴清洁干燥，并给予广谱抗生素预防感染，产后 7 天可常规行高锰酸钾坐浴促进伤口愈合。

6. 严重软产道裂伤时，因临床上对产后出血量的估计往往不准确，应常规复查血常规，必要时需要积极纠正贫血，加速伤口愈合，降低感染率。

（沈津京）

第二节　胎盘娩出后阴道出血的处理

【临床场景导出】

胎盘娩出后阴道即时涌出血液，检查胎盘母面较粗糙、胎儿面存在血管断端。应当怎么处理？

【问题解析】

一旦胎盘娩出后即时出现出血的情况，对出血病因的诊断需做到及时、准确，延误可导致患者出血进行性增多，严重者危及产妇生命。

1. **评估患者生命体征**　立即监测患者生命体征，准确估算出血量，如出血迅猛，患者快速进入休克早期，则应马上开启产后出血应急抢救流程，在抗休克同时进行出血原因的查找；若出血尚可控，则快速查找出血原因，对症处理。

2．**快速判断出血来源** 当胎盘娩出后即时出血时，第一时间进行阴道检查，查看血液来源于宫颈、阴道等软产道还是宫腔，通过以上探查排除软产道因素所致出血，明确出血来自宫腔。

3．**明确出血原因** 在考虑出血来源于宫腔的情况下，务必检查胎盘，若胎盘娩出后发现胎盘胎膜不完整或者胎盘胎儿面有残留的血管断端，则应考虑胎盘组织残留或副胎盘的存在。有条件的医疗机构，可行床旁超声检查宫腔内有无异常回声，以进一步明确胎盘残留所致的子宫性出血。

【应急处理方案】

处理原则：快速清除宫腔内残留组织以止血、避免产后出血发生。

1．**建立静脉通路并予以宫缩剂加强宫缩** 及时开放静脉通路，积极予以促子宫收缩治疗。

2．**清除宫腔内残留组织** 妊娠物残留一旦确立，必须予以清除，治疗方法包括徒手取出或行清宫术：

（1）徒手剥离胎盘：当子宫下段及宫颈内口未收缩时进行。如已经回缩，可使用硝酸甘油或麻醉药物，松弛子宫，有助于徒手进入宫腔取出残留的胎盘组织。切忌动作粗暴易造成子宫下段及宫颈上段不全撕裂或子宫破裂。

（2）清宫术：可在强力加强宫缩的情况下在产房进行，采用大钝性刮匙或低负压大吸头的吸引器进行，如排除残留后仍活动性出血，则迅速行宫腔填塞压迫止血。必要时在麻醉下进行。

（3）有条件的医院，操作时可在床旁超声引导监视下进行，一方面有助于进行定位，另一方面可确定残留组织是否完全清除。剥离时发现胎盘与子宫壁之间界限不清，找不到疏松的剥离面，无法分离者，应考虑植入性胎盘，切不可用力强行剥离。

3. **出血不多者的处理**　可考虑保守治疗，包括药物治疗和介入治疗。经过上述保守处理，留在宫壁上的残留植入的胎盘组织可因血运不良或因组织自溶而自行脱落，也可保守治疗后待 hCG 平稳下降、子宫缩小后择期行钳夹术、宫腔镜下清除术或者高聚焦超声消融治疗。

4. **出血多者的处理**　使用无菌纱条或者水囊暂时性填塞减少出血，床旁超声等判断植入的面积及深度，根据植入的程度、出血量的大小、生命体征情况及产妇再生育的愿望，以母体安全为核心，选择急诊介入、开腹止血等方案。

【质控指标】

1. **产后出血**　快速高效地进行止血处理，是有效降低产后出血发生，改善母体结局的关键。

2. **产褥期感染**　产后出血和宫腔操作等因素都是产褥期感染的高危因素，加强产褥期感染的监测，可以有效降低相关并发症。

3. **妊娠物残留的比例**　妊娠物残留往往是导致产后出血的高危因素，对妊娠物残留的监测是避免产后出血的关键。

【并发症预防】

1. **产褥感染的预防**　严格无菌操作，尽量一次完成操作，不可反复进出宫腔，增加感染机会，对于进行了宫腔操作患者，围产期给予广谱抗生素预防感染。

2. **子宫内翻的预防**　进行徒手剥离残留胎盘组织时手法要正确轻柔，自边缘缓慢使得胎盘与宫壁分离，同时用手固定耻骨联合，上推子宫下段，切勿强行撕拉，致使子宫内翻。

3. 宫腔粘连的预防 为清除宫腔残留胎盘组织进行宫腔操作时务必轻柔，避免过度吸刮，若考虑广泛粘连植入或者宫内感染的情况，可预防性使用人工周期治疗，促进子宫内膜修复（图 3-1）。

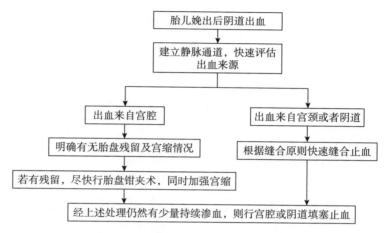

图 3-1 胎儿娩出后阴道出血的处理流程图

【临床结局】

胎盘因素所致出血，一般在加强宫缩下及时清除宫腔内胎盘组织后可有效止血，若处理不及时，极易出现产后出血、产褥感染、子宫内翻、子宫穿孔、宫腔粘连等近、远期并发症。

【经验总结】

1. 孕期产检应常规评估既往生育史，如存在胎盘粘连、胎盘植入的高危因素，如多次宫腔粘连分离手术史、既往胎盘粘连大出血生育史、宫腔结核或者感染史等，则产前应进行胎盘植入评估，估计产时胎盘植入评分高，出血难以控制，则可放宽指征进行剖宫产终止妊娠。

2．阴道分娩产后应及时、仔细检查胎盘胎膜是否完整，如发现胎盘娩出欠完整，建议在开放静脉通道、心电监护的情况下，及时清宫；如仅有少许胎膜残留，患者出血不多，可加强宫缩，严密观察，待产后 7~10 天复查超声后决定是否清宫。

3．对有胎盘粘连高危因素的孕妇，在胎儿娩出后应立即给予强效的子宫收缩剂，尽量避免因宫缩乏力所致的产后出血和胎盘滞留等并发症。

4．一旦发生胎盘娩出后出血，应迅速明确出血原因，采取针对性的止血措施，最大限度降低出血量。若为胎盘因素所致出血，则在加强宫缩同时尽快清除宫腔残留胎盘组织，此为减少出血的关键。

5．对于胎盘残留或者宫腔操作后的孕妇，不管其是否有产后出血，术后均应加强抗感染治疗，避免产褥期感染的发生；同时建议在明确妊娠物完整清除的情况下，尽快给予人工周期保护子宫内膜，减少宫腔粘连的发生。

（沈津京）

第三节　产时严重宫颈裂伤的处理

【临床场景导出】

胎儿顺利娩出，胎盘尚未娩出，产道立即涌出较多鲜红色血液，应如何处理？

【问题解析】

胎儿刚娩出胎盘尚未剥离即有鲜血流出，尤其是使用阴道助产者，应怀疑有宫颈裂伤。较深的宫颈裂伤可延及阴道穹窿部，阴道上 1/3 段或子宫下段，损伤严重可导致难治性产后出血甚至危及生命。应常规进行阴道宫颈检查，并仔细检查有无合并阴道穹窿及子宫下段的延伸性裂伤，明确裂伤的部位及特点，寻求快速止血的措施。主要的思路如下。

1．**快速判断出血来源**　胎儿娩出后，胎盘尚未剥离，即出现持续的阴道流血，软产道裂伤可能性最大，应立即行软产道检查，探查出血来源，排除胎盘部分剥离或胎盘早剥所致宫腔来源出血。

2．**明确出血的部位及特点**　宫颈位于阴道顶端，位置较深，可使用阴道拉钩充分暴露软产道，检查中如发现局部血管断裂，活动性出血，可予以结扎或缝扎出血灶，避免血管回缩形成血肿，同时暴露视野清晰，更全面快速评估裂伤情况。特别是孕期行宫颈环扎术、产程中滞产等宫颈长时间受压，局部可能缺血水肿，严重时可发生坏死，甚至环状撕脱。宫颈深度裂伤多继发于助产操作，对所有难产的第三产程后，无论有无出血，均应常规检查宫颈及阴道的完整性。

【应急处理方案】

处理原则：一旦发现软产道裂伤出血，遵循快速止血、减少出血、预防并发症的处理原则。

1．**全面评估患者情况**　监测患者生命体征，身体状况评价。吸氧，建立多条静脉通路，输液备血，尽可能准确估算出血量。

2．**软产道检查，明确原因**　明确裂伤的部位、出血的性质及特点，确定针对性止血的方案。

（1）宫颈检查的方法：宫颈检查时，用一把无齿卵圆钳固定，从 12 点处作为检查的起点、两把无齿卵圆钳依次交替循序检查宫颈一周，显示其完整性或裂伤的部位，避免遗漏。子宫颈 3、9 点处的肌肉及结缔组织成分少，撕裂多见于纵行撕裂，如裂伤较深较长，一定要仔细探查裂伤是否延及阴道上段、穹窿部或子宫下段。

（2）软产道裂伤胎盘娩出前局部止血措施：胎盘娩出前发现宫颈裂伤出血，可先用卵圆钳钳夹出血灶，待胎盘娩出后仔细查看裂伤情况，再行缝合操作，若出血汹涌，则可先行局部缝扎止血，待胎盘娩出后整体探查软产道，使用阴道拉钩暴露伤口或行直肠指检帮助诊断裂伤程度。

3．快速沟通病情，知情同意后进行缝合手术

（1）手术环境准备：手术应在满意的麻醉、照明设施和设备完善的分娩室或手术室内完成。如果患者出血量较多，创面暴露困难，可给予阴道填塞，并尽快将患者转运至手术室。

（2）宫颈裂伤缝合：宫颈裂伤分为纵行裂伤、环形裂伤、波及阴道穹窿及子宫下段的宫颈撕裂。

1）宫颈纵行裂伤：如发现超过 1cm 的宫颈全程纵行撕裂或伴有活动性出血，应立即行宫颈裂伤缝合术。将两把无齿卵圆钳分别钳夹住撕裂的宫颈两侧裂缘，尽可能夹持组织面宽一点，向下牵拉时需注意保持一定张力，产后宫颈组织水肿、充血，质地脆，夹持组织过少、用力过猛可致撕裂的宫颈组织边缘脱落或出现人为的裂伤延伸，严重者上延至穹窿及子宫下段。尽可能暴露撕裂全貌后，直视撕裂的顶端，2-0 可吸收线于撕裂顶端 0.5～1cm 以上缝合第一针，可有效缝扎撕裂处已经回缩断裂的血管，打结的松紧程度以刚好能够控制出血和对合组织为宜，继而间断缝合或连续缝合撕裂的宫颈全层，至宫颈游离缘上 0.5cm 为止。如果裂伤较深达阴道穹

窿难以缝到顶端，可先在裂伤中段缝合一针作为牵引，再向两端缝合以便缝合止血。缝合时避免损伤直肠黏膜造成肠瘘，可让助手以1指伸入直肠作为引导。缝合完毕再次检查有无出血渗血，并做肛门指诊检查有无穿过直肠。

2）宫颈环形裂伤或撕脱者：可横向间断缝合止血，以恢复正常解剖结构。

3）波及阴道穹窿及子宫下段的宫颈撕裂：对于波及阴道穹窿的宫颈撕裂，或宫颈撕裂向上延伸超过宫颈阴道部不能暴露撕裂顶端，不要勉强经阴道修复，如可疑有腹膜穿孔、腹膜后血肿及腹腔内出血，应考虑剖腹探查，评估子宫下段完整性及盆腔出血情况，子宫下段撕裂按子宫破裂处理，行腹会阴联合手术。波及腹膜及子宫下段的严重宫颈裂伤，以宫颈为支点，从顶端或近顶端缝合牵引下，超过顶端0.5cm的原则进行缝合。

4．术后管理

（1）术后观察至产后2小时，有排尿困难、肛门坠胀、阴道内胀痛或出现贫血、休克者，应详细检查，排除出血或血肿的可能性，及时进行相应处理。

（2）抗生素预防感染。

【质控指标】

产后出血量：宫颈裂伤往往导致产后出血，快速有效的缝合是止血的关键。

【并发症预防】

1．产褥感染的预防　感染原因较多，但多为菌群失调、上行性感染等，因此，严格的无菌操作尤为重要，进行缝合操作时注意对合整齐、止血彻底，减少不必要的异物残留，同时预防性使用广谱抗生素。

2．**宫颈瘢痕形成的预防**　宫颈撕裂缝合至宫颈游离缘上0.5cm 为止，不要缝合至宫颈边缘，以防宫颈缩复后形成宫颈管狭窄，缝合过程中注意组织对合，松紧度以刚好能够控制出血为宜。

3．**陈旧性宫颈裂伤**　产后认真仔细检查软产道，发现宫颈裂伤达 1cm 以上及时缝合。

4．**产后出血**　当宫颈撕裂伤延及子宫下段、子宫动脉及其主要分支甚至穿透腹膜，可表现为大量外出血或内出血（阔韧带血肿或腹膜后血肿），若不能及时识别，可能导致低血容量休克，严重时危及产妇生命。

【临床结局 】

宫颈裂伤出血一般经积极处理预后良好，如出现盆腹腔血肿、内出血，需开腹进行修补及止血，因失血量大、发展为失血性休克导致心肝肾等重要脏器功能损害，甚至导致孕产妇死亡等近期并发症，或广泛瘢痕形成、阴道壁狭窄和宫颈陈旧性裂伤、术后肠瘘、尿瘘，希恩综合征等远期并发症，应作为临床结局管理目标。

【经验总结 】

1．**阴道试产前评估**　对于严重的阴道炎、宫颈炎、宫颈手术后孕产妇，试产前应进行软产道的评估。

2．**规范助产操作**　在施行助产手术前，充分评估宫口扩张情况，产钳或胎头吸引助产时，正确熟练地掌握操作方法。

3．**产程中不要盲目扩张宫颈**　如发现产程延长、宫颈水肿时，及时采用地西泮或间苯酚软化宫颈的处理，最大程度避免宫颈撕裂及降低宫颈撕裂的严重程度。

4. 产后发现宫颈裂伤的处理 立即由裂伤顶端 0.5～1cm 处依次间断缝合，止血严密，阴道侧穹窿因位置较深，不易找到出血点，非血管性出血，可以采用纱布填塞止血，24 小时后取出；血管性出血，结扎止血，如缝合困难，且易损伤周围脏器如膀胱、直肠等可转手术室，麻醉及照明条件良好的情况下进行缝合。术后用抗生素预防感染。

5. 缝合后仍有渗血的处理 宫颈血运丰富，缝合后可仍有渗血，进一步缝合可能仅增加出血点并不能达到止血效果，此时加用以下方式止血：①如无相关禁忌，可局部使用垂体后叶素；②局部无菌纱条压迫止血，12～24 小时后取出。

（裴琛琳）

🐾 第四节　产时阴道壁血肿延及穹窿的处理

【临床场景导出】

阴道分娩后 1 小时，产妇患者诉会阴疼痛难忍，肛门坠胀明显，阴道流血不多。应如何处理？

【问题解析】

阴道分娩后患者诉会阴疼痛难忍，肛门坠胀明显，小便困难，阴道流血不多，应想到阴道壁血肿可能。出血量多时可致产后出血甚至失血性休克，甚至危及产妇生命。

1. 明确是否存在阴道壁血肿 阴道分娩后出现会阴疼痛、肛门坠胀等情况时，一定要行肛门和阴道联合检查，明确是否存在阴道壁血肿。

2．**快速查找导致阴道壁血肿的诱因**　一般导致阴道壁血肿的往往存在较多的高危因素或者诱因，对血肿的处理也往往需要根据高危因素或者诱因来针对性治疗。其中常见的诱因包括：

（1）急产：在急产分娩时，由于阴道壁不能进行充分的扩张，胎儿在通过阴道的时候，阴道黏膜、黏膜下组织及血管会因为阴道壁的突然急剧扩张而破裂。急产造成阴道壁血肿及阴道裂伤是非常常见的，而且发生概率极高。

（2）阴道炎：阴道炎使得阴道壁组织及血管的脆性增加，分娩时会发生阴道组织裂伤及血管破裂，并且由于缝合后不易止血，会出现外渗形成血肿的情况。

（3）高龄：高龄产妇随着年龄的增长，血管通透性会发生改变，血管较之年轻产妇会变得弹性下降，在分娩时极易造成血管破裂。

（4）巨大儿、手术助产、臀牵引等分娩：产妇阴道及会阴弹性差的，在第二产程产妇用力不当的情况下极易发生软产道裂伤及引发大血肿。

（5）妊娠合并症：如妊娠期高血压疾病，全身小动脉痉挛，导致各组织器官缺血、缺氧，微血管病损以及血管脆性增加，致血管易断裂，易引起血肿。妊娠合并肝脏疾病，妊娠合并血小板减少等导致凝血功能障碍，亦易导致阴道壁血肿。

因此，对于每一个孕产妇产后都应该仔细进行软产道检查。特别是有上述高危因素的患者更应提高警惕，认真仔细检查软产道。

【应急处理方案】

处理原则：快速明确诊断，评估血肿发生的原因及进展的速度，必要时切开有效缝合，快速止血，避免产后出血和感染。

1．监测患者生命体征，身体状况评价。吸氧，建立多条静脉通路，输液备血，尽可能准确估算出血量。

2．检查软产道，评估组织损伤程度及解剖关系，肉眼及指检判断阴道壁血肿的部位、大小及侵犯范围，使用阴道拉钩暴露伤口或行直肠指检帮助诊断裂伤程度和血肿大小及侵犯范围。确定针对性止血的方案。

3．认真评估并向产妇及家属解释手术操作目的、意义，知情同意并取得配合。

（1）选择合适的场地环境：阴道检查或手术应在满意的麻醉、照明设施和设备完善的分娩室或手术室内完成。如果患者出血量较多，血肿大而深达穹窿，暴露困难，可给予阴道填塞，并尽快将患者转运至手术室。

（2）选择合适的麻醉方式：阴道壁血肿延及穹窿位置较深，暴露困难，患者难以配合，手术需要麻醉下进行。如果已经选择镇痛的孕妇可在硬膜外加药或全身麻醉。

（3）进行阴道血肿清除术：小的血肿可以经局部压迫，或者以可吸收线缝扎止血后压迫，密切观察血肿变化；发展快、迅速、较大的血肿，多系小动脉撕裂出血，应以手术治疗为主，具体如下。

1）充分暴露，切开血肿，清除血块，缝扎出血点。

2）用 2-0 可吸收缝线在血肿顶端上方 0.5～1cm 处缝合第一针以结扎回缩的血管。如果血肿较大较深难以缝到顶端，可先在血肿中上段缝合一针作为牵引，再向两端缝合以便缝合止血。

3）然后按解剖层次缝合创口、止血，缝合不留无效腔。

4）软产道检查及缝合时，应充分暴露损伤部位，尽量在直视下操作，避免因盲目操作致缝线穿透直肠壁。

5）术后行肛门指检，以了解直肠内有无缝线穿过，如有应予拆除，以免发生肠瘘。

6）如阴道裂伤或血肿较大较深，无法关闭血肿腔，可在腔内放置引流条，外端置于阴道或会阴部，避免血肿再次形成，并在缝合后在阴道内填塞纱布压迫止血，于24小时内取出。术后放置导尿管保留导尿及使用广谱抗生素预防感染。如发生腹膜后及阔韧带血肿，病情较重者，必须立即送往手术室，行经腹部及阴道联合手术，清除血肿，查找出血点，结扎止血。

4．术后管理

（1）术后观察至产后2小时，有排尿困难、肛门坠胀、阴道内胀痛或出现贫血、休克者，应详细检查血肿腔变化，警惕血肿的再次形成，并及时进行相应处理。

（2）抗生素预防感染。

【质控指标】

1．产后出血量　软产道裂伤是产后出血的四大原因之一，快速缝合止血是减少产后出血量，改善结局的关键。

2．伤口感染率　严重的软产道裂伤往往合并产后出血，容易导致伤口感染，继发伤口愈合不良。

【并发症预防】

1．再次阴道壁血肿　常由于缝合时止血不彻底，第一针位置未达伤口顶端、血管回缩等引起。根据血肿大小，采取局部冷敷、切开清除积血、缝合止血及填塞压迫等不同方法进行处理。

2．伤口感染　缝合前注意清洗、消毒创面，保持无菌操作，缝合时注意对合整齐、止血彻底，减少遗留无效腔、避免缝线过密和过紧，局部压迫纱条控制在 24 ~ 48 小时之内尽早取出。术后一旦发现伤口肿胀及脓性渗出，应立即拆线，予以彻底清创引流，应用抗生素。

3. **阴道瘢痕、狭窄的预防**　在快速止血同时恢复正常解剖结构，注意缝合线结不宜过密，注意组织对合情况，松紧度以刚好能够控制出血为宜。如创面广泛，估计阴道瘢痕形成或狭窄的可能性比较大，可在裂伤修复后利用凡士林纱条压迫阴道、定期更换，维持 1 ~ 2 周，或创面喷覆表皮生长因子，有效促进组织损伤的恢复，预防阴道壁粘连、狭窄。

【临床结局】

阴道壁血肿一般经积极处理预后良好，如出现血肿继续出血、扩大，导致难治性产后出血，甚至并发心肝肾等重要脏器功能损害，伤口感染、再次阴道壁血肿等近期并发症，或广泛瘢痕形成、阴道壁狭窄挛缩需进一步处理、术后肠瘘、尿瘘等远期并发症。

【经验总结】

1. 产前需要对具有高龄、阴道炎、经产妇或者既往有急产病史，巨大儿、凝血功能障碍等阴道裂伤高危因素的孕妇进行筛查，并在产时密切注意阴道裂伤的发生。

2. 产时注意会阴侧切的时机及控制胎头娩出的速度，减少裂伤的机会。

3. 缝合裂伤时一定要认真仔细，应缝合结扎切口顶端可能缩回的血管，首针应超过顶端 0.5 ~ 1cm，缝线松紧要适宜，缝合时不留无效腔，注意要深达切口底部，缝合完毕常规肛查。

4. 加强产后观察，产后常规在产房留观 2 小时，观察出血量、心率、产妇表现及局部伤口情况。回病房后加强巡视,凡遇产妇诉伤口疼痛、肛门坠胀、排尿困难,一定及时肛诊,警惕阴道血肿发生。

(裴琛琳)

第五节　会阴Ⅲ～Ⅳ度裂伤的处理

【临床场景导出】

胎盘娩出后检查会阴伤口向会阴深部扩展,肛门外括约肌断裂,直肠黏膜完整。该怎么处理?

【问题解析】

分娩后应常规检查会阴、阴道及宫颈是否撕裂。软产道撕裂伤在阴道分娩中比较常见,创伤可发生在宫颈、阴道和外阴,甚至延伸至肛门括约肌、直肠黏膜。

1. 评估产妇一般情况　严重的软产道裂伤,往往合并产后出血,因此一旦发现裂伤时,需尽快评估产妇一般情况,持续心电监护并作好抗休克准备。

2. 评估会阴裂伤程度

Ⅰ度裂伤为会阴部皮肤和/或阴道黏膜损伤,未达肌层,一般出血不多。

Ⅱ度裂伤为伴有会阴部肌肉损伤、出血较多,但无肛门括约肌损伤。

Ⅲ度裂伤为累及肛门括约肌,又分为 3 个亚型。Ⅲa:肛门外括约肌(EAS)裂伤厚度 ≤ 50%;Ⅲb: EAS 裂伤厚度 ≥ 50%;Ⅲc: EAS 和肛门内括约肌(IAS)均受损。

Ⅳ度裂伤：肛门内外括约肌及肛门直肠黏膜均发生损伤。

直肠扣眼裂伤：是指直肠黏膜损伤但肛门括约肌尚完整。如果未能及时识别和修复，则可能导致直肠阴道瘘。

根据会阴阴道裂伤的分度，由相应手术分级授权者进行修复。严重会阴阴道裂伤患者应由手术经验丰富的高年资医师完成修复手术。

【应急处理方案】

应急处理原则：恢复组织结构，促进功能康复，减少并发症发生。

1. **术前人员的准备**　应该由经过规范培训的医师进行，参与手术至少有 2 名产科医师（包括一名上级医师），麻醉医师，若为会阴Ⅳ度裂伤，需肛门直肠外科的专科医师为主导、高级职称医师参与。

2. **做好沟通后评估会阴损伤的严重程度**　确保麻醉效果满意，照明设备完善。充分暴露会阴情况，且在分娩后立即进行检查，动作要轻柔。应进行包括直肠指检在内的更全面的评估，详实记录裂伤情况。若暴露不满意，可考虑压迫止血后转入手术室手术。

3. **合适的缝合环境**　一般采取膀胱截石位，可在符合条件的分娩室，若出血多，视野不清楚或者患者不能配合，则建议快速行阴道填塞后转到手术室行全麻后缝合。

4. **正确缝合恢复解剖**　缝合方式对伤口愈合及盆底功能恢复有重要影响。术中应根据裂伤部位的组织特点，采用肌肉断端良好对合或重要功能部位肌肉两断端的"U"形加固缝合。术中彻底的清洁、止血，缝合不宜太密而影响血供。手术时修补撕裂的肛门括约肌、直肠黏膜及肛提肌时要注意缝线种类的选择、缝合深度的把握和恢复功能的缝合方法等。

（1）会阴Ⅲ度裂伤的缝合：先缝合肛门内括约肌，然后是肛门外括约肌。由于肛门括约肌断裂后通常会回缩，缝合前用 Allis 钳钳夹两侧回缩的括约肌断端，尽可能完整拉出。若暴露不清楚，先用组织剪小心分离周围的结缔组织，以松解暴露肌肉断端。如果是肛门内括约肌损伤，最好进行单独间断、加固缝合，采用不吸收的丝线，缝合时避免将肛门内括约肌重叠。而对于肛门外括约肌全层撕裂者，端 – 端缝合或重叠缝合效果相近。对于肛门外括约肌部分撕裂（Ⅲa 和部分Ⅲb 裂伤）者，则使用端 – 端缝合，重叠缝合会造成肌肉过度紧张。缝合完毕后行直肠指检以确保缝线没有穿透直肠黏膜。

（2）会阴Ⅳ度裂伤的缝合：原则上请肛门直肠外科医师进行修复，尽量保障首次手术愈合的可能性。先缝合直肠黏膜，一般采用 3-0 可吸收缝合线，减少产生异物反应。缝合时自切口顶端上0.5 ~ 1cm 处先连续内翻或间断缝合直肠前壁黏膜下层。避免"8"字缝合，缝合过程中不穿透直肠黏膜。再用 2-0 可吸收线连续或间断加固缝合直肠浆肌层及部分阴道肌层，后续步骤同会阴Ⅲ度裂伤修补。

5．术后管理　使用广谱抗生素预防感染，进食流质或半流质，推荐使用通便药以减少伤口裂开的风险，大小便后清洁消毒外阴，保持局部清洁干燥。可配合红外线照射促进伤口愈合。建议患者恢复后行理疗。做好随访工作，随访时若患者诉大便失禁或疼痛，应考虑请肛肠外科医生会诊和评估。

【质控指标】

1．术中出血量　会阴裂伤是产后出血的四大原因之一，快速的解剖缝合止血是减少产后出血量，改善结局的关键。

2．**伤口感染裂开率**　严重的会阴裂伤，往往合并产后出血，容易导致伤口感染，继发伤口愈合不良。

【并发症预防】

1．**伤口裂开**　缝合时针距太密影响局部血液循环，且切口易出现排斥反应，影响愈合。缝合针距过稀，可能导致对合不严密，使愈合时间延长，甚至不能有效愈合。缝合时留下无效腔，局部炎症反应大，也不利于切口愈合。缝合过程中注意张力不宜过大，减张缝合能够提高伤口甲级愈合率，减少伤口裂开的发生。缝合技术的提升是有效避免伤口裂开的有效措施，应考虑对所有产科医生及助产士进行正规的技术培训。

2．**感染**　导致伤口感染的因素较多，包括缝合过程中粪染、缝合过程中无菌操作执行不严格、术后护理不当等。缝合前常规使用生理盐水冲洗创面，术后擦洗会阴，可阴道内放置卫生棉条，减少恶露对伤口的污染。有感染征象者，予以清创缝合，并使用抗生素。

3．**伤口血肿形成**　手术结束前常规检查创面是否存在出血，避免术后血肿发生。术后观察伤口是否有阴道壁血肿，根据血肿大小，采取局部冷敷、切开清除积血、缝合止血及填塞压迫等不同方法进行处理。

4．**大便失禁**　发现会阴Ⅲ度或Ⅳ度裂伤，应及时进行修补，一般24小时内进行。术中需正确解剖肛门括约肌的位置，用鼠齿钳夹住对拢，即可感觉肛门被收紧，缝合后肛周皮肤恢复放射状结构。术后6～12周行理疗及盆底肌肉锻炼对恢复盆底功能具有积极意义。

5．**泌尿道阴道瘘、直肠阴道瘘** 修补后常规进行直肠指检，以确保直肠没有损伤，缝线没有穿透肛门直肠黏膜。如果在直肠内摸到缝合线，应拆除。对于经一期手术修补失败或因其他因素未处理的直肠阴道瘘，无严重出血及感染者，可待全身情况恢复良好、瘘口周围组织炎症消退、瘘口周围瘢痕组织软化后再择期手术治疗，一般选择在分娩 3 个月后进行，但只要局部无炎症反应，亦可早期缝合。

【临床结局】

会阴Ⅰ～Ⅱ度裂伤一般经缝合修复后预后良好，重点是严重裂伤如Ⅲ～Ⅳ度裂伤，在首次缝合的时候应将一期愈合、预防并发症的发生作为重要的目标进行管理。应将大便失禁、性交困难、直肠瘘等近远期并发症的发生纳入临床不良结局和医疗纠纷进行专案管理。

【经验总结】

1．**充分的病情评估** 警惕试产前会阴严重裂伤的高危因素的识别，包括：初产妇、胎儿过大、第二产程延长、肩难产、器械助产、急产、严重阴道炎等纳入产时预防会阴严重裂伤的重点对象。

2．**提高产科医师及助产人员的助产水平** 软产道严重的撕裂伤与助产技能、会阴侧切的时机及胎头胎肩娩出的速度有密切关系。提高助产水平，降低软产道严重撕裂伤的发生。

3．**加强临床技能和操作规范** 对会阴Ⅲ～Ⅳ度裂伤的管理，建立包括肛门直肠外科医师在内的专科医师培训制度。一旦发生软产道严重撕裂伤，尤其是波及肛门括约肌及直肠的Ⅲ～Ⅳ度裂伤，邀请有经验的专科医师参与手术缝合，将首次手术的愈合率作为缝合成功及降低医疗纠纷的关键。提高助产人员的识别能力和应急能力。

4．分娩后的护理 对软产道严重撕裂伤修复后的产妇，给予会阴伤口的护理、饮食指导、心理疏导，并注意全身情况的改善，局部理疗的使用等是争取一期愈合的重要影响因素。

（费奎琳）

🔖 第六节 双胎第一胎娩出 30 分钟后第二胎仍未娩出的处理

【临床场景导出】

双胎第一胎娩出 30 分钟后，第二胎仍未娩出。怎样处理？

【问题解析】

双胎妊娠阴道分娩，均应在分娩前的准备中纳入紧急助产、剖宫产的准备和告知。一旦第一胎儿娩出后，第二胎儿超过 30 分钟仍未娩出，应高度警惕第二胎儿难产。在评估第二胎儿难产原因的同时，再次核实好阴道助产及第二胎儿紧急剖宫产术的准备，以避免第二胎儿的损伤、窒息及相关的产科并发症为处理原则。

1．评估第二胎儿宫内是否安全 双胎分娩均应持续胎心监护，尤其是第一胎儿娩出后，严密持续进行第二胎儿的胎心监护。若有胎儿宫内窘迫的信号，应将迅速结束第二胎儿的分娩作为首要的目标。如果第二胎儿没有宫内窘迫，则应寻找难产的原因，寻求纠正难产的方法。

2．寻找第二胎儿难产的原因 双胎第二胎儿难产，常见是头位难产、胎儿位置改变和宫缩乏力三种情况。

179

（1）头位难产：因第二胎儿头型未受孕期骨盆塑形的影响，胎头各径线及头部在骨盆内摆放位置与骨盆径线及盆腔形态不相称，导致第二胎儿头位包括面先露难产。

（2）第二胎儿胎产式改变：第一胎儿娩出后，宽大的宫腔，容易导致第二胎儿由纵产式改变为横产式，或由头位转变为横位。横产式无法完成胎儿先露部的衔接及下降，导致难产甚至忽略性横位，给胎儿带来灾难性的后果。

（3）宫缩乏力：双胎子宫肌层过度扩张，甚至部分肌纤维断裂的概率升高。第一胎儿娩出后，出现宫缩乏力，无力将第二胎儿挤入产道，导致第二胎儿分娩延迟或难产。

3．继续分娩方式的选择　第二胎儿难产，多数需要助产或剖宫产完成，且并发症发生率高，如果在第二胎儿宫内安全的情况下，需要跟孕妇及家属详细告知病情、分娩选择及可能带来的并发症，在有能力的情况下选择助产或胎位纠正操作。

【应急处理方案】

处理原则：双胎第二胎儿难产，以降低第二胎儿的损伤、窒息及相关的产科并发症的发生为处理的基本原则。

1．第二胎儿宫内窘迫者　第二胎儿宫内窘迫包括胎盘早剥、脐带脱垂等，以快速、安全娩出第二胎儿为原则。根据第二胎儿大小、胎儿位置、情况的紧急性及短时间内能够使用的技术力量，采用助产、内倒转或紧急剖宫产术等途径进行实施。

2．第二胎儿无宫内窘迫者　因在紧急助产、剖宫产手术条件完善的情况下，全面评估母体产道、产力、第二胎儿大小、胎儿位置及家属的意愿，综合决定分娩或助产方式，以安全娩出第二胎儿和降低并发症为原则。

（1）团队的组建：估计需要助产或内倒转技术或母体其他并发症发生可能者，尽快呼叫有能力处理的上级医师。并告知新生儿科医师可能会发生的新生儿问题，作好抢救的准备和人员的补充。

（2）分娩方式的选择：对于头位或面先露导致的难产，可以尝试手法纠正或助产娩出，助产失败改剖宫产。对于第二胎儿变为横位的情况，首先停用缩宫素，避免胎膜破裂，预防脐带脱垂及忽略性横位。在人员准备到位，家属同意内倒转及宫颈未回缩的情况下，可以由熟练内倒转的医师，在破膜的同时进行内倒转术。若无倒转经验，倒转失败，宫口回缩、脐带脱垂、胎手脱出、孕妇拒绝阴道助产或胎心改变等上述任何一种情况，则需紧急行急诊剖宫产手术终止妊娠。

（3）分娩地点更改：如果需要完成第二胎儿的内倒转或完全臀牵引助产，需要转运到手术室，在剖宫产切皮前准备完备的情况下，分两组人进行，一组实施内倒转或完全臀牵引助产术，一旦操作失败，原位上推、固定胎儿，另一组迅速经腹切开子宫取出第二胎儿。

【质控指标】

1. **第二胎儿重度窒息发生率**　第二胎儿延迟分娩会延长产程，增加胎儿在宫内的缺氧风险，导致新生儿重度窒息。

2. **第二胎儿产伤**　第二胎儿的延迟分娩，往往容易合并胎位不正或者宫缩乏力，在娩出的过程中往往需要进行助产，错误的助产技术容易导致产伤。

3. **母体并发症发生率**　胎盘早剥、产后出血、产道损伤都是双胎分娩的常见并发症，需要高度警惕并正确处理。

【并发症预防】

1．母体并发症

（1）产道损伤：因为双胎分娩间隔时间延长，宫口存在回缩情况，臀牵引时容易出现后出头困难，加上紧急情况下阴道操作过于急切，极易导致出现软产道的裂伤。因此，对第二胎未能及时娩出的情况，需要把握好臀牵引的指征，同时掌握好正确的臀位分娩机制，切勿过于暴力的操作导致母儿损伤。

（2）产后出血：双胎孕妇因子宫过度膨胀，子宫肌纤维过度牵拉，且双胎分娩产程时间长，容易出现继发性宫缩乏力，都是导致出现产后出血的高危因素，因此对于双胎分娩的孕妇一定要将其作为产后出血的高危人群，积极缩短双胎分娩间隔时间，积极处理难产，并适时给予宫缩剂及宫腔填塞操作，有效预防产后出血。

（3）产褥感染：双胎分娩产程过长，阴道操作次数及人员多，且若合并第二胎横位难产，常需要行宫腔操作，因此需积极预防感染，产后积极给予抗生素预防感染。

2．新生儿并发症

（1）颅脑及脊柱损伤：臀牵引时，因宫口回缩或者胎头未能俯屈入盘，常使得后出头困难，此时没有经验的操作者常常会因为心慌而采取暴力牵拉等操作，从而导致胎儿出现小脑幕撕裂，脊柱损伤或断裂。

（2）臂丛神经损伤：臀牵引时，强行牵拉胎体或胎臀时都可造成臂丛神经损伤。臂丛神经损伤一旦发生只能等待其自然恢复或手术治疗，损伤严重者往往需要6个月或更长的恢复时间。

（3）骨折：是臀牵引时最常见的并发症，特别是不按臀位分娩机制进行娩出胎儿或者采取暴力牵拉等操作时，容易出现锁骨、肱骨或下肢骨骨折。因此对臀牵引的胎儿，出生后需关注其四肢活动情况，若有异常需及时完善 X 线检查，明确诊断，及时固定，避免出现畸形或者远期运动功能障碍。

（4）新生儿窒息：现有文献表明双胎间隔时间长是低 Apgar 评分的独立危险因素，且双胎分娩中若采用了臀牵引的助产技术都是容易导致新生儿出生后出现窒息的高危因素，因此对行臀牵引的新生儿，需要术前呼叫新生儿科医师作好复苏准备（图 3-2）。

【临床结局】

双胎第二胎儿难产，助产或紧急剖宫产的概率较高，如果监护或处理不及时，常常导致严重的胎儿损伤和产道裂伤，甚至死胎。

【经验总结】

1. 双胎分娩间隔时长超过 30 分钟，警惕第二胎儿难产。

2. 双胎阴道分娩时，在第一胎娩出后需立即固定第二胎胎位并固定好胎心监护的探头，务必动态观察子宫收缩、胎位及胎儿宫内状态。

3. 若双胎第二胎胎位为纵产式的情况下尽量选择在胎先露入盆之后再行人工破膜。对于横产式情况下，在未准备好转胎位等情况下，严禁人工破膜。

4. 臀牵引时，应按照分娩机制，缓慢持续牵引，切勿因为紧张或者不熟悉等情况，导致过于暴力地牵拉胎儿，从而出现新生儿并发症。如遇牵引困难，尤其是双臂上举等，不可强行牵拉，可旋转胎儿协助肢体娩出。助产失败紧急就地手术终止妊娠。

5. 对于所有双胎孕妇，特别是产程时间长，产前高危因素多，双胎儿体重均 > 2 500g 的孕妇，均应将其作为难产和产后出血等

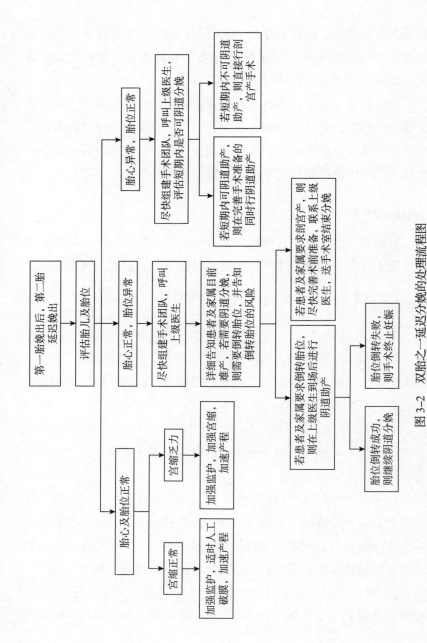

图 3-2 双胎之一延迟分娩的处理流程图

并发症发生的高危人群，可选择在有应急手术条件的分娩室分娩，提供更多母体安全措施的保证。

（李平）

第七节 瘢痕子宫阴道试产子宫破裂的识别和处理

【临床场景导出】

足月瘢痕子宫阴道试产过程出现胎心减速，如何处理？

【问题解析】

瘢痕子宫阴道试产因子宫瘢痕处的弹性有限，随着产程进展子宫下段不断拉长，子宫瘢痕部位可能出现肌层断裂甚至全层裂开，导致胎儿宫内窘迫、胎死宫内、产妇腹腔内出血、失血性休克等严重并发症。因此试产过程中应严密监测母儿情况，警惕有无子宫破裂的可能，防止严重并发症的发生。当瘢痕子宫阴道试产过程出现胎心减速时，我们临床诊治思路可归结如下。

1. 评估母儿是否安全

（1）产妇生命体征：首先评估产妇生命体征是否平稳，如生命体征不平稳，应立即终止妊娠；如产妇生命体征平稳，评估胎儿宫内情况。

（2）胎儿宫内情况：如出现Ⅲ类胎心监护，应立即终止妊娠；如为一过性胎心下降，很快恢复为Ⅱ类或Ⅰ类胎心监护，则在作好产钳助产或剖宫产准备的情况下，警惕子宫破裂的先兆，寻找出现胎心改变的原因。

2. 寻找胎心异常的原因 瘢痕子宫阴道试产过程中，出现突发的胎心异常，常见的严重致命的原因主要包括：子宫破裂、脐带受压或者脱垂、胎盘早剥。

（1）子宫破裂：瘢痕子宫阴道试产过程中，因子宫下段瘢痕处被持续拉长，若胎儿体重偏大、产程时间较长或宫缩过强等高危因素存在时，极易出现子宫原瘢痕处破裂，导致突发的胎心下降，母体腹部持续性疼痛、心率增快等临床表现，也可仅见严重的胎心减速甚至短时间内胎心消失，母体无明显的临床表现。

（2）脐带受压或者脱垂：产时脐带受压或者脱垂，主要表现为宫缩时严重的胎心减速，宫缩间隙期可能恢复，具体的识别详见第二章第二节。

（3）胎盘早剥：产时的胎盘早剥，主要以血性羊水为主，严重的早剥或脐带根部的早剥也可表现为严重的胎心减速，临床特点详见第二章第四节。

3．有无其他伴随症状　总之，瘢痕子宫阴道试产过程中，发生子宫破裂的高危因素包括胎头下降的停滞、过强的宫缩；其发生的时间多在第一产程的活跃期和第二产程。如果存在破裂的高危因素，又正处在破裂的高发时段，可行连续监护早期识别胎心的异常。另外，瘢痕子宫阴道试产过程中，应严密监测母体情况，若发现不明原因的母体心率增快、腹部持续性疼痛，小便困难，甚至血尿等，宜应作为识别的早期信号。不管是胎儿因素或是母体因素为首发表现，只要高度怀疑瘢痕子宫试产过程中子宫破裂的先兆，均应果断终止妊娠，切勿因寻找病因、明确诊断而错失抢救母儿生命的宝贵时间。

【应急处理方案】

处理原则：瘢痕子宫先兆破裂或破裂以快速娩出胎儿、修补子宫破口，预防感染及产后出血为主要原则。

1．**人员准备**　当高度怀疑子宫破裂时，迅速启动院内急救绿色通道，呼叫上级医师到场指挥抢救，呼叫新生儿科医生到场紧急抢救新生儿。

2．**建立静脉通道，积极备血的情况下，根据情况可分为以下两种处理**

（1）产妇生命体征平稳：迅速评估胎儿存活情况及紧急娩出胎儿的可能性：

1）若胎心存在或胎心消失时间短，助手固定宫底部及胎儿，以不上推胎先露为前提的条件下行阴道检查，评估能否紧急娩出胎儿。如宫口开全、胎先露在 S+2 及以下，应立即行产钳助产娩出胎儿，以抢救新生儿，尽快行床旁急诊超声及宫腔探查等评估是否子宫破裂，再决定是否行剖腹探查术。如宫口未开全，则紧急行产房剖宫产术，争取 5 分钟之内娩出胎儿，然后探查子宫破裂情况。

2）若胎心消失时间长，胎儿无存活可能，以抢救孕妇为主，则紧急行剖腹探查术。

（2）产妇生命体征不平稳：无论胎儿是否存活，紧急输血输液抗休克的同时行剖腹探查术。进腹后立即娩出胎儿，交由新生儿科医师进行复苏抢救，然后探查子宫破裂情况。

3．**子宫破口的修补**　术中应仔细探查，了解解剖层次，清除积血或血肿，有条件进行破口修补的产妇尽量行破口修补术，破裂口大、裂口不整齐者，可酌情修剪后创造条件进行破口修补术。如需行子宫次全切除术或全切术者，应注意尽量避免泌尿系统损伤。如裂口累及膀胱、输尿管者，应请泌尿外科医师同台进行手术修补。

【质控指标】

1．**发现先兆子宫破裂到胎儿娩出的时间** 瘢痕子宫破裂后导致胎儿急性失血，因此尽快娩出胎儿是母婴救治的重要环节，其娩出时间是关键的质控指标。

2．**瘢痕子宫试产子宫破裂率、新生儿窒息发生率** 瘢痕子宫阴道试产是子宫破裂的高危因素，其往往也导致胎儿急性失血所致的新生儿缺氧的重要原因。

3．**产后出血、子宫切除发生率** 子宫破裂是母体出血的重要原因，对其出血量的有效控制，是降低产后出血及子宫切除的关键环节，同时也是降低母婴并发症的重点。

【并发症预防】

1．**子宫切口的延长及撕裂** 子宫破裂产妇进腹时可能已有子宫瘢痕部位的严重裂伤、盆腹腔积血，延裂至宫旁、宫颈、膀胱者可能导致宫旁血肿、腹膜后血肿、膀胱内出血，增加手术和止血难度。因此子宫破裂时胎儿的娩出过程仍需要轻柔，切勿因情况紧急而暴力操作，导致子宫破口延裂。

2．**产后出血** 若子宫裂伤感染严重、解剖层次不清无法进行裂口修补，行子宫次全切除术或子宫全切术时手术创伤大、术中出血多，应积极和输血科联系备足血源，同时术中和麻醉科医生积极配合，维持术中术后产妇生命体征的稳定，以降低产妇围手术期缺血缺氧性脑病、肝肾功能障碍、心搏呼吸骤停等风险，术后转重症监护室，和 ICU 医师共同管理促进产后康复和相关并发症的预防。

3．**子宫感染** 高度怀疑子宫破裂者行急诊剖宫产多在临床争分夺秒抢救母儿生命的紧急情况下进行，快速的消毒铺单、未预防性使用抗生素、手术时间长、止血操作多等均可能增加子宫感染风险。子宫修补过程中应注意无菌操作，彻底止血，尽可能恢复子宫原有解剖、不留无效腔、缝合整齐，缝线不应过紧或过密以免影响子宫切口血运。术后应积极纠正贫血、低蛋白血症等情况以利于子宫切口的修复（图3-3）。

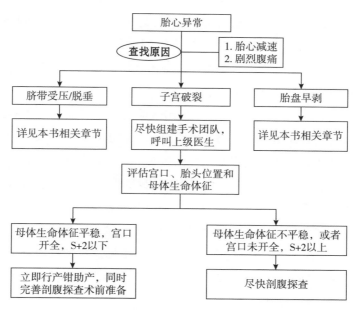

图3-3 瘢痕子宫阴道试产子宫破裂的处理流程图

【临床结局】

瘢痕子宫试产过程中出现胎心下降，根据发现的时间及疾病发展的过程，临床结局分为胎心下降为瘢痕裂开所致，早期识别及早干预可获得母儿均良好的结局；如果破裂发生快或识别晚，有可能胎儿和/或新生儿死亡、重度窒息遗留后遗症、子宫破裂等灾难性事件发生。其他原因导致的胎心下降，若有宫内窘迫的证据，即使无法获得窘迫的原因，宜应尽快终止妊娠。

【经验总结】

1. 严格把握并充分分析瘢痕子宫阴道试产的适应证和禁忌证，对不宜阴道试产者应建议择期剖宫产终止妊娠。

2. 瘢痕子宫阴道试产的过程，做好紧急剖宫产和紧急助产的预案，警惕先兆子宫破裂的表现：如产程异常、血尿及胎心异常等症状，高度警示子宫破裂的发生。若出现产程延长、胎头下降停滞等，可适当放宽剖宫产指征。

3. 瘢痕子宫阴道试产，一旦出现胎心异常，需要采用紧急助产或剖宫产方式紧急娩出胎儿。紧急助产时以不上推胎头的检查为原则，快速置入产钳固定并助娩出胎头，切忌将胎儿从破裂口推入腹腔，失去胎儿抢救的机会。若选择腹部切口，亦选择可快速进腹，手术暴露充分的纵切口为宜，避免选择原来手术横切口进入从而减少腹壁各层粘连而延误手术时间，失去抢救的机会。

4. 瘢痕子宫破裂行子宫修补时，有条件进行破口修补的产妇尽量行破口修补术，破裂口大、裂口不整齐者，需酌情修剪后创造条件进行破口修补术。

（袁喜英）

第八节 臀位后出头困难的处理

【临床场景导出】

臀位分娩，胎体和胎肩都娩出了，胎儿头部娩出困难。该如何处理？

【问题解析】

臀位阴道助产分娩成功的关键和难点在于后出头娩出是否顺利。胎臀娩出后，脐带受压，需尽快娩出胎头，如应用一般的助产方法胎头不能迅速娩出，则考虑后出头困难。需要迅速寻找后出头困难的原因，并用最快的方法娩出胎头。

1．**明确是否存在臀位后出头困难**　首先核实胎臀娩出的时间，并使用常规的旋转胎背方法后仍无法娩出胎头者即考虑存在后出头困难。

2．**快速查找后出头困难的原因**　对于臀位分娩出现后出头困难，此时务必要先快速查找原因，针对性处理。常见的后出头困难原因有：宫口未开全、胎姿势异常、胎头径线未适应分娩机转、助产手法错误等。

（1）宫口未开全：臀位时宫颈口是否开全，不能以检查者之手是否触及宫颈口边缘为准，而是以相当于胎头周径大小的胎儿臀部与下肢同时通过宫颈口才能认为宫颈口已扩张完全。

（2）胎头仰伸：胎儿下颏远离前胸。往往由于胎臀娩出后，过快牵拉导致胎头仰伸。

（3）胎头成枕直位或枕后位：触摸胎儿耳郭及枕部以确认胎头方位。

（4）胎臂上举：胎儿一只手或双臂环绕在颈部背侧。

3．**快速沟通病情并寻求患者配合**　一旦发生后出头困难，台下助手需尽量安抚产妇情绪，尽量简明扼要地告知。比如：现在宝宝头部出来有一定的难度，我们都在想办法帮助你，可能需要几分钟，你一定要好好配合我们。

【应急处理方案】

治疗原则：以快速查找原因，正确的助产手法，快速娩出胎儿，避免新生儿严重并发症为基本原则。

后出头困难往往不是由于胎儿与骨盆不相称所致，多数是产程处理不当或接生旋转、手法不正确、不熟练所致，处理不当可引起多种围产儿并发症，甚至死产，及时正确的处理和技巧显得尤为关键。

1. 做好处理前准备 ①麻醉准备：无痛分娩或会阴阻滞麻醉；②人员准备：台上助产士1名，巡回助产士1~2名，产科医生2名，新生儿科医生1名；③助产器械、新生儿复苏设备准备。

2. 快速查找原因，针对性处理 臀位后出头困难常见的原因有：宫口未开全、胎姿势异常、助产手法错误等。

（1）宫口未开全：在上举胎体、解除脐带受压的情况下，在宫颈3点、6点、9点、12点处用2%的普鲁卡因行多点注射，每处1~2ml，若仍不能放松者可使用全麻如使用氧化亚氮。徒手扩全宫口后按正常臀位分娩机转、协助胎头俯屈、娩出胎头。或在宫颈作放射状小切口，娩出胎头。

（2）胎头仰伸：应用Mauriceau手法娩出胎头有较高的成功率。助产者一只手的示指和中指放在胎儿的上颌骨上往下颌方向下压，并通过耻骨联合上方加压和下压胎儿枕骨，协助胎头俯屈，将胎儿身体放在同侧手掌和前臂上，双腿骑跨在前臂上。助产者另一只手的两手指钩住胎儿颈部，并下牵胎肩，直到枕骨下部出现在耻骨联合下方。同时由助手在耻骨上方轻柔加压帮助胎头俯屈。然后，向母亲腹部方向抬起胎儿身体，随后胎儿口、鼻、额部，最后胎儿枕部成功娩出。

（3）胎头枕直位或枕后位：胎头呈枕直前位时，在宫缩间歇期，将胎背再回复到侧方，双肩置于骨盆出口前后径上，以一手在阴道内协助胎头额部与胎肩同时配合，向一侧推移，使胎头前后径在骨盆入口的横径（斜径）上，成枕横位（斜位），从而保证胎头的双顶径衔接于骨盆入口的前后径上，使胎头以最小径线入盆，并顺利娩出。

（4）胎臂上举：胎臀娩出后，牵引胎体不可过急，最好一面牵引，一面旋转以减少摩擦，避免上举，一旦发生儿臂与胎头同时入盆将造成娩出困难。胎臂上举时，可在宫缩间歇时将胎体上送，一手沿胎儿胸前入宫腔内扪到胎手肘关节作洗面式动作将胎肢牵引入盆，然后将胎体旋转180°同法取出另一上肢，再将胎头矢状缝转在骨盆入口横径上，并协助俯屈，当枕骨下凹处于耻骨联合下时，胎头继续俯屈可娩出胎头。

3. 常规处理失败时，需紧急产钳 需要注意的是后出头产钳不应作为臀位分娩中的常规助产方式，一般用于胎头娩出困难、手法协助失败时，以降低围产儿死亡率，减少臀牵引对胎儿的损伤。台上助手一手握持胎儿双足，另一手应用无菌巾悬吊胎儿身体，保持胎儿上肢不妨碍操作，并适当向上抬高胎儿躯干使胎头屈曲并充分下降。术者先沿骨盆左侧上置产钳左叶，然后放置产钳右叶。如合拢无误则可循骨盆轴，俯屈牵引娩出胎头。在轻柔牵引的同时台下助手给予耻骨上加压，保证胎头已进入骨盆腔，并且已衔接时方可操作。缓慢轻柔娩出胎儿头部。必要时行宫颈切开，避免新生儿小脑幕撕裂和颅内出血的发生。

【质控指标】

1. 胎儿脐部娩出至胎头娩出的时间 后出头困难极易导致新生儿窒息，而胎头娩出时间是影响新生儿窒息的重要环节，因此尽快缩短娩出时间是降低胎儿不良并发症的关键。

2．新生儿窒息和产伤发生率　后出头困难时，接生者若不能正确进行助产，极易导致难产，出现新生儿窒息或者产伤。

【并发症预防】

1．产道损伤　通常由于助产过程中操作不熟练、不规范引起。在胎盘娩出后应常规检查软产道。使用含有阴道拉钩、卵圆钳的阴道附件包仔细检查，避免漏诊向上延伸的宫颈裂伤、穹窿部裂伤或子宫破裂。一旦发生，按照裂伤程度与部位决定手术方式。

2．新生儿窒息及产伤

（1）骨折：是臀位助产最容易出现的并发症。胎臂上举处理过程中易引起锁骨或肱骨骨折。新生儿骨折重在预防，助产过程中切忌暴力牵拉。

（2）胎头未入盆时强行牵拉胎体易造成臂丛神经损伤、小脑幕撕裂、脊柱损伤甚至断裂。

3．产褥感染　患者待产时间长，阴道操作多，应纳入产褥感染的高危患者进行管理。操作过程中应严格注意无菌操作，充分消毒。产后可预防性使用抗生素。产后指导患者合理饮食，促进尽早排便。观察小便排出性状及量，避免尿潴留、尿路损伤及尿路感染，必要时留置导尿（图3-4）。

【临床结局】

臀位后出头困难多因为宫口未开全、胎姿势异常和助产手法错误所致，如果能快速查找原因，并正确地针对性处理，一般可以获得良好的新生儿结局。但若处理不当或者发现不及时，容易导致新生儿出现重度窒息或者严重的产伤，甚至新生儿死亡等严重并发症。

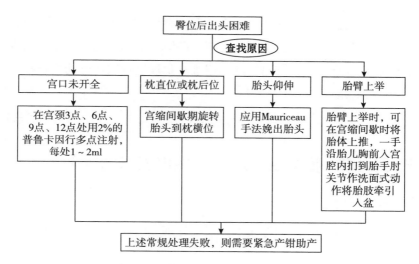

图 3-4　臀位后出头困难的处理流程图

【经验总结】

1. **分娩前**　针对每一位臀位阴道分娩的孕妇制订详尽的方案，尤其是要请有经验的上级医师做好骨盆及胎儿大小的评估，备好助产、剖宫产及抢救设备及预案，并做好知情告知。并保证每一位助产人员熟练掌握臀位分娩机制及助产技术。同时需要详细跟患者沟通出现后出头困难的处理流程及注意事项，方便后出头困难时，患者有效地配合。

2. **助产过程中**　切忌紧张、忙乱，避免过早、过快牵引，应在宫颈充分扩张开全后，按臀位分娩机制有序辅助、旋转或适时助产。

3. **臀位后出头困难的应急处理**　一经诊断后出头困难，经常规处理无法娩出胎儿，应上推胎儿，减少脐带受压，选择助产或剖宫产以最快、创伤最小的方式娩出胎头。

4．**臀位后出头困难产后的处理** 臀位后出头困难的新生儿，均应转入新生儿科进行全面的检查和评估，早期发现新生儿产伤或并发症，改善新生儿结局。产妇按难产常规进行软产道的检查及产后出血的预防。

（刘月兰）

第九节 胎头娩出后胎肩娩出困难的处理

【临床场景导出】

胎头娩出后出现回缩表现，怎么处理？

【问题解析】

临床上一旦发现胎头娩出后出现回缩的表现，即是肩难产的首发信号，应高度警惕肩难产发生并启动应急处理方案，以避免新生儿窒息、损伤及产科相关并发症等。

1．**快速寻找胎肩娩出困难原因** 仔细梳理孕妇待产的总过程，尽早获得导致胎肩娩出困难的原因。

（1）快速回顾产检资料：产前 B 超及腹围测量有无提示巨大儿可能，产妇孕期有无妊娠糖尿病，有无过期妊娠，孕妇骨盆解剖结构有无异常，既往有无肩难产史。

（2）回顾待产分娩过程寻找胎肩娩出困难原因：胎儿胎头娩出后有无人为加腹压，帮助胎头外旋转或误将胎头旋转至反方向导致胎肩嵌顿。

2．**明确肩难产诊断** 若存在上述因素，且胎肩通过常规助产手段无法娩出，部分病例出现娩出的胎头往阴道内回缩，胎儿脸部发绀，即"龟缩征"，即可诊断为肩难产。

【应急处理方案】

处理原则：迅速启动肩难产处理流程（HELPERR 口诀），尽快娩出胎儿，避免产伤和新生儿窒息。

1. **快速启动应急团队**　若诊断为肩难产，需快速启动产儿科应急团队，作好新生儿复苏准备。

2. **实施正确规范的助产手法**

（1）屈大腿法：协助产妇将大腿向其腹壁屈曲，使大腿压向腹部。可使嵌顿在耻骨联合上方的前肩自然松解，适当用力向下向外牵引胎头，帮助胎肩完成入盆及娩出。

（2）耻骨上压前肩法：助手在产妇耻骨联合上方加压，协助胎儿前肩内收肩径缩小，完成胎肩入盆，助产者向外下牵拉胎头，相互配合持续加压与牵引，娩出前肩。

（3）旋肩法

1）Rubin 法：接产者手顺着胎儿耳后伸入阴道，置于胎儿肩峰与肩胛骨间，将胎肩向其胸侧推动，缩小肩径，帮助胎肩的衔接。

2）Woods 法：接产者手顺着胎儿耳后进入到胎儿后肩处，向胎儿后肩前表面试压内收后肩，协助缩小肩径。

3）Rubin 法与 Woods 法相结合：一手放在胎儿前肩背侧，向胸侧压前肩，另一只手放在后肩处向背侧压后肩，注意旋肩时避免旋转胎颈及胎头，以免损伤臂丛神经。

4）牵后臂娩后肩法：助产者的手沿骶骨伸入阴道，握住胎儿后上肢，使胎儿手臂肘关节稍屈曲，将胎儿后上肢从胎儿胸前滑过，以"洗脸"的方式使后臂从胸前娩出。

5）四肢着床法：协助产妇由仰卧位转为手膝位，增大骨盆真结合径和后矢状径，结合向下的重力可使部分前肩从耻骨联合下滑出，若娩前肩失败时，可借助重力向下牵拉胎头，先娩后肩。

6）其他方法：后腋窝软绳牵出法、胎头复位剖宫产法、耻骨联合切开术，在上述常规方法都失败后由有经验的产科医生进行操作，仅作为参考。

【质控指标】

1. **新生儿窒息和产伤发生率**　肩难产是产科常见的急症，其需要快速且正确的助产手法，若不能正确地处理，容易导致新生儿窘迫和产伤的发生。

2. **会阴Ⅲ度、Ⅳ度撕裂伤**　肩难产往往提示巨大儿可能，加上肩难产过程中急于快速地娩出新生儿，而忽略了会阴的保护，极易出现严重的会阴裂伤。

【并发症预防】

1. **母体并发症**

（1）产道损伤：因肩难产时重点在于协助胎肩的衔接，娩出胎肩，容易造成软产道损伤，甚至累及肛门括约肌，所以在娩肩过程中应保护好会阴，避免严重的软产道损伤。

（2）产后出血：肩难产时容易发生严重软产道损伤及继发性宫缩乏力，都是导致出现产后出血的高危因素，应在胎儿娩出后及时应用强效子宫收缩剂预防产后出血并尽早进行软产道修复。

（3）耻骨联合分离：在肩难产时胎肩嵌顿于耻骨联合上方，在下压耻骨联合时易损伤耻骨联合，造成耻骨联合分离。

（4）产褥感染：若因娩肩造成软产道裂伤严重，缝合后应尽早预防性使用抗生素，预防感染。

（5）子宫破裂：因肩难产时胎肩不能及时娩出，使产道梗阻，可能造成子宫破裂，所以应尽早解除肩难产困境，避免此类严重并发症。

2. 新生儿并发症

（1）新生儿臂丛神经受损：避免多次屈大腿，旋肩法应避免旋颈、旋头；避免盲目暴力按压耻骨上方。

（2）新生儿窒息：娩出胎头后立即清理胎儿口鼻分泌物；正确选择肩难产的处理流程，尽量缩短娩肩时间。

（3）新生儿锁骨骨折：耻骨上压前肩时应正确把握按压时机，按压方向和力度，避免盲目暴力按压使新生儿锁骨骨折。

（4）其他：缺氧性脑损伤，新生儿颅内出血，吸入性肺炎，膈神经麻痹死亡，远期后遗症有神经精神心理发育障碍，语言功能障碍，口吃。

【临床结局】

肩难产作为临床上一种较常见的产科急症，如果可以做到早期识别，正确规范的助产，一般可以获得良好的母儿结局。但若识别能力不够，不熟悉肩难产的助产手法，往往容易导致严重的新生儿窒息，新生儿神经损伤、产后出血、会阴严重裂伤等母儿并发症。

【经验总结】

1. 产前做好评估，对存在肩难产高危因素的孕妇需要评估其是否存在阴道试产的条件，并做好孕妇的健康教育，详细跟孕妇沟通出现肩难产后的正确的处理动作。

2. 产时早期识别肩难产的高危因素，做好肩难产的应急处理方案。

3. 熟练掌握正确、规范的肩难产助产手法是处理肩难产成功的重要环节。

4. 禁止宫底加腹压和过早断脐，任何脐带绕颈在胎体出来前都不能断脐，过早断脐容易造成新生儿窒息。

5. 肩难产助产原则是扩大母体骨产道和软产道、缩短胎儿肩径，促进胎肩的入盆，再按分娩机制进行旋肩及肩部的娩出。骨产道的扩大依靠母体放松配合屈大腿法和四肢着地法，软产道的扩大依靠会阴侧切，必要时可用肌松药。缩短胎儿肩径可采用各种手法内收或旋转胎肩，让胎肩以最小的径线进入骨盆最大的平面，完成胎肩的内旋转及协助下降，进而娩出胎儿。因此，肩难产的处理要注意产道的扩充，胎儿径线的缩小和适当的旋转牵拉，避免盲目暴力挤压和牵引导致新生儿锁骨骨折和母体产道裂伤，加重胎儿嵌顿在骨盆腔内导致严重损伤。

（刘月兰）

第十节　胎儿娩出后胎盘未及时剥离的处理

【临床场景导出】

胎儿娩出30分钟胎盘仍未娩出，如何处理?

【问题解析】

对于胎儿娩出后，胎盘未能及时剥离的情况，一定要从胎盘粘连、宫缩乏力和胎盘嵌顿三个方面进行排查，并高度警惕胎盘粘连导致的胎盘娩出困难。

1. **明确诊断**　从分娩时间来看，胎儿娩出后超过30分钟胎盘未能自然剥离，即诊断为胎盘滞留。

2．**评估有无阴道流血**　当胎盘未能及时娩出时，首先需要明确有无活动性阴道流血，若有，需立即行人工剥离胎盘，尽快娩出胎盘，减少胎盘源性的出血；若无，则可先行寻找胎盘未及时娩出的原因。

3．**明确胎盘未及时娩出的原因**　胎盘未及时娩出，但其暂未出现明显阴道流血的情况下，首先需明确胎盘未及时娩出的原因。主要从以下三个方面进行。

（1）胎盘粘连因素：胎盘延迟娩出需行人工剥离胎盘的产妇，需要询问孕妇的孕产史、宫腔操作史、宫腔粘连史、有无先天性子宫异常、孕期超声有无提示胎盘粘连或者植入等其他容易导致胎盘延迟分娩的高危因素。

（2）宫缩乏力因素：必须要排除是否存在宫缩乏力所致的胎盘延迟分娩，可通过行腹部检查，评估子宫质地及宫底高度来共同评估宫缩情况。

（3）胎盘嵌顿因素：务必要行宫颈检查，评估是否存在因宫口回缩导致胎盘嵌顿在子宫下段和宫颈内口所致的胎盘延迟分娩。

【应急处理方案】

处理原则：尽快缩短第三产程，预防产后出血。

对于胎盘滞留的处理，可从以下几方面着手。

1．**强效宫缩剂的使用**　使用全子宫、强效宫缩剂，促进胎盘娩出和减少出血。如仍无效，继续进行以下步骤。

2．**组建救治团队**　尽快呼叫上级医师支援，特别是对于不熟悉人工剥离胎盘或者产后钳夹操作的一线医生，此时需要经验丰富的产科上级医师到场进行处理和指导，并做好病情告知。

3．**完善准备工作**　开放多路通畅的静脉通道，备血，做好预防产后出血的准备（清宫包、宫腔纱条、宫腔水囊及宫缩剂）。

4．**胎盘滞留的处置流程**　根据患者有无明显阴道流血，其处理流程存在差异。若有明显阴道流血，在充分镇痛镇静的同时，应尽快行人工胎盘剥离术；若无明显阴道流血，则可在明确病因后再考虑是否行人工剥离胎盘。

（1）评估宫缩情况：若感宫缩仍欠佳，则给予重复使用强效宫缩剂，并下压固定宫底部于脐下水平。

（2）评估宫口是否回缩：若出现宫口回缩，则可给予子宫颈松弛剂，有文献研究可静脉给予硝酸甘油松弛宫颈，必要时麻醉下进行。

（3）排除了宫缩和宫口回缩的因素后，可给予脐静脉注射缩宫素 20U（缩宫素 20U/ 生理盐水 20ml），控制性脐带牵拉帮助娩出胎盘协助胎盘剥离和娩出。

（4）经上述处理无效，在排除胎盘植入的情况下，在充分镇痛镇静、排空膀胱下进行人工剥离胎盘术，必要时转手术室进行全麻下操作。如为胎盘植入的情况，见植入的处理。

5．**人工剥离胎盘后的处置流程**

（1）胎盘已经剥离完整或基本完整，如仍出血，则在加强子宫收缩的同时，行宫腔纱条或水囊填塞压迫止血。

（2）若胎盘部分剥离，部分剥离困难，则予快速钳夹残留的胎盘，同时加强宫缩下行宫腔填塞，填塞后血止可继续观察。填塞后血仍未止，视患者生命体征、出血量、植入及产妇生育的情况，选择栓塞术或者开腹手术止血。

（3）若胎盘完全不能剥离且无明显活动性出血的情况下，则在加强宫缩的情况下，严密观察胎盘剥离征象及出血量，使用杀胚药物降低滋养细胞活性，促进胎盘剥离或为清宫创造条件。

（4）若胎盘完全不能剥离，仍少量出血的观察期间，产妇出现体温升高等感染情况，则在加强宫缩、强效抗生素使用的同时，尽快转入手术室行钳夹术或开腹行残留感染胎盘清除术。

6. **加强抗感染**　人工剥离胎盘后，务必使用抗生素预防感染，同时继续促子宫收缩，并加强产后出血的监测。

【控制指标】

1. **产后出血量**　胎盘因素是产后出血的主要因素之一，及时完整地娩出胎盘是减少产后出血的关键。

2. **子宫翻出、子宫破裂发生率**　人工剥离胎盘是处理胎盘延迟分娩的主要手段之一，暴力的人工剥离手法容易导致子宫翻出或者子宫破裂等严重隐匿性并发症。

3. **宫腔感染发生率**　胎盘延迟分娩往往需要宫腔操作，过多的宫腔操作需要警惕宫腔感染的发生。

【并发症预防】

1. **产后出血**　注意产妇一般情况，建立静脉通道，术前应备血。切忌在胎儿刚娩出而子宫尚未收缩处于松弛状态时进行操作，以免造成人为的大出血。操作中应待整个胎盘剥离后，将胎盘握在手掌中取出，切忌抓住部分胎盘牵拉，人为造成胎盘破碎，增加出血。胎盘植入时，切勿强行剥离，以免造成不可控制大出血。

2. **子宫穿孔或子宫破裂**　操作时应给予宫缩剂收缩子宫，手法要正确、轻柔，勿强行撕拉，勿用手指抓挖子宫壁。尤其是当胎盘位于子宫角部时，该部肌层较菲薄，胎盘与宫壁界限常不清，操作时避免用力不当穿破子宫壁。子宫下段也是一薄弱部位，当子宫下段及宫颈内口已收缩时，动作粗暴易造成子宫下段及宫颈上段不全撕裂，此时最好在麻醉下使宫颈松弛后施行手术。

3．**子宫翻出**　切忌在胎儿刚娩出子宫尚未收缩处于松弛状态时，用力向阴道方向按压子宫底部或用力牵拉脐带；进行徒手剥离胎盘操作时手法要正确轻柔，同时协助从耻骨联合上方上推子宫下段，勿强行撕拉，以免子宫内翻。

4．**感染**　要严格无菌操作，并尽量一次完成人工剥离胎盘，避免反复进出宫腔，增加感染机会；术后积极给予广谱抗生素预防感染。

5．**胎盘残留**　胎盘延迟分娩多伴有胎盘异常，因此人工剥离胎盘时一定要尽量完整地剥离，避免分次剥离胎盘导致胎盘剥离不完整；同时人工剥离胎盘后一定要检查胎盘胎膜的完整性，若怀疑胎盘胎膜不完整，最好在超声引导下行清宫术（图 3-5）。

【临床结局】

胎盘滞留患者经过加强宫缩、脐静脉注射缩宫素、控制性牵拉脐带等保守治疗后，胎盘仍未自然剥离，尽早行人工剥离胎盘，减少出血及感染的机会。一次剥离干净，出血停止，无继发感染等可获得良好的临床结局。如果剥离不完全，反复出血，视情况行介入或开腹止血亦可获痊愈的结局。但如出血迅猛、止血不及时残留胎盘导致严重感染，也可发生不良结局。

【经验总结】

1．试产前加强孕妇胎盘粘连、植入等滞留高危因素的识别和筛查，做到有计划地处理产房应急情况。

2．产时早期识别胎盘滞留，胎儿娩出 15 分钟，胎盘无剥离的征象，即应警惕胎盘滞留的可能。首先需要从是否存在胎盘粘连、

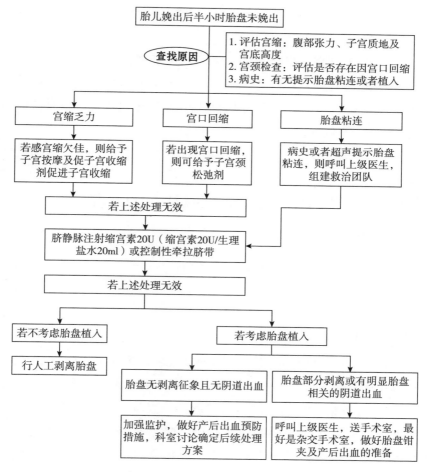

图 3-5 胎盘延迟娩出的处理流程图

是否存在胎盘嵌顿、是否存在宫缩乏力三个方面进行分析，并针对上述原因积极给予相应的处理。

3. 注意人工剥离胎盘时的操作规范性。应在加强宫缩、固定宫底部的情况下，手握成弧状，沿胎盘边缘与宫壁的间隙，动作轻柔、循序剥离，尽量一次完整剥离，切勿人为暴力牵拉或撕扯，导致胎盘破碎或子宫翻出。

4．对于有宫腔操作史的产妇，常规加强抗感染治疗，预防产褥感染。并在产后持续促宫缩治疗、定期复查血常规、超声及hCG下降情况，一旦发现残留的胎盘出现感染迹象，应及时清除感染组织，避免感染扩散。

（李平）

第十一节　胎盘娩出后突发休克的处理

【临床场景导出】

产妇胎盘娩出后突然出现面色苍白，意识淡漠，呼吸频快。该如何处理？

【问题解析】

对于产后孕妇出现意识淡漠等神志改变，此时务必先明确孕妇心搏和呼吸情况，必要时即刻行心肺复苏，并考虑病因诊断。

1．**先评估孕妇有无呼吸心搏骤停**　当孕妇突发出现意识淡漠时，此时首先必须明确孕妇心搏呼吸是否存在，通过胸廓起伏及触摸大动脉搏动或者持续心电监护来评估孕妇心搏及呼吸情况。

2．**查找意识淡漠的可能原因**　孕妇产后出现突发的意识淡漠，需要首先考虑休克，产后休克常见的原因有：失血性休克，羊水栓塞，心源性休克。

（1）失血性休克：因产后子宫收缩乏力、胎盘残留、软产道裂伤或者凝血功能异常等因素导致胎盘娩出后出现大量的阴道流血，继发性出现低血压、心率快、意识改变等典型的低血容量性休克的表现。

（2）羊水栓塞：多因羊水通过子宫壁破裂的血管进入母体循环系统，从而引起母体肺动脉高压，低氧血症、循环衰竭、弥散性血管内凝血以及多器官功能衰竭等一系列病理生理变化过程。常伴有呼吸困难、低氧血症、低血压及凝血障碍表现。

（3）心源性休克：一般母体多合并心脏病或者存在输液超负荷等情况，因胎儿娩出后大量的子宫内血流进入母体循环系统，加重心脏负荷，从而诱发心力衰竭，病情严重时可出现咳粉红泡沫痰、端坐呼吸、血压下降、脉搏细弱、神志模糊，甚至昏迷、休克、窒息而死亡。

3．**患者家属病情的告知** 因孕妇突发休克，病情危重，此时在进行救治的同时，需积极与孕妇家属做好病情沟通及治疗计划告知，降低医疗纠纷的发生。

【应急处理方案】

治疗原则：产后休克时，必须积极抗休克同时快速查找休克原因，并积极治疗原发病，减少母体的损伤。

对于产后休克的应急处理，可从以下几方面着手。

1．**抗休克前准备** 呼叫人员帮忙，启用多学科诊疗团队，心电监护，吸氧，开放多条静脉通道，抽血查血常规、凝血功能及合血、血气分析。

2．**抗休克治疗**

（1）产后失血性休克

1）止血：加强子宫收缩，快速行宫腔填塞压迫止血；若仍有持续阴道流血，则紧急送手术室行开腹止血。

2）容量复苏：优先输注冰冻血浆，其次为红细胞及冷沉淀。若血制品不能及时获得，建议行限制性容量复苏，晶体：胶体的比值1：2为宜，同时晶体及胶体补充的量以维持平均动脉压60mmHg以上即可。不建议大量输注液体导致稀释性的凝血功能障碍。

3）止血药物的应用：在血制品不能及时获得的情况下，可适当使用止血药物，改善凝血功能，减少血制品的使用。

4）血管活性药物的使用：血管活性药物的使用必须建立在液体复苏基础上，但对于危及生命的极低血压或经液体复苏后不能纠正的低血压，可在液体复苏的同时使用血管活性药物，以尽快提升平均动脉压至60mmHg以上。

5）纠正低体温：最好液体复苏行加温输注。

（2）羊水栓塞：详见第二章第七节。

（3）心源性休克：详见第二章第六节。

3．抗休克后治疗

（1）快速联系多学科团队会诊：及时转手术室进行有效止血，必要时转ICU进一步抢救。

（2）针对病因的治疗：如果为低血容量性休克，快速输注血液制品，恢复血容量是降低其他并发症的基础。

（3）维持水电解质及酸碱平稳：及时纠正酸中毒及电解质异常。

（4）预防肾衰竭：监测出入量情况，保持肾脏灌注。

（5）抗感染治疗：使用广谱抗生素抗感染治疗。

（6）加强预防血栓治疗：及时行物理或药物预防血栓治疗。

【质控指标】

1．产妇多器官功能障碍　产后出血所致的休克，若未能及时有效的抗休克治疗，极易继发多脏器功能的损害，导致不良的母体结局。

2．病因诊断的符合率　休克的原因多种，快速正确地诊断休克的病因是有效救治，降低严重并发症的关键。

【并发症预防】

1．DIC　出血性休克的患者多因为大量凝血因子的丢失或消耗，同时继发性的大量输液容易导致凝血因子稀释，容易出现凝血功能障碍，继发弥散性的凝血功能异常。因此积极止血，限制液体复苏，合理输注血制品是有效避免 DIC 的重要措施。

2．MODS　休克时间长及严重程度会影响全身器官的血液灌注，继发出现全身多个器官功能的受损。因此对于这种休克的患者必须及时纠正严重的低血压，维持 MAP 在 60mmHg 以上，监测尿量，保证肾脏灌注。

3．重症感染　出血性休克患者多需要使用较多的手术操作来止血，同时其免疫状态处于低下，且多合并较长时间的卧床康复都容易导致其为感染高危人群，因此早期的足够的抗感染治疗是预防重症感染的重要措施。

4．深静脉血栓　大出血的患者，其全身的凝血因子被激活，同时产褥期妇女及产后卧床均是血栓形成的高危因素，另外大量凝血成分的输注都会导致产后出血患者为血栓高危，因此在评估患者无明显出血倾向的前提下，尽早进行药物抗凝治疗可有效预防产后血栓栓塞。

5．希恩综合征　孕期因垂体增大，其对血供的要求高，产后大出血休克时不能维持垂体的灌注，导致垂体出现缺血缺氧性损伤，严重影响患者的内分泌功能，导致出现性欲低下，闭经、无泌乳、畏寒低热、低血压等为特征的严重并发症。因此避免严重低血压，及时补充血制品可在一定程度上预防希恩综合征的发生。

6. **循环超负荷** 大出血患者容易因目标血压定位不准或者稀释性凝血功能障碍导致持续大量的液体灌注，容易导致有效血容量急剧增加，短期内加重心肺负荷，出现心力衰竭、肺水肿表现。因此对出血性休克患者一定要把握"限制性液体复苏，合理的成分输血"原则进行抗休克治疗（图 3-6）。

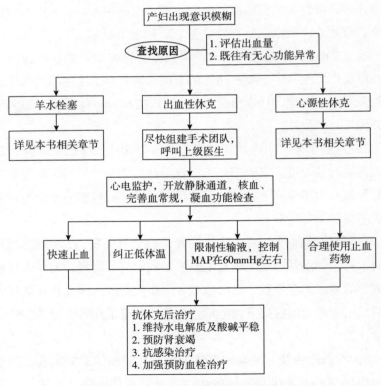

图 3-6　产妇失血性休克的处理流程图

【临床结局】

产后休克容易导致产妇多器官功能损害，如果处理不及时或者不合理，容易导致出现严重的母体并发症，甚至出现死亡。处理及时可完全康复。

【经验总结】

1. 早期诊断休克，并明确休克类型。

2. 对出血性休克的处理，尽快止血是第一要务；必要时开腹止血。

3. 抗休克治疗时，限制性液体复苏及合理的成分输血是预防并发症及休克纠正的重点。

4. 抗感染及预防血栓是休克纠正后的重要处理目标。

（李平）

参考文献

1. CUNNINGHAM FG, LEVENO KJ, BLOOM SL, et al. Williams Obstetrics. 25th ed. 杨慧霞，漆洪波，郑勤田，等译. 北京：人民卫生出版社，2020.

2. 刘兴会，贺晶，漆洪波. 助产. 北京：人民卫生出版社，2018.

3. 刘兴会，漆洪波. 难产. 2版. 北京：人民卫生出版社，2021.

4. 中华医学会妇产科学分会产科学组. 剖宫产术后再次妊娠阴道分娩管理的专家共识（2016）. 中华妇产科杂志，2016，51（8）：561–564.

5. HOBSON SR, KINGDOM JC, MURJI A, et al. No. 383-Screening, Diagnosis, and Management of Placenta Accreta Spectrum Disorders. J Obstet Gynaecol Can, 2019, 41(7): 1035–1049.

6．ESCOBAR MF, NASSAR AH, THERON G, et al. FIGO recommendations on the management of postpartum hemorrhage 2022. Int J Gynaecol Obstet, 2022, 157 Suppl 1(Suppl 1): 3–50.

第四章

产后应急问题及处理

🐾 第一节 产后观察期间出血的处理

【临床场景导出】

患者产时胎盘娩出完整，在产后观察室，按压子宫时产道涌出血液较多，子宫触诊软，宫底脐上三横指。应当如何处理？

【问题解析】

产后观察期间出血，作为重要的预警信号，需引起高度的重视。首先快速查找出血原因，立即采用针对性的止血方案，快速控制产后出血。

1. **准确评估出血量及有无休克征象** 一旦出现产后观察期间出血的情况，应立即行心电监护，建立静脉通路、监测产妇生命体征、观察产妇有无焦躁不安、评估患者血流动力学是否稳定。若血流动力学稳定，则转运至产房，先行查找出血原因；若血流动力学不稳定，则积极进行抗休克治疗，同时查找出血原因。

2. **快速判断出血来源** 产后观察期间活动性出血，产时胎盘娩出完整，考虑子宫收缩乏力可能性最大，立即触摸宫底高度及软硬度，并固定到脐部以下的部位，同时给予静脉或子宫肌壁注射强效宫缩剂。如仍有出血，进行软产道检查，查看血液来源于阴道、宫颈，还是宫腔。同时回顾产时有无异常及操作，对于产时进行了会阴或宫颈裂伤缝合者，需排除裂伤缝合不彻底导致的出血，再次核对产时胎盘、胎膜娩出的完整性，排除胎盘及软产道裂伤，证实血液来源于宫腔。

3. **明确出血原因** 通过阴道检查，明确是宫腔来源的出血，伴随着宫底的异常增高，触诊子宫质地较软等子宫肌张力缺失的临床表现，以确诊子宫收缩乏力。宫底轮廓清楚，质地硬的宫腔内出血，多由于下段收缩不良所致，可选择宫腔长纱条在超声引导下快速宫腔填塞或宫腔水囊填塞。

【应急处理方案】

产后观察期间出血，产时胎盘娩出完整，考虑子宫收缩乏力可能性最大，遵循快速止血、减少出血、去除诱因、预防并发症的处理原则。快速进行出血原因排查，证实子宫收缩乏力是出血的关键。一般分为以下两种情况。

1. **血流动力学不稳定** 在积极抗休克同时查找出血原因，并及时采取相应止血措施（具体见下述），及时呼叫产后出血应急团队。顽固性出血，休克无法纠正，需要转运至手术室行手术止血。

2. **血流动力学稳定**

（1）产后出血应急团队的组建：参与操作的2名产科医师（其中一名为有经验的高年资医师），2名助产士，通知输血科准备好血液制品。

（2）及时采取针对性措施止血并防止进一步出血：遵循"先简单后复杂、先无创后有创"的治疗原则，直到出血得到控制，尽量减少出血的时间以及避免病情向失血性休克进展。加强宫缩能迅速止血，导尿排空膀胱后可采用以下方法：

1）子宫按摩与压迫术：包括经腹部按摩、下压固定宫底部在脐与耻骨联合之间的压迫法。

2）应用强效全子宫宫缩剂：强效、全子宫收缩剂联合使用，包括静脉滴注缩宫素和莫菲斯管脉入麦角新碱、前列腺素类药物注射宫壁，注意药物不良反应与使用禁忌。

3）宫腔填塞术：①宫腔纱条填塞：在超声引导下，从宫底一侧填至另一侧，以"之"字形有序、不留无效腔填塞，联合阴道填塞，压紧穹窿部及阴道；②宫腔水囊填塞：抬高臀部注入超过宫腔容量的液体，保持子宫张力。注意需要固定宫底部及子宫两侧壁，观察导管排血孔出血减少或停止、阴道流血停止时，方可证明治疗有效，为防止球囊脱出，阴道内填塞无菌长纱条固定；结束水囊填塞效果肯定后变为平卧位或头高臀低位。不管采用何种方式行宫腔填塞，填塞前需先确定宫腔内有无妊娠物残留，操作结束时均应使用弹力绷带固定子宫底部，从上下两个方向对压；两块大棉垫固定子宫两侧壁，避免子宫肌层无限制扩张、消除纱条或水囊与子宫壁的间隙，达到有效压迫的目的。并观察出血量、心率、血压、血红蛋白及尿量的变化。

4）子宫动脉栓塞术：经过多种止血措施止血效果不佳，在排除子宫破裂，证实为子宫性出血，在患者生命体征稳定的情况下，可实施子宫动脉栓塞术止血。避免失血性休克未纠正、生命体征不平稳等情况下，强行实施介入会导致患者不良结局，甚至发生死亡。如宫颈或软产道裂伤出血，因血液供应来源于多个血供途径，介入效果不佳，以缝合止血为主。

5）手术止血：顽固性出血保守治疗无效或生命体征不平稳时，应在维持生命体征的情况下，选择快速、直接的手术止血方法，包括子宫压缩缝合（B-Lynch 缝合法）、子宫血管结扎等直接止血方案。如上述止血方案无效，出血危及产妇生命时，应果断行子宫次全切除或子宫全切术。

【质控指标】

1．**产后出血率**　对于子宫收缩乏力所致的产科出血，尽早诊断及处理是止血的关键。产后出血率反映了医疗机构是否快速判别出血病因、应用止血措施的能力。

2．**严重产后出血率**　产后出血量与相关止血措施是否及时实施、止血手段是否有效、有无阶段性评估、有无治疗延迟所致出血进行性增多密切相关。严重产后出血率作为客观评估指标，可反映医疗机构处理产后出血的能力，是产科质量评估的重要指标。

3．**合理输血**　对于出血量的评估是否准确，是否及时、有效、安全地进行输血治疗，以维持产妇循环系统的正常容量和功能与患者预后息息相关。

【并发症预防】

1．**产后血栓的预防**　严重产后出血患者，仍处于出血高危期需要心电监护的情况下，患者活动受到限制，根据当前产后血栓评分，可评到中～高风险，需要积极予以物理方法预防血栓，例如下肢压力泵预防血栓，评为高风险患者，待生命体征平稳，血止后尽早使用低分子肝素抗凝治疗。

2．**产褥感染的预防**　为达到止血效果，经阴道操作较多，操作时需注意严格无菌操作，同时患者失血较多的情况下，伤口组织水肿愈合能力差，感染风险增加，围产期预防性使用广谱抗生素治疗，同时加强基础营养治疗。注意监测体温、查看恶露有无异味，如有宫腔填塞患者，拔除宫腔填塞物时，如有异味，或考虑存在感染，则需留取部分填塞物送培养，根据药敏选择抗生素治疗。

3．**晚期产后出血的预防**　当患者因失血所致贫血时，子宫肌纤维水肿，过度扩张、拉伸的肌纤维收缩力下降，而一般状态较差的情况下更易出现感染，感染可影响创面修复及子宫复旧，形成恶性循环，易出现晚期产后出血。因此在产后恢复期，不仅单纯去除引发子宫收缩乏力诱因，还应改善全身状态，积极纠正贫血、加强营养、提高机体抵抗力。

4．**希恩综合征**　针对子宫收缩乏力所致出血，早期诊断、有效地采取止血措施，及时输血维持血流动力学稳定，避免因严重产后出血、失血性休克所致腺垂体细胞坏死所致的腺垂体功能低下（图4-1）。

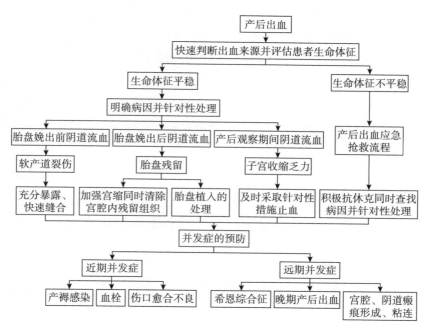

图4-1　产后出血的处理流程图

【临床结局】

子宫收缩乏力所致出血，早期诊断及时采取针对性措施止血尤为关键，如出现严重产后出血、失血性贫血、产褥感染等近期并发症，希恩综合征等远期并发症，应作为临床结局管理目标。

【经验总结】

1. 对于拟定阴道分娩患者，如存在高龄、多产、巨大胎儿、羊水过多、既往产后出血病史等子宫收缩乏力的高危因素，产检时注意改善一般情况，纠正贫血，监测血糖，控制体重增长，做好孕期保健。

2. 积极处理产程，特别是第三产程，预防性使用子宫收缩剂，预防宫缩乏力所致产后出血，督促患者排空膀胱，避免因过度充盈的膀胱影响子宫收缩，致继发性宫缩乏力。高危患者产后持续维持滴注缩宫素，同时联合麦角新碱、卡前列素氨丁三醇等全子宫、强效宫缩剂预防宫缩乏力性产后出血。

3. 一旦发现出血征象，第一时间加强监护、开通多路静脉通路，迅速查找出血原因，快速采取针对性并有效的止血措施防止进一步出血。

（沈津京）

第二节 产后阴道或会阴伤口剧痛的处理

【临床场景导出】

产妇分娩后诉会阴伤口疼痛难忍，无肛门坠胀感。应当如何处理？

【问题解析】

产妇分娩后短时间内出现会阴伤口剧烈疼痛,不伴肛门坠胀不适,考虑会阴伤口缝合过紧可能性最大,需要快速证实疼痛系会阴伤口缝合过紧所致,寻求止痛的措施,注意排除产道血肿及缝线透过直肠壁。

1．**确定疼痛部位及程度**　仔细查看外阴及肛周,局部按压,排除外阴伤口肿块形成、肛门痔疮脱出引发疼痛,疼痛定位至阴道内会阴伤口缝合处。同时询问疼痛性质、持续时间、有无放射痛、伴或不伴发热,并进行疼痛评分。

2．**查找疼痛诱因**　快速回顾产程有无特殊、会阴裂伤程度、缝合方式、产后观察期间是否有诉会阴伤口疼痛、疼痛性质、持续时间、相关处理及缓解情况。

3．**确定疼痛原因**　行肛门–阴道双合诊检查,左手示指于阴道内与右手示指相合,检查阴道缝合伤口及阴道是否增厚、有硬结,排除阴道壁血肿;右手示指从肛门进入抵住直肠,检查是否有明显线感和痛感;如可摸到缝线,则说明缝线穿透直肠壁,需要立即拆除;如排除上述阴道血肿及缝线穿透直肠壁,检查可触及条索感或者有线感但未穿透直肠壁,压之疼痛加剧,可确诊伤口缝合过紧。

【应急处理方案】

分娩后出现会阴伤口剧痛,无肛门坠胀不适,会阴伤口缝合过紧的可能性最大,遵循去除诱因、快速止痛、预防并发症的原则,早期诊断会阴伤口缝合过紧,及时拆除缝合过紧的缝线,精准止痛是关键。

1．**拆除过紧的缝线**

(1)定位并拆线:进行肛门检查,定位缝线牵拉过紧引发疼痛部位后剪断过紧的缝线，同时评估疼痛缓解的程度。如疼痛明显缓解且伤口未裂开，如无出血可以观察。

（2）若缝线过紧的缝针处于切口顶端时：如过紧的缝线处于切口顶端被剪断时，应在距切口顶端 0.5cm 处用 2-0 号可吸收线缝合加固一针，缝合组织不要过多，打结松紧适宜。

（3）再次检查伤口：如未见活动性出血、伤口对合良好，则定期观察；如有活动性出血，则局部间断缝合止血。

2．术后辅助处理方法　产后24小时内予以冰敷或硫酸镁湿敷，冰敷既可缓解疼痛，又可减轻局部水肿及止血。24小时后可给予硫酸镁湿热敷来减轻外阴水肿，缓解组织牵拉，缓解疼痛。

【质控指标】

经应急处理后，应采用数字疼痛评估量表（NRS）对患者疼痛程度进行评估，0 分为不痛，10 分为最痛；1 ~ 3 分为轻度疼痛，4 ~ 6 分为中度疼痛，7 ~ 10 分为剧烈疼痛。疼痛评分降至 3 分以下作为疼痛缓解指标。

【并发症的预防】

1．出血　剪断缝线后出血，如为血管性出血，及时进行缝扎止血，警惕血肿形成，如为弥漫性渗血，则可使用长纱条阴道填塞压迫止血。充分暴露、及时采取针对性止血措施是关键。

2．会阴阴道血肿形成　剪断缝线后如进行再次缝合，易遗留无效腔、血管回缩致局部血肿形成，因此缝线剪断后如因出血需要进行缝合，缝合时注意对合整齐、止血彻底；若因弥漫性出血需要进行阴道填塞止血，则填塞时务必压至出血灶上方。

3．产褥感染　产妇产前是否存在阴道炎症、围产期反复多次经阴道操作、产后局部不洁都是产褥感染的高危因素。要求接产者注意局部清洁、消毒创面、严格无菌操作，同时围产期可预防性使用抗生素治疗。

【临床结局】

会阴缝合过紧经积极处理，一般预后良好。如出现伤口感染、局部血肿等近期并发症或缝合处瘢痕形成、阴道壁狭窄，阴道直肠瘘等远期并发症，应作为临床结局管理目标。

【经验总结】

1. 加强产程管理，避免不必要的阴道检查。产时过于频繁的阴道检查可致会阴、阴道局部充血、水肿，导致产道损伤概率增加。

2. 正确把握会阴侧切时机，提高缝合技术，缝合过程中应注意缝合松紧适宜，避免缝合过紧、过密，致循环不畅，局部水肿，伤口硬结。恢复解剖结构，如果伤口较深，无法缝到底部，可彻底止血后缝合创面，局部纱条压迫，24小时后拔出。

3. 重视产妇主诉，一旦出现产后会阴剧烈疼痛，应正确评估疼痛程度，早期诊断，及时查找疼痛原因，及时相应处理。

（聂聪 袁丹）

第三节 产后肛门坠胀的观察及处理

【临床场景导出】

产妇产后短时间内出现肛门坠胀不适，子宫收缩良好，产道未见活动性出血。应当如何处理？

【问题解析】

产妇产后出现肛门坠胀不适，应首先考虑阴道血肿形成，需要予以充分重视，快速检查外阴、阴道、肛门及会阴伤口的周围情况，证实是阴道血肿形成，明确血肿的位置、大小、有无进行性增大，确定血肿的处理方案。同时排除外阴水肿、会阴伤口缝合过紧和肛门疾病。

1. 快速进行评估与检查　产后短时间内出现肛门坠胀感，考虑产道血肿形成的可能性最大，应立即行阴道及肛门检查，排除外阴水肿、伤口缝合过紧、肛门疾病如痔疮等因素，通过检查扪及突向阴道内硬结或囊性感肿块、有一定张力、触痛明显等体征，即可证实肛门坠胀是阴道血肿所致。

2. 明确产道血肿的部位、大小及形成原因　通过阴道 / 肛门检查，以明确血肿的位置是阴道壁浅层或是深层，与会阴撕裂或侧切口有无关联、大小、张力、有无边界及进行性增大。发展迅速者多为小动脉撕裂出血，发展速度稍慢者多为静脉丛破裂出血。

【应急处理方案】

一旦出现产后观察期间肛门坠胀不适，阴道血肿形成可能性最大。处理原则为评估血肿形成的原因及速度、防止进一步出血、预防并发症。快速诊断并准确判断、制订合理的血肿治疗方案是减少再出血及损伤的关键。

1. 阴道 / 肛门检查　证实肛门坠胀是阴道血肿形成，评估血肿的位置、与会阴撕裂或侧切口有无关联、大小、张力、有无边界及进行性增大，回顾患者产时有无异常，初步判定可能造成血肿形成的原因。

2．血肿的处理　阴道壁血肿表现为不同程度的内出血，易对失血量估算不足，可结合血红蛋白、心率、血压等协助血肿大小和进展速度的判断，并作好生命体征的监测、输血和输液的准备。

（1）观察：血肿未见进行性增大，直径 5cm 以下者，估计在盆腔筋膜以下，考虑局限可能性大，若出血停止可采用保守治疗，予以抗感染、止血、纠正凝血障碍、止痛等对症处理。

（2）手术治疗：观察血肿见增大倾向或血肿较大（5cm 以上），建议手术治疗。处理原则为开放血肿、清除积血、寻找出血点进行缝扎或结扎止血、关闭血肿腔。若开放血肿后，无法探及血管断端，呈现弥漫性出血，切忌分离周围组织盲目寻找，可先行缝合血肿腔，再以长纱条填塞阴道，务必填塞至血肿上缘、压紧，避免再次形成血肿及增大，必要时放置血肿腔内引流条，便于观察出血量变化，避免血肿上延及再次形成。

（3）血肿延及穹窿部以上，可疑延至阔韧带的血肿：先探查血肿腔，尤其出血点所在位置，如未累及子宫下段的血管，考虑血液渗透所致，可经阴道尽量结扎顶端疏松的组织，血肿腔内留置引流条置于阴道或外阴部，缝扎血肿，外压阴道填塞协助关闭血肿腔和止血；若累及子宫下段血管，打开血肿后见活动性动脉性出血，经阴道操作困难，可选择腹会阴联合手术。

【质控指标】

1．阴道血肿发病率　对于经阴道分娩患者，阴道血肿发病率可客观反映助产人员的接产操作水平、产后观察敏感度及应急处理能力。

2．产后出血量　对于产后阴道血肿形成患者，因血肿表现为内出血，唯有早期诊断、早期处理，才能最大限度降低患者出血量，因此产后出血量反映了医疗机构的应急处理能力，是产科医疗质量评估重要指标。

【并发症预防】

1. **产褥感染** 进行缝合操作前注意清洁、消毒创面，注意无菌操作，关闭血肿腔时，注意止血彻底，勿遗留无效腔，必要时放置引流条引流，以防局部感染、脓肿形成，缝合完毕后可预防性使用广谱抗生素治疗。

2. **失血性休克** 阴道壁血肿因解剖位置特殊、发病隐蔽，一般未见显性出血，如未及时发现，可导致产妇产后出血、失血性休克，因此，产后常规监测患者生命体征，如出现早期休克表现，而未见显性出血时，不能忽视产道血肿形成的可能；再者重视患者主诉，对于产后肛门坠胀不适、疼痛的患者，应常规进行肛门检查，做到疾病的早期诊断及早期治疗（图4-2）。

【临床结局】

产后阴道血肿一般经积极处理预后良好，如出现产褥感染、产后出血、失血性休克等并发症，应作为临床结局管理目标。

【经验总结】

1. 加强围产期保健，对于妊娠期高血压疾病、血小板减少、会阴严重静脉曲张、阴道炎、宫颈炎等患者，产前充分评估患者会阴条件及产时出血风险，若出血风险高、极易形成产道血肿，可放宽指征剖宫产终止妊娠。

2. 正确处理产程，避免急产、第二产程过快、滞产等，务必注意控制胎儿娩出速度，以免软产道血管破裂形成血肿。

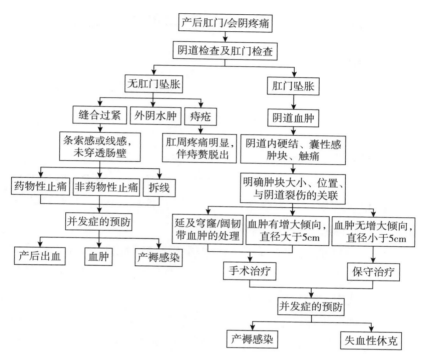

图 4-2　产后肛门 / 会阴疼痛的处理流程图

3. 把握会阴侧切时机，注意切口大小，保持阴道黏膜、黏膜下结缔组织、肌肉各层的切口一致，以免切口向上、向下或向旁侧撕裂，缝合时注意超过顶端 0.5 ~ 1.0cm，防止回缩血管漏缝而出血，警惕阴道黏膜下隧道样裂伤，缝合不留无效腔。难以关闭的裂伤隧道可联合阴道填塞压迫止血。

4. 产后注意监测患者生命体征，警惕内出血的发生，重视产妇主诉，出现肛门坠胀、疼痛，应第一时间进行肛查，做到早期诊断、早期治疗。

（陈静娜）

225

第四节　产后血流动力学异常的识别及处理

【临床场景导出】

产妇分娩后下床活动时出现晕厥、胸闷、胸痛伴呼吸困难，应该做什么应急处理？

【问题解析】

产妇产后起床时出现晕厥、胸闷、胸痛伴呼吸困难，既往无其他基础疾病病史，首先要考虑产后急性肺栓塞（PTE），并排除其他严重致死性的心脑血管疾病。

1. 快速判断患者生命体征是否平稳　产后出现晕厥、胸闷胸痛伴呼吸困难，第一时间行心电监护，查看血压、心率、血氧饱和度及神志状态，建立供氧和静脉通路。

（1）产妇生命体征平稳：先予以低分子肝素抗凝治疗，同时积极完善 CT 肺动脉造影（CTPA）、超声心动图、下肢及盆腔血管彩超、血气及生化等相关检查，查找病因。

（2）产妇生命体征不平稳：出现低血压休克、低氧血症等情况，无法外出检查，则在抗凝、给氧、抗休克等对症支持治疗同时，请麻醉科准备气管插管、准备转运呼吸机做好转入呼吸 ICU 或重症监护病房的准备。

2. 血流动力学异常最可能的病因　对于产后突发晕厥、胸闷胸痛、呼吸困难等不适，因产妇产褥期血液高凝状态，需高度警惕急性肺栓塞，通过心电监护、肺部体格检查，排除冠心病、肺部感染等心肺疾病的同时回顾产妇有无肺栓塞高危因素及临床表现，具体如下。

（1）高危因素：产前有无血液高凝、易栓症、长期卧床保胎、局部制动等血栓形成诱因。

（2）临床表现：不明原因的呼吸困难及气促、胸痛、晕厥、烦躁不安、惊恐甚至濒死感、咯血、咳嗽、心悸等。监护有无低血压、低血氧等异常。

3．寻求快速诊断的实验室证据 对于临床疑似急性肺栓塞的患者，生命体征平稳的情况下，尽早完善 CT 肺动脉造影，作为一线确诊手段可以客观反映血栓栓塞部位及面积，结合 D- 二聚体、血气分析、超声心动图、心电图、外周血管彩超筛查等可辅助进行肺栓塞危险分层。对于生命体征不平稳，无法外出行 CTPA 检查的疑似肺栓塞患者，若心电监护提示低血压、低血氧或床旁超声心动图提示右心室功能不全，可直接按高危肺栓塞处理。

肺栓塞危险分层：是否存在右心功能不全、心肌损伤、低血压及休克等（表 4-1）。

表 4-1 肺栓塞危险分层

低风险	中等风险（次大面积）	高风险（大面积）
血压正常 PESI 和 sPESI 低风险 生物标志物 正常	PESI Ⅲ ~ Ⅳ级 sPESI ≥ 1 超声或 CT 显示右心 室应变证据 肌钙蛋白阳性 BNP 或 NT-proBNP 升高	低血压（收缩压 < 90mmHg 持续 ≥ 15 分钟，收缩压下降 ≥ 40mmHg 或使用升压素） 运送中的血栓 晕厥 心搏骤停

PESI：肺栓塞严重指数；sPESI：简化肺栓塞严重指数。

【应急处理方案】

急性肺栓塞的处理原则是早期诊断、早期干预，根据患者的危险度分层选择合适的治疗方案和治疗疗程。

1．**抗凝治疗**　一旦考虑血栓形成，第一时间进行抗凝治疗。常用紧急抗凝药物包括普通肝素、低分子肝素，病情稳定后根据情况可改为华法林、利伐沙班等。

抗凝治疗的时间因人而异。对于由暂时或可逆性诱发因素导致的肺栓塞抗凝时间为 3 个月；对于栓子来源不明的首发病例，至少抗凝治疗 6 个月；对于复发性 VTE、高危因素长期存在者，抗凝时间应予以延长达 12 个月及以上，甚至终生抗凝治疗。对于抗磷脂抗体综合征患者，建议使用维生素 K 拮抗剂进行无限期治疗。对于接受长期抗凝的患者，需定期评估药物耐受性和患者用药依从性、肝肾功能和出血风险。

2．**溶栓治疗**　主要适用于高危（大面积）PTE 病例，对于部分中危（次大面积）PTE，溶栓应慎重。对于血压和右心室运动功能均正常的低危病例不宜溶栓。溶栓的时间窗一般为 14 天，若近期有新发 PTE 征象者可适当延长。溶栓可诱发严重的创面出血，需要评估出血风险，慎重进行。常用的溶栓药物有：尿激酶、链激酶和重组组织型纤溶酶原激活物。

3．**放置腔静脉滤器**　对于急性 PTE 合并抗凝禁忌的患者，为防止下肢深静脉大块血栓脱落阻塞肺动脉，对已经证实有下肢血栓形成的患者可考虑放置下腔静脉滤器；对于上肢血栓形成的患者，可放置上腔静脉滤器，以防血栓脱落导致肺栓塞。

4．**肺动脉导管碎解血栓和抽吸取栓**　对于肺动脉主干或主要分支阻塞的高危型 PTE，并存在以下情况者可考虑使用：溶栓治疗禁忌；经溶栓或积极内科治疗无效；溶栓起效前（在数小时内）很可能会发生致死性休克。

5．**肺动脉血栓摘除术**　风险大，病死率高。需要较高的技术条件，仅适用于经积极内科治疗或导管介入治疗无效的紧急情况，如致命性肺动脉主干或主要分支阻塞的高危型PTE有溶栓禁忌，或溶栓起效前（在数小时内）很可能会发生致死性休克。

6．**一般处理和呼吸循环支持治疗**　严密监测患者血压、心率、呼吸，动态复查心电图和动脉血气变化。鼻导管或面罩吸氧，以纠正低氧血症。对于出现右心功能不全导致血压下降者，可用多巴酚丁胺、多巴胺或去甲肾上腺素维持血压平稳，液体负荷量控制在500ml内。卧床休息，保持大便通畅，避免用力，以免深静脉血栓脱落。可适当使用止痛、镇静、镇咳等对症处理。综合评估稳定型血栓，无需制动治疗，如评估不稳定型血栓，则需制动治疗。

【质控指标】

开始抗凝或溶栓治疗的时间：一旦确诊PTE，开始抗凝或溶栓的时间越早，其疗效越好。如果怀疑急性PTE，在排除患者出血或绝对禁忌证的情况下，尽快进行抗凝治疗，同时进行诊断性检查。

【并发症预防】

1．**右心衰竭或猝死**　一旦诊断（或高度怀疑）高危PTE，应结合患者的风险状况和现有医疗条件选择最佳的再灌注方案，包括全身溶栓、手术取栓或导管介入治疗。对于难治性循环衰竭或心搏骤停的患者，可以考虑体外膜氧合与手术取栓或经导管介入治疗联合应用。

2．**慢性血栓栓塞性肺动脉高压**　急性PTE发生后肺动脉内的血栓未完全溶解，或PTE反复发生，血栓机化、肺血管管腔狭窄甚至闭塞，导致肺血管阻力增加、肺动脉压力进行性增高、右心室肥厚甚至右心衰竭。如果存在持续性或新发的呼吸困难，应完善相关检查以明确是否存在慢性血栓栓塞性肺动脉高压或慢性血栓栓塞性疾病，并予以相应治疗（图 4-3）。

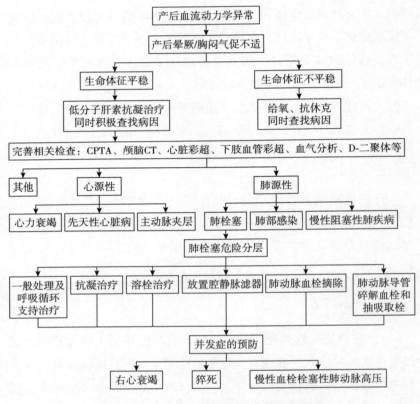

图 4-3 产后血流动力学异常的处理流程图

【临床结局】

患者高度怀疑急性肺栓塞时，应尽早明确诊断，和呼吸内科、血管外科共同确定治疗方案，必要时联合重症 ICU 进行多学科会诊协助救治。大部分患者经过积极内科抗凝或溶栓治疗后病情好转，预后良好；少部分患者可能出现右心衰竭、低血压休克而死亡。

【经验总结】

1. 早期识别危险因素并早期进行预防是防止 PTE 发生的关键。

2. 对于存在 PTE-DVT 危险因素的孕产妇，应根据临床情况采用相应的预防措施。主要方法有：①机械预防措施：适当活动、避免脱水、梯度加压弹力袜、间歇充气压缩泵和静脉足泵；②药物预防：高危患者可予以低分子肝素预防性抗凝治疗。

（袁喜英）

参考文献

1. CUNNINGHAM FG, LEVENO KJ, BLOOM SL, et al. Williams Obstetrics. 25th ed. 杨慧霞，漆洪波，郑勤田，等译. 北京：人民卫生出版社，2020.

2. 刘兴会，贺晶，漆洪波. 助产. 北京：人民卫生出版社，2018.

3. RIVERA-LEBRON B, MCDANIEL M, AHRAR K, et al. Diagnosis, Treatment and Follow Up of Acute Pulmonary Embolism: Consensus Practice from the PERT Consortium. Clin Appl Thromb Hemost, 2019, 25: 1076029619853037.

4. KONSTANTINIDES SV, MEYER G. The 2019 ESC Guidelines on the Diagnosis and Management of Acute Pulmonary Embolism. Eur Heart J, 2019, 40(42): 3453-3455.

5. EVENSEN A, ANDERSON JM, FONTAINE P. Postpartum Hemorrhage: Prevention and Treatment. Am Fam Physician, 2017, 95(7): 442-449.

第五章

新生儿产房工作

🔊 第一节　新生儿复苏前准备

随着新生儿医学的发展，我国新生儿病死率和致残率有了显著的下降。但是，胎儿由在母体的"寄生"状态到分娩独立生存的新生儿，短时间内经历了生存环境、呼吸、循环等的重大变化。这种"过渡"是决定新生儿生命质量的关键时期。产房急救的新生儿中，除先天畸形外，大部分与"过渡期"发生的意外有关。数据显示，出生 24 小时以内死亡占住院新生儿死亡的 46.4%。因此，产房内新生儿的处理，包括新生儿复苏、危重新生儿的识别与处理、新生儿转运等，对于加强早期危重新生儿管理、降低早期新生儿死亡及改善远期预后有关键的作用。

一、新生儿需要复苏的原因

分析显示新生儿在出生后 30 秒内，大约 85% 的足月新生儿将开始呼吸；另外 10% 的新生儿会因擦干和刺激而开始呼吸；尚有 5% 的足月新生儿需要接受正压通气（PPV）和 2% 的足月新生儿将进行插管辅助呼吸；每 1 000 名新生儿中有 1～3 名婴儿将接受胸部按压或紧急药物治疗。因此新生儿复苏的目的和作用是促进从宫内胎儿到子宫外新生儿的顺利过渡；是从产前胎儿评估、产后新生儿处理以及根据实际情况不断评估和调整处置方案的动态过程。所有刚出生的新生儿均需进行复苏，但所需的支持程度差异很大，取决于胎龄、体重、羊水中是否存在胎粪以及其他宫内和先天发育等因素。

二、新生儿复苏与成人不同的原因

大多数情况下，成人心搏骤停是冠状动脉疾病的并发症。它是由一种突然的心律失常引起的，这种心律失常会阻止心脏有效地泵出血液维持循环。随着大脑循环的减少，成年患者失去意识并停止呼吸。心搏骤停时成人的血氧和二氧化碳（CO_2）含量通常正常，肺部仍充满空气。在成人复苏期间，胸部按压维持循环，直到电除颤或药物恢复心脏功能。相比之下，大多数需要复苏的新生儿心脏健康。当新生儿需要复苏时，通常是因为呼吸衰竭干扰氧气和二氧化碳交换。

出生前，胎儿呼吸功能由胎盘代替而不是胎儿肺执行。当胎盘功能正常时，它将氧气从母亲转移到胎儿，并将二氧化碳从胎儿转移到母亲。健康胎儿的宫内呼吸运动对正常的肺发育非常重要，但胎儿气体交换主要依靠胎盘维持。

当胎盘交换功能异常，胎儿供氧不足，二氧化碳无法排出，胎儿血液出现酸中毒。

胎儿监护可能显示胎动减少、心率变异性丧失和心率减慢。如果胎盘功能异常持续存在，胎儿将出现一系列反射性喘息，随后出现呼吸暂停和心动过缓。

如果胎儿出生在呼吸衰竭的早期，触觉刺激可能足以启动自主呼吸和恢复。如果胎儿出生于呼吸衰竭的晚期，仅进行刺激是不够的，需要辅助通气才能恢复。受影响最严重的新生儿可能需要胸部按压和肾上腺素。但出生时很难确定婴儿是处于呼吸衰竭的早期还是晚期。

出生后，婴儿的肺接管呼吸功能，必须充满空气以交换氧气和二氧化碳。

如果婴儿不能开始或不能进行有效的呼吸，可能会发生呼吸衰竭。

如果出生前或出生后发生呼吸衰竭，主要问题是缺乏气体交换。因此，新生儿复苏的重点是婴儿肺部的有效通气。

因此，在新生儿复苏期间建立有效的肺通气是整个新生儿复苏中的最重要措施。

三、胎儿到新生儿循环的过渡

了解心肺功能从宫内过渡到宫外的基本生理学将有助于了解新生儿复苏的步骤。

出生前，胎儿肺部充满液体（羊水），而不是空气，并且不参与气体交换。胎儿使用的所有氧气都是由母亲的血液通过胎盘扩散提供的，含氧较高的血液通过脐静脉离开胎盘进入胎儿体内。

胎儿肺血管收缩，很少有血液流入。相反，大部分经脐静脉从胎盘到胎儿的含氧血液流经卵圆孔或动脉导管并绕过肺。因为血液直接从心脏的右侧流向左侧而不进入肺部，所以称为右向左分流。在子宫内，这种从右到左的分流允许含氧量较高的血液直接流向胎儿大脑和心脏。

出生后，一系列事件最终导致从胎儿循环成功过渡到新生儿循环。婴儿深呼吸和哭泣时，液体从肺泡排出或吸收，肺部充满空气。肺中的空气使收缩的肺血管扩张，从而使血液可以流向肺并到达肺泡，氧气被吸收，二氧化碳被排出。脐带夹闭会增加婴儿的全身血压，降低血液绕过婴儿肺部的倾向。

虽然最初的过渡发生在出生后几分钟内，但整个过程可能需要数小时或数天才能完成。例如，健康足月新生儿达到 90% 以上的血氧饱和度可能需要 10 分钟。肺中的液体可能需要几个小时才能完全吸收，肺血管在几个月内逐渐完全松弛。

四、新生儿正常过渡期中断表现

如果没有发生正常的转变，婴儿的器官将无法获得足够的氧气，乳酸将在组织中积聚，婴儿肠道、肾脏、肌肉和皮肤中的血管可能会收缩。存活反射暂时维持婴儿心脏和大脑的血流，以保护这些重要器官的功能。如果气体交换继续不足，心脏开始衰竭，流向器官的血流减少。缺乏足够的血流和氧气可导致器官损伤。

五、强调团队合作和沟通

有效的团队合作和沟通是新生儿复苏过程中的基本技能。调查发现良好的团队合作和沟通是产房内预防婴儿死亡的重要原因之一。在复杂的复苏过程中，执行者需要毫不拖延地执行多项程序。因为复苏团队同时在密闭的空间内工作，即使每个人都有成功实施复苏的知识和技能，但如果没有有效的协调，可能会出现混乱和效率低下，每个人的技能也不会得到最佳利用（表 5–1）。

表 5–1　新生儿复苏实施的 10 项关键行为

行为	举例
了解复苏环境	了解复苏设备的位置以及如何使用 知道如何寻求帮助以及谁有空
了解可用信息	了解产前和产时病史，包括产妇并发症、产妇用药和其他风险因素

行为	举例
讨论并制订计划	进行复苏前团队简短讨论,确保团队成员了解临床情况 分配角色和职责 讨论可能发生并发症时的行动计划
确定团队领导	在出生前确定队长,有效的领导者需要: 清晰地表达目标 根据需要委派任务,同时监控工作内容是否超量 在评估和规划中包括其他团队成员 大声指示 始终保持专注 如果必须参与某个程序,则将领导权移交给其他团队成员
有效沟通	按姓名称呼团队成员 积极分享信息 如果发现问题、错误或患者安全问题,请通知您的团队 按名称、剂量和途径给予药物 使用简洁、清晰的语言 使用闭环交流 核实信息 确保与复苏团队成员共享信息或评估的变更 酌情让家人参与沟通
以最佳方式分配工作强度	根据技能设置和当前需要更改任务分配 不要让一个人超负荷完成任务 不要让团队专注于一项任务
保持注意力	通过经常扫描和重新评估临床情况来保持注意力 监控彼此的技能表现,以确保患者安全

行为	举例
有效利用资源	知道有哪些人员可用 了解可用的额外或特殊用品以及如何使用
寻求额外帮助	根据风险因素和复苏进展，减少对额外团队成员的需求 及时寻求额外帮助 了解您将如何寻求额外帮助以及获得正确帮助的流程
良好的职业行为	使用尊重的语言交流 积极寻求和提供援助 支持和促进团队合作 尊重并重视团队

六、新生儿复苏团队组成

医疗机构应建立具备全面复苏技能的合格团队，并能够随时为每次复苏提供支持。如果预计需要进行心肺复苏，则要保证完全合格的复苏团队应在分娩现场。

首先要明确即使没有任何危险因素的新生儿出生后也可能需要进行复苏。因此每次分娩应至少由一名新生儿复苏合格人员进行，其唯一责任是管理新生婴儿。如果存在危险因素，应至少有2名合格人员单独管理婴儿。这些人员的人数和资格将由风险因素决定。

七、新生儿复苏设备

每次分娩时，要保证完整复苏所需的辅助设备和设备必须随时可用并能正常工作（表5-2）。

表 5-2　新生儿复苏设备快速检测表

目的	设施
温度	预热加热器 温暖的毛巾或毯子 温度传感器和传感器盖可延长使用寿命 帽子 塑料袋或塑料薄膜（妊娠＜ 32 周） 保暖床垫（妊娠＜ 32 周）
气道清理	注射器 1 根或 12F 抽吸导管连接到壁吸，设置在 80 ~ 100mmHg 处 气管吸引器
评价	听诊器 脉氧仪 心电图
通气	流量计设置为 10L/min 氧气混合器设置为 21%（如果＜ 35 周，则设置为 21% ~ 30%） 正压通风（PPV）装置 足月和早产儿尺寸的面罩 8F 口胃管和 20ml 注射器 喉罩（尺寸 1）和 5ml 注射器（如需要） 5F 或 6F 口胃管（如果插入端口位于喉罩）
气管插管	带有尺寸为 0 和 1 的喉镜 气管导管（尺寸 2.0、2.5、3.0、3.5） 二氧化碳（CO_2）探测器（可选） 卷尺和 / 或气管插管插入深度表 防水胶带或管道固定装置 剪刀
药物	肾上腺素（0.1 ~ 1ml/kg） 生理盐水（100ml 或 250ml 袋，或预填充注射器） 用于放置紧急脐静脉导管和给药的用品 体重为 0.5 ~ 4kg 婴儿的预先计算紧急药物剂量表

八、每次分娩前复苏预测的原因

每次分娩时，都应该准备好对新生儿进行复苏。表中描述了增加新生儿复苏支持可能性的风险因素。考虑这些风险因素将有助于确定正确的复苏团队。尽管这些危险因素可以确定出生后需要复苏的大多数新生儿，但没有任何明显危险因素的新生儿也存在复苏的可能（表5-3）。

表5-3 影响新生儿复苏的围产高危因素

产前危险因素	
胎龄 < 36 0/7 周	羊水过多
胎龄 ≥ 41 0/7 周	羊水过少
先兆子痫或子痫	胎儿水肿
产妇高血压	巨大胎儿
多胎妊娠	胎儿生长受限
胎儿贫血	重大胎儿畸形或异常
	没有产前检查
产时危险因素	
紧急剖宫产	产时出血
产钳或胎头吸引器助产	绒毛膜羊膜炎
臀位或其他异常表现	母亲在分娩前4小时内服用阿片类药物
Ⅱ类或Ⅲ类胎心	肩难产
产妇全身麻醉	胎粪染色羊水
母体镁剂治疗	脐带脱垂
胎盘早剥	脐血管前置

九、出生前新生儿复苏团队沟通

产科和新生儿复苏团队必须建立有效的沟通。每次分娩前，回顾表5-3中所述的产前和产时风险因素，并询问以下4个产前问题：胎龄是多少？羊水清亮吗？是否存在其他风险因素？我们的脐带管理计划是什么？

根据对这些问题的回答，组织必要的人员和设备。

（王铭杰　曹传顶）

〽 第二节　新生儿复苏过程

一、新生儿复苏最新流程

NRP 流程（图 5-1）描述了新生儿评估和复苏的步骤。从出生和初始评估开始，分为 5 个区块。在整个流程中，六边形表示评估，矩形表示可能需要的操作。尽管快速高效地处置很重要，但在进入下一个模块之前，必须确保已充分执行每个模块的步骤。评估将在每个区块结束时重复，并将确定是否需要继续。

新生儿快速评估： 确定新生儿是否可以与母亲在一起，或者是否应该转移到辐射加热器进行进一步评估。

A（气道）：执行初始步骤以建立开放气道并支持自主呼吸。

B（呼吸）：为患有呼吸暂停或心动过缓的婴儿提供正压通气辅助呼吸。如果婴儿呼吸困难或血氧饱和度低，给予其他干预措施，如持续气道正压通气（continuous positive airway pressure，CPAP）或补充氧气。

C（循环）：如果在辅助通气的情况下严重心动过缓持续存在，则通过配合 PPV 进行胸部按压来支持循环。

D（药物）：如果在辅助通气和协调胸外按压的情况下严重的心动过缓持续存在，则在协调 PPV 和胸外按压持续的情况下应用肾上腺素。

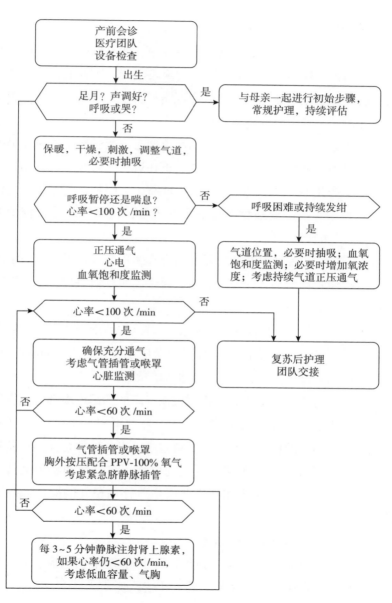

图 5-1 NRP 流程图

二、脐带结扎时机

出生时，大量婴儿的血液留在胎盘中。如果母体血液仍流向胎盘，且脐带未被夹住，则胎盘气体交换将继续，额外的含氧血液将通过脐静脉回流至婴儿。这种血液可能在新生儿从胎儿循环过渡到新生儿循环过程中发挥重要作用。

当最后一个胎儿部分从母亲体内出现时，通过启动计时器来标记出生时间。夹紧脐带的理想时间是正在进行的研究课题。

在早产儿中，延迟脐带夹闭与立即脐带夹闭相比的潜在好处包括：减少出生后需要药物支持血压的机会，住院期间需要较少输血，以及可能提高存活率。

对于足月和晚期早产儿，延迟脐带夹闭可能改善早期血液学测量，对神经发育结果有好处。然而，对于高胆红素血症，也可能有更多的机会需要光疗。

分娩前，与产科医生确定脐带夹持时机的计划。对于大多数精力旺盛的早产儿，目前的证据表明钳夹应至少延迟 30 ~ 60 秒。在有活力的足月新生儿中，证据表明类似的延迟可能是合理的。在这段时间内，婴儿可以皮肤对皮肤地放在母亲的胸部或腹部，或者安全地放在温暖、干燥的毛巾或毯子中。怀孕不到 32 周的极早产新生儿可以用温暖的毯子或聚乙烯塑料包裹，以帮助保持体温。脐带被夹住前，婴儿会从胎盘接受温暖的血液。在分娩和脐带夹持之间的间隔期间，产科医生和新生儿医生应评估婴儿的哭声和呼吸情况。

以下情况考虑立即脐带结扎。

如果是胎盘循环不完整，如胎盘早剥、前置胎盘出血、前置血管出血或脐带撕脱后，应在出生后立即结扎脐带。

大多数延迟脐带结扎研究排除了多胎妊娠，因此目前没有足够的证据评估多胎妊娠分娩时延迟脐带结扎的安全性。

如果延迟脐带结扎安全性存在疑问，新生儿和产科医生之间的讨论有助于计划是否应延迟脐带夹持。这些情况可能包括胎儿生长受限（FGR）、脐动脉多普勒测量异常、胎盘异常以及其他影响子宫－胎盘灌注或脐带血流量的情况。

没有足够的证据来建议是否应该推迟对危重新生儿进行脐带结扎。

三、出生后快速评估

出生后，应对新生儿进行快速评估，以确定他们是否可以与母亲一起继续过渡，或者是否应该转移到辐射加热器进行进一步评估。这一初步评估应在出生和脐带夹持之间的时间。迅速问 3 个问题：①婴儿看起来是足月吗？②婴儿的肌肉张力是否良好？③婴儿是在呼吸还是在哭？

（一）确定婴儿的外观是否与预期胎龄一致

在某些情况下，婴儿出生前的胎龄是未知的。如果婴儿看起来是足月婴儿，则进入下一个评估问题。如果婴儿出现早产，将婴儿带到辐射加热器处进行初始步骤。

早产儿在过渡到宫外生活期间更可能需要干预。例如，肺部通气、建立良好的呼吸和保持体温。

由于这些风险，一旦脐带被夹紧，早产儿应在辐射加热器下进行新生儿复苏的剩余初始步骤。

如果婴儿在早产晚期（34~36 周）出生，并表现出良好的呼吸力，婴儿可以在几分钟内带到母亲身边继续过渡。

（二）快速观察婴儿的肌张力

健康足月儿应四肢弯曲活动。需要干预的新生儿可能四肢无力。

（三）婴儿状态

响亮的哭声是呼吸努力的明确指标。如果婴儿没有哭，观察婴儿胸部的呼吸力。小心不要被喘息误导。喘息是在严重受损的气体交换环境中发生的一系列深吸气、单吸气或叠加吸气。喘息的婴儿需要干预，必须被放置到辐射加热器。

四、新生儿复苏时体温

环境温度的变化是"过渡期"新生儿主要的环境改变之一。分娩后新生儿所处环境温度总是低于子宫内温度。足月儿在未予保温的情况下，15 分钟内体温下降达到 0.9℃。低体温可以导致全身及肺血管收缩，抑制肺表面活性物质功能，促进肾上腺素分泌，增加氧耗，以及糖原消耗，导致缺氧（持续胎儿循环、新生儿呼吸窘迫）、低血糖、酸中毒（高乳酸血症），并形成恶性循环，增加新生儿的死亡率及致病率。由于体温过低的风险，建议所有新生儿在分娩室复苏期间用温暖的毯子擦干，并放在辐射加热器下。热量损失也可以通过相对简单的措施加以限制，如戴帽子和与母亲的皮肤接触。分娩室的婴儿保暖措施如下。

1. 拭干与包裹　新生儿刚出生时由于体表有羊水，皮肤湿润，经蒸发、辐射、对流等散热方式可迅速丢失大量体热。生后擦干和温布包裹，是对初生婴儿保暖的重要措施。婴儿出生后立即用温暖的毛巾将羊水拭干，再用温暖的毯子（或布单）将新生儿包裹，以防止婴儿因全身皮肤暴露，通过蒸发、对流、辐射、传导等方式增加失热，达到保暖和避免低体温发生。包裹婴儿应松紧适度，不应过度捆绑婴儿，以免限制其自主运动，降低肌肉产热能力和增加呼吸困难的危险。

2．**保持适宜的房间温度** 分娩室的适宜室温对初生婴儿体温的维持至为重要。产房温度低于25℃时，足月儿生后早期低体温的发生率明显增加。因此产房的温度应不低于25℃，一般设置为25～28℃。

3．**保持适宜的环境湿度** 由于干燥的房间空气使婴儿不显性失水增加，从而增加失热。房间过湿在寒冷季节也影响体温稳定，因此产房保持适宜的环境湿度（50%～60%），以维持婴儿体温稳定。

4．**低出生体重儿及窒息复苏婴儿的保暖** 出生体重＜1 500g的极低出生体重儿或处于窒息复苏状态下的婴儿应在婴儿暖箱内或有辐射热的开放式抢救台上进行保暖。

（1）辐射台温度设置：提前预热辐射保暖台，足月儿辐射保暖台温度设置为32～34℃，或腹部体表温度；早产儿根据中性温度设置。

（2）塑料袋（毯）：在辐射热保暖台上应用塑料袋或塑料毯包裹出生早期小早产儿，可预防其生后早期的对流失热，减少婴儿的不显性失热，从而减少蒸发失热。此种热丧失的减少，可减少氧耗的10%。由于对皮肤的贴近应注意皮肤损伤，在个别病例，也可由于皮肤温度感受器的脱离，出现体温过高，应注意这些并发症的预防。

5．**袋鼠式护理** 通过母亲（或父亲）皮肤对皮肤温暖出生早期婴儿一种护理保暖方式。此时双亲以拥抱裸体新生儿，尤其早产儿方式使其身体贴附在双亲的腹部、胸部（尤其乳腺或腋部），模仿袋鼠的袋布那样护理婴儿。此方法最适合用于无保温箱设备的早产儿。袋鼠式护理有利于体温稳定性和代谢相关反应，具有较少的周期呼吸与呼吸暂停。婴儿头面部应放在具有最大皮肤接触的乳腺上，并被衣物覆盖以减少对流与蒸发失热。生后最初的一小时内应注意体温监护。袋鼠式护理常可延长至生后 4 小时，但也可根据婴儿的状况适当延长以及伴随母亲（或双亲、其他亲属）的活动如睡眠、就餐或室内站立与行走等。

（王铭杰　曹传顶）

第三节　新生儿复苏后管理

一、复苏后新生儿的评估内容

新生儿复苏团队在产房应首先了解新生儿围产期情况，预测高危产妇或新生儿可能出现的临床问题，做好有效的准备工作。婴儿娩出断脐，擦干后，置保温台上对婴儿做一次快速概略的初始检查。并进一步根据病史、初步体格检查结果处理，并评估其危险度，确定诊疗措施（表 5-4）。

表 5-4　产房新生儿体格检查重点内容

检查内容
1. 评估呼吸系统（婴儿必须保持安静）
2. 听呼吸音、数呼吸频率是否为 30~60 次 /min，如果呼吸加快重新计数
3. 观察吸气时胸部有无吸气性内陷
4. 观察运动是否正常且对称
5. 观察先露部是否有肿胀或挫伤
6. 观察腹部是否苍白

检查内容
7. 观察有无畸形
8. 感觉体温：如果过凉或过热，测量体温
9. 给婴儿称重，确定与胎龄的关系
10. 婴儿一般情况：外貌、性别、发质、营养、神志、反应、肌张力、活动反应、肛门、外生殖器等

二、产房内新生儿分类管理

产房内新生儿按其危重情况，分为：①高危儿：极低胎龄体重和出生时或出生后不久呈现严重病症的新生儿；②中危儿：病症较轻或有潜在危险的新生儿；③低危儿：新生儿为正常体重（＞2 500g），喂养好，吸奶有力（每天 24 小时喂奶 8 次），无危险体征，无特殊治疗或完全治疗，小婴儿喂养良好，体重适当增加的新生儿。中高危新生儿需转新生儿病房或 NICU 继续监护治疗。低危儿可母婴同室（表 5-5）。

表 5-5　产房常见新生儿中高危新生儿分类

	高危儿	中危儿
胎龄或体重	胎龄＜32 周，或出生体重＜1 500g	胎龄 33~36 周，或出生体重＜1 500~2 500g 双胎儿，多胎儿 小于胎龄儿或大于胎龄儿
Apgar 评分	Apgar 1 分钟评分≤3 分，5 分钟评分＜7 分	Apgar 1 分钟评分 4~7 分，5 分钟评分正常

	高危儿	中危儿
呼吸系统	持续的或进行性的呼吸窘迫、发绀，或呼吸节律不整、反复呼吸暂停。持续发绀，给氧不能缓解	呼吸频率增快，但无呼吸窘迫或发绀
循环系统	心率异常，伴低血压、低灌流的表现	
神经系统	神志异常、反应差、肌张力改变，或出现惊厥	行为异常：如嗜睡、激惹、吃奶差
血液系统	苍白、广泛水肿出血倾向	贫血或红细胞增多症
感染	体温不稳定、面色发灰、萎靡、不吸吮，或皮疹、瘀点、肝脾大等	母亲患感染性疾病，胎膜早破＞24小时
产伤	截瘫（脊髓损伤），膈肌麻痹（膈神经麻痹），肱骨或股骨骨折	较轻的产伤：如头颅血肿、较大的软组织挤压伤、面神经或臂丛神经麻痹
先天畸形	需急症手术的严重畸形：如食管气管瘘、膈疝、腹裂、脑脊膜膨出等	较大先天畸形，但不需立即手术或紧急处理
其他		糖尿病、妊娠期高血压疾病、有药瘾史等母亲分娩的新生儿

三、复苏后新生儿护理

在出生后的几个小时内，从生理上过渡到宫外生活的过程仍在继续。需要复苏的婴儿即使在其生命体征恢复正常后，也可能在过渡过程中遇到问题。复苏后的并发症可能涉及多个器官系统。这些并发症中有许多是可以预料到的，并通过适当的监测迅速得到解决。

（一）日常护理

近 90% 的新生儿是有活力的足月新生儿，没有任何危险因素，他们应该留在母亲身边，以促进亲子关系，开始母乳喂养，并接受常规新生儿护理。同样，具有某些产前或产时风险因素的婴儿，对新生儿护理的初始步骤反应良好，可能只需要密切观察，不需要与母亲分离。持续观察呼吸、体温调节、进食和活动对于确定是否需要额外干预非常重要。这些评估的频率将由特定的围产期风险因素和婴儿的状况决定。

（二）复苏后护理

分娩后需要补充氧气、PPV 或持续气道正压通气（CPAP）的婴儿需要更仔细的评估。他们可能会出现与异常过渡相关的问题，应在新生儿期经常进行评估。除了常规新生儿护理外，他们通常需要持续的呼吸支持，如补充氧气、鼻 CPAP 或机械通气。这部分新生儿需要进入新生儿病房进行持续的心肺监测。如果新生儿需要在母亲房间外的某个位置进行复苏后护理，应鼓励父母尽快看到和触摸婴儿。密切观察所需的时间取决于新生儿的状况、向正常过渡的进展以及是否存在可识别的危险因素。

（三）复苏后新生儿问题

如表 5-6 所示。

表 5–6　复苏后新生儿常见问题及处理

系统	常见问题	处理
体温	低体温	复温，延迟洗澡
呼吸	呼吸急促、呻吟、鼻塞、鼻翼扇动、血氧饱和度低、气胸、胸腔积液，持续发绀	保持充足的氧合和通气 监测肺动脉高压的迹象 密切观察，给予一定恢复时间 避免不必要的吸痰 考虑抗生素 考虑 X 线和血气，考虑表面活性剂治疗 考虑使用静脉输液延迟喂养
心血管	低血压、心动过速、代谢性酸中毒、灌注不良	监测血压和心率 如果低血压，可以考虑容量替代或血管活性药
代谢－内分泌	代谢性酸中毒、低血糖症、低钙血症，低钠血症、高钾血症	监测血糖 根据指示监测血清电解质 考虑静脉输液 更换电解质
胃肠道	喂养不耐受、呕吐、腹胀、肝功能异常、胃肠道出血	考虑腹部 X 线片 考虑延迟喂养 考虑使用静脉输液 考虑肠外营养
肾脏	尿量减少，水肿，电解质紊乱	监测尿量 根据指示监测血清电解质 监控体重 若婴儿排尿量减少且血管容量充足，则应限制液体

续表

系统	常见问题	处理
神经	呼吸暂停、癫痫发作、易怒、音调差、神经系统检查改变、进食协调性差	监测呼吸暂停 根据需要支持通气 监测血糖和电解质 避免过热 考虑抗惊厥疗法 考虑亚低温 考虑延迟启动喂养。考虑使用静脉输液
血液	贫血、血小板减少、出凝血时间延迟、苍白、瘀点、瘀斑	监测血细胞比容、血小板、黄疸、胆红素和凝血

（王铭杰　曹传顶）

第四节　常见特殊状态新生儿复苏问题

一、早产儿复苏注意事项

当分娩发生在足月妊娠之前（＜37周妊娠），宫内－宫外过渡会遇到更多问题。早产儿在进行这种转变时需要帮助的程度与胎龄有关。胎龄较低的婴儿更可能需要额外的干预措施。因为早产儿也更容易受到复苏程序的伤害，所以在立即开始复苏和避免不必要的侵入性程序之间找到正确的平衡是很重要的。在最初几分钟内进行管理可能会降低短期和长期并发症的风险。

（一）早产儿复苏的额外措施

早产儿需要复苏的概率明显高于足月儿。即使是妊娠34~36周的晚期早产儿也是如此。

如果预计胎龄不到 32 周，需准备一个聚乙烯袋或包裹物和一个保暖床垫。

带有温度传感器的伺服控制辐射加热器有助于将婴儿的体温保持在正常范围内。

应为所有早产儿提供氧气混合器和带有适当大小传感器的脉搏血氧仪。

如果脉搏血氧仪难以获取信号，带有 3 根胸导联或肢体导联的心脏监护仪可以提供一种快速可靠的方法，持续显示婴儿的心率。

首选能够提供 PEEP 和 CPAP 的复苏装置，如 T 形复苏器或流量充气袋。

应准备早产儿尺寸的复苏面罩、O 型喉镜片（可选尺寸 00）和适当尺寸的气管插管（3.0mm 和 2.5mm）。

如果婴儿胎龄少于 30 周，可以考虑可能使用表面活性剂。

婴儿在初始稳定后转运，带有混合氧气和脉搏血氧仪的预热运输温箱对于体温和氧合维持在目标范围内非常重要。

（二）进行产房呼吸支持

早产儿肺部发育不成熟，可能难以通气，使用与足月婴儿相同的标准对早产儿启动 PPV，会使早产儿更容易受到 PPV 的伤害。

以下是早产儿通气的特殊注意事项。

如果早产儿自主呼吸，考虑使用 CPAP 而不是插管。如果早产儿自主呼吸，心率大于 100 次 /min，但呼吸困难或血氧饱和度低于目标范围，则给予 CPAP 可能会有所帮助。早期使用 CPAP，可以避免插管和机械通气。对于没有呼吸或心率低于 100 次 /min 的婴儿，单独 CPAP 不适用。

如果需要 PPV，使用必要的最低充气压力，以达到并保持心

率 > 100 次 /min。婴儿的心率反应是有效通气的最佳指标。初始压力为 20~25cmH$_2$O 对大多数早产儿来说是足够的。早产儿肺部通气所需的空气量非常小，可能不会导致明显的胸部运动。

使用所需的最低压力，以保持至少 100 次 /min 的心率，并逐渐改善血氧饱和度。对于早产儿来说，足月出生的婴儿的最大充气压力可能太高，将面罩通气限制在 30cmH$_2$O 的最大压力是合理的。如果在这个压力下面罩通气不能改善临床症状，通过气管插管进行通气可以提高 PPV 的疗效，并降低通气压力。

在早产儿面罩通气过程中，气道阻塞和面罩泄漏是常见的问题，头颈部位置的微小变化可能会导致通气的显著变化。在面罩和 PPV 设备之间放置一个 CO$_2$ 探测器，可以提供视觉提示。

如果需要 PPV，最好使用能够提供 PEEP 的设备。

使用 PEEP（5cmH$_2$O）有助于婴儿在正压呼吸之间保持肺充气。

如果婴儿呼吸窘迫或极度早产需要插管，请考虑给予表面活性剂。

初始稳定后，因呼吸窘迫综合征需要插管和机械通气的早产儿应给予表面活性物质。

出生后立即使用 CPAP 应被视为常规插管和预防性表面活性剂给药的替代方案。许多早产儿可以通过早期 CPAP 治疗，避免插管和机械通气的风险。

大部分研究仍然建议对极早产新生儿（胎龄 < 26 周）预防性使用表面活性物质。

（三）早产儿复苏氧气浓度

研究表明，灌注恢复后过量吸氧可能会导致额外的损伤。早产儿发生这种再灌注损伤的风险可能更高，因为胎儿组织通常在低氧环境中发育，保护身体免受氧相关损伤的机制尚未完全发育。然而，许多早产儿需要补充氧气，以实现健康足月分娩后逐渐增加的血氧饱和度。

目前的建议是用 21%~30% 的氧气对早产儿（胎龄 < 35 周）进行复苏，并使用脉搏血氧计和氧气混合器将血氧饱和度维持在足月新生儿的相同目标范围内（表 5-7）。

表 5-7　目标氧饱和度表

出生后时间	目标值
1 分钟	60%~65%
2 分钟	65%~70%
3 分钟	70%~75%
4 分钟	75%~80%
5 分钟	80%~85%
10 分钟	85%~95%
PPV 的初始氧浓度	
≥ 35 周孕龄	21% 氧
< 35 周孕龄	21%~30% 氧

（四）减少早产儿神经损伤

在胎龄 32 周之前，早产儿脆弱的毛细血管网络容易破裂和出血。头部静脉引流受阻或血液 CO_2 水平、血压或血容量的快速变化可能会增加这些毛细血管破裂的风险。脑出血可能导致组织损伤并导致终生残疾。即使在没有出血的情况下，血液流动和氧气输送不足也可能会对大脑的其他区域造成损害，而过量供氧可能会对发育中的视网膜造成损害，导致视力丧失。

在早产儿复苏时考虑以下预防措施。

1．减少不必要的操作。避免多次插管尝试、频繁的气管吸痰以及其他疼痛、嘈杂或刺激性刺激。

2．不要将婴儿的腿放在高于头部的位置。将腿放在高于头部的位置可能会增加脑静脉压和出血风险。婴儿取仰卧（背部）位置，头部稍微抬高，以避免静脉引流阻塞。

3．避免在 PPV 或 CPAP 期间使用高通气压力。压力过大会导致气胸或干扰头部静脉回流。这两种并发症都与脑出血风险增加有关。

4．使用脉搏血氧计和血气监测和调整通气和氧气浓度。

5．不要快速注入静脉液体。如果需要扩容，缓慢注入液体至少 5～10 分钟。应避免使用高张静脉注射溶液，如碳酸氢钠等。

二、羊水胎粪污染新生儿复苏

胎儿在宫内受到多种刺激后肠蠕动增强，肛门括约肌松弛，胎粪排入羊膜腔内称之为羊水胎粪污染（meconium-stained amniotic fluid，MSAF）。MSAF 既是胎儿神经系统和胃肠道成熟的一种自然现象，也是胎儿宫内窘迫的一种表现。约 7%～20% 的活产婴儿会出现胎粪污染羊水（MSAF），其中 2%～9% 的 MSAF 婴儿会出现胎粪吸入综合征（MAS）。目前尚无有效的 MAS 预防策略。娩头时进行口鼻吸引，以及新生儿生后立即进行气管内胎粪吸引对于 MAS 的发病率并无显著影响。国外新生儿复苏方案中已经取消气管插管胎粪吸引的措施，我国目前新生儿复苏指南对于明显活力减低（定义为心率 > 100 次/min、无自发性呼吸和肌张力减低）的新生儿，如能在 20 秒内成功进行气管插管，仍建议进行气管插管胎粪吸引。

对于 MSAF 新生儿管理的关键在于早期判断是否存在宫内急慢性缺氧以及是否存在 MAS 的风险，进而做到早发现、早诊断、早治疗。

（一）产房内病史采集

存在 MSAF；存在宫内窘迫：胎心监测、脐动脉血气等；新生儿 Apgar 评分。

（二）产房内体格检查

粪染时间的判断：刚排出的胎粪为墨绿色，> 4 小时颜色变为黄色，> 10 ~ 12 小时脐带被染黄，> 24 小时指 / 趾甲被染黄；在咽部或声门下吸出 MSAF。

呼吸系统生后不久即出现呼吸困难、呻吟、青紫、三凹征、肺部可出现湿啰音。有肺气肿时常见胸廓饱满，出现气胸则胸廓不对称隆起、呼吸音降低，出现纵隔气肿则心前区胸廓隆起、心音遥远及颈静脉怒张。

神经系统主要是缺氧缺血性脑病和 / 或颅内出血的表现，包括意识改变、凝视、尖叫、惊厥、前囟饱满以及颅缝增宽等。

（三）产房内处理

发绀：氧疗是纠正 MAS 导致低氧血症最常应用的治疗措施。目标 SaO_2 90% ~ 95% 或 PaO_2 50 ~ 90mmHg，过高增加氧自由基释放，过低则加重肺动脉高压。氧疗无效提示存在 PPHN，单纯吸氧一方面可导致氧化性损伤；另一方面需警惕导管依赖的复杂性先天性心脏病，氧分压过高引起动脉导管关闭，导致猝死。此时应进一步分析原因，方可进行下一步处理。

呼吸困难和 / 或呻吟：正压通气可以增加气漏及低氧血症的风险，对于疑似 MAS 患儿不推荐使用 CPAP 或 IPPV 等通气措施。怀疑肺气漏处理见本节相关内容。

神经系统表现按新生儿窒息管理。

特别注意的是 MASF 还提示存在宫内慢性缺氧，可能与异常的神经系统预后密切相关，即使出生后无明显呼吸及神经系统症状的新生儿，也应按高危儿管理。有条件的单位可转新生儿病房动态观察呼吸系统变化，早期进行神经发育评估，出院后随访。

三、肺气漏

张力性气胸导致静脉回流和肺血流量减少，从而导致发绀和心动过缓，是一种潜在的危及生命的疾病。

（一）体格检查

婴儿一侧胸部呼吸音减弱，持续发绀难以改善时应怀疑气胸。有胎粪吸入、复苏囊、CPAP 或 PPV 正压通气史患儿发生率更高。

（二）处置

检查胸部 X 线片可以确诊，但如不能立即进行，胸部透光实验可有助于作出诊断。

产房内处理。胸腔穿刺：如果患儿存在持续心动过缓或发绀，则应在产房进行治疗。

四、先天性心脏病新生儿复苏

由于胎儿超声和超声心动图的最新进展，产前检查胎儿超声心动图诊断先天性心脏病的患儿中，有90%的病例生后可以确诊。胎儿先天性心脏病的存在可能会改变新生儿复苏的正常流程。

大动脉转位伴完整室间隔和限制性房间隔缺损，左心发育不全综合征伴完整室间隔，阻塞性完全性肺静脉回流异常均可继发于无法向体循环提供足够的肺静脉血流量，表现为严重低氧血症。在这些情况下，应在有相关处置能力的单位进行分娩。

（一）产前检查

明确产前检查胎儿超声心动图先天性心脏病类型。

脉搏血氧饱和度监测可能有助于发现疑似先天性心脏病的婴儿。健康足月儿在生后12分钟内达到95%以上的导管前血氧饱和度，先天性心脏病患儿通常在75%~85%的范围内。

（二）处置

1. 谨慎氧疗　严重先天性心脏病婴儿全身血流量在很大程度上取决于肺循环和体循环的相对阻力，其全身输出量取决于动脉导管分流，应谨慎使用氧气。

2. 呼吸支持　严重的缺氧和呼吸暂停应通过插管和机械通气进行治疗。

3. 前列腺素 E_1　25~100ng/（kg·min）持续输注，以保持导管开放。常见副作用包括呼吸暂停、血管扩张、低血压和发热。

4. 手术　需请心脏外科明确手术时机。

五、先天性膈疝新生儿复苏

先天性膈疝的发病率约为1/3 000活产。约84%为左侧，13%为右侧，2%为双侧；大多数病例涉及横膈膜的后外侧。尽管产前超声检查通常能早期发现这些异常，但一些病例仍未被诊断。

（一）观察重点

产前检查：产前超声明确疝入大小、肺部发育。体格检查特点：呼吸窘迫、舟状骨腹部、胸部有肠鸣音。

（二）产房处置

1. **呼吸支持** 由于疝出的肠和其他腹部器官压缩肺并移动纵隔结构，氧合、通气和心输出量通常会立即受到影响。在已知或怀疑先天性膈疝的情况下，应尽量缩短带袋和面罩的 PPV 持续时间，并迅速进行插管，以避免胃肠道扩张和进一步损害肺扩张和功能。

2. **胃肠减压** 迅速放置口胃管，以便进行胃肠道减压。

3. **外科咨询** 出生后评估，不建议立即手术。

六、脐膨出或腹壁裂新生儿复苏

腹裂和脐膨出是腹壁的先天性缺陷。胃裂通常作为一种孤立性缺陷发生，在 10 000 例活产中发生率为 2.6%。

（一）观察重点

1. **产房体格检查** 脐膨出是多发性畸形综合征的一个组成部分出现，其存在应开始广泛评估涉及心脏、肾脏的相关异常，以及其他器官和核型，以确定是否存在染色体异常。典型的脐膨出畸形表现为腹部中央脐带处有透明的囊，内含物为小肠等腹腔脏器，囊壁一侧与腹壁皮肤连接，囊壁的另一侧延续为脐带外膜。

2. **巨型脐膨出** 腹壁缺损环的直径＞5cm，有时达 10cm 以上，膨出部分的直径往往还要大，可在腹部中央突出如馒头样的肿物，脐带连接于囊膜的顶部。出生后通过透明膜可以见到囊内的器官，囊内容物除了小肠、结肠之外，还有肝脏、脾、胰腺甚至膀胱等。囊壁的破裂可导致腹腔感染和囊内脏器脱出，重者可致患儿死亡。约1%患儿囊膜在产前或产程中破裂，致内脏脱出。囊膜一旦在宫内破裂，脱出的脏器由于长时间浸泡于羊水中，肠壁水肿、增厚、表面无光泽，并有炎性渗出物覆盖，表面有胎粪色纤维素，腹腔继发感染，死亡率极高。如果分娩时囊膜破裂，内脏及肠管颜色较鲜红，没有黄色纤维素覆盖，紧急处理，患儿尚可获救。

3．**小型脐膨出** 腹壁缺损环的直径< 5cm，在腹部中央突出如橘子，甚至橄榄样的肿物，膨出部分的直径往往较腹壁缺损环大，可形成腹部中央带蒂样物。囊内容物大多只有小肠，有时可有横结肠。

（二）产房处置

1．**塑料袋包裹** 分娩后，应立即将婴儿放入无菌、透明的塑料袋中，塑料袋从脚部一直拉到胸部，有效覆盖缺陷，以限制身体创伤、不显性失水和热量损失。

2．**胃肠减压** 放置口胃管，以尽量减少胃肠道扩张。

3．**呼吸支持** 该类患儿多合并肺发育不良，生后存在呼吸困难、发绀等临床表现，但正压通气应在放置口胃管后进行。

4．**外科咨询**

七、脊髓脊膜膨出新生儿复苏

脊髓脊膜膨出是一种开放性脊髓缺损，由神经管闭合失败引起。因此，长期暴露于羊水后会出现神经管发育不良和继发性神经损伤。

（一）产前检查

产前超声或 MRI 明确诊断。

（二）体格检查

1．**局部包块**　婴儿出生时，背部中线，颈、胸或腰骶部可见一囊性肿物。从枣大至巨大不等。包块呈圆形或椭圆形，多数基底较宽，少数为带状。表面皮肤正常，也有时为瘢痕样，而且菲薄。曾发生破溃者，表面呈肉芽状或有感染。已破溃者，包块表面有脑脊液流出。哭闹时包块增大，压迫包块则前囟门膨隆。显示膨出包块与蛛网膜下腔相通。包块透光试验，单纯的脊膜膨出，透光程度高，而内含脊髓与神经根者．有时可见包块内有阴影。此类脊膜膨出与脊髓脊膜膨出合并脂肪瘤者，其外表为脂肪包块，其深面为脊膜膨出囊。

2．**神经损害症状**　单纯的脊膜膨出，可以无神经系统症状。脊髓脊膜膨出并有脊髓末端发育畸形、变性，形成脊髓空洞者，症状多较严重，有不同程度的双下肢瘫痪及大小便失禁。腰骶部病变引起的严重神经损害症状，远远多于颈、胸部病变。脊髓脊膜膨出本身构成脊髓栓系，随年龄、身长增长，脊髓栓系综合征也更加重。脊髓外露通常都表现严重神经症状，并且也决定于脊髓畸形的程度。

3．**其他症状**　少数脊膜膨出向胸腔、腹腔、盆腔内生长，出现包块及压迫内脏的症状。一部分脊膜膨出患儿合并脑积水和其他畸形，出现相应症状。

（三）产房处置

1．**产房内脊髓脊膜膨出的治疗**　包括对新生儿进行卧位，避免直接施压，并使用无菌塑料覆盖物或袋子保护病变不受感染、干燥和直接创伤。任何复苏措施都应在新生儿卧位时进行。

2．外科咨询

八、双胎输血综合征新生儿

双胎输血综合征（twin-twin transfusion syndrome，TTTS）见于单绒毛膜性双胎，发生率为 10%~15%。TTTS 是由于双胎的胎盘内存在动静脉吻合支，造成血液不均衡地从一个胎儿（供血儿）流向另一个胎儿（受血儿）。TTTS 可发生于孕期各阶段，以孕中期多见。主要病理生理改变为受血儿血容量过多、羊水过多、心脏负荷过重（三尖瓣反流、心功能不全），甚至胎儿水肿，供血儿血容量不足、膀胱不充盈、羊水过少、胎儿生长受限，甚至宫内死亡。

TTTS 新生儿心血管问题发生率约为人群的 12 倍，且多见于受血新生儿。常见心血管问题包括高血压（受血者）、低血压（供血者）、心肌肥厚、右心室流出道梗阻（受血者）、新生儿持续性肺动脉高压、三尖瓣反流、肺动脉钙化等。绝大多数的心肌肥厚在出生后都是可逆的，但新生儿科医师需注意，因瓣膜或瓣膜下狭窄，心肌肥厚也可导致右心室流出道功能性梗阻。有 4%~11% 的受血儿发生右心室流出道梗阻，需及时诊断并干预治疗，否则死亡率较高。

TTTS 新生儿脑损伤及神经系统后遗症增加，发生率 3%~41%，且供血儿与受血儿均受累。脑损伤类型包括脑白质损伤、脑室内出血、脑室扩张、脑萎缩和脑梗死。有 10%~35% TTTS 新生儿出生前即存在脑损伤。早产也可能增加出生后发生脑损伤的风险。

TTTS 新生儿可并发各种肾脏损害，包括肾皮质坏死、一过性肾功能不全、急性肾衰竭以及肾小管功能障碍等，且主要见于供血儿。尽管少尿性肾衰竭常见于供血儿，但肾功能通常可完全恢复。

（一）产前检查

产前超声明确诊断。

（二）产房体格检查重点

1. **体重** 受血儿体重明显高于供血儿。

2. **皮肤颜色** 供血儿皮肤黏膜颜色苍白，受血儿可存在胎儿水肿表现。

3. **呼吸循环** 受血儿存在胎儿水肿，胸腔积液，心功能不全，可存在呼吸困难、肝脾大。

（三）产房处置

1. **供血儿** 往往存在失血性贫血。对于急性大量失血者，出现反应差、苍白甚至低血压休克者，应采取急救措施。对存在失血性休克的新生儿，在等待血源时，可以生理盐水、白蛋白、血浆 10~20ml/kg 扩容。

2. **受血儿** 受血儿往往为红细胞增多症、高黏滞血症，可采用部分换血疗法。存在胎儿水肿患儿多存在胸腔积液，应在产前明确诊断。如大量胸腔积液导致肺部压迫严重，应产前或产后立即进行胸腔穿刺，否则影响肺泡扩张效果。如产前未明确诊断，此类患儿如复苏效果不佳，应考虑胸腔积液可能。

（四）预防

对于单绒毛膜性双胎，应加强正规产检，及时进行 B 超及胎心监护，及早诊断。

九、严重贫血新生儿

可能发生在出生前或分娩期间，出生后新生儿皮肤苍白。急性出血性贫血的临床表现取决于失血的程度和持续时间，虽然有的新生儿血红蛋白最初可能是正常的，但它在出生后 6 ~ 8 小时迅速下降，及时诊断和治疗对生存至关重要，慢性失血性贫血的临床表现通常是轻微的，另外其他原因贫血可能据病情表现不同。

（一）产房体格检查

新生儿贫血的临床表现与有效血量损失情况及失血速度有关。贫血症状轻重不一，但对各系统器官均可产生不良影响。神经系统表现为反应低下、嗜睡；呼吸系统表现为呼吸急促、呼吸暂停；循环系统表现为心率增快和 / 或二级以上收缩期杂音及节律不齐等改变；消化系统表现为吸吮无力、喂养困难等；特殊表现见于急性失血 > 10%，表现为失血性休克、面色苍白、呼吸困难及心率加快，体温下降、四肢冰凉，血压下降等明显症状。新生儿慢性失血则出现面色苍黄，甲床、黏膜苍白，反应迟钝，哭声小，水肿等症状。

（二）产房处置

输血是治疗新生儿产前出血的主要手段。输血的指征：①新生儿在出生 24 小时内静脉血红蛋白 < 130g/L 或失血量 > 10% 总血容量；②出现失血有关的症状，如苍白、软弱、心动过速、脉弱、低血压等。

输血量：最好输新鲜全血，6ml/kg 可提高血红蛋白 10g/L。计算公式如下：所需全血量 = 体重（kg）×（预期达到的血红蛋白值 – 实际血红蛋白值）×6，以上量可分次输入，每次最大量为 10 ~ 20ml/kg，如血容量不减少，可输浓缩红细胞，为所需全血量的

1/2。极重度贫血或新生儿溶血病所致贫血，可考虑换血治疗，换出血中已致敏红细胞及抗体，阻止进一步溶血，纠正贫血，防止心力衰竭。如贫血患儿合并心力衰竭，可给洋地黄类药物和利尿药。

（三）预防

早期新生儿贫血为综合因素所致，应加强高危孕妇正规产检，及时进行胎心监护，发现异常及时进行相关检查，及早诊断。

（王铭杰　曹传顶）

第五节　常见高危妊娠母亲婴儿问题

一、妊娠合并感染性疾病母亲新生儿

妊娠期感染性疾病范围很广，包括病毒、衣原体、支原体、螺旋体、细菌、真菌、原虫等各种病原微生物引起的疾病，是导致围产儿死亡与病残的重要原因。

（一）羊膜感染综合征母亲新生儿

羊膜感染综合征（amniotic infection syndrome，AIS）是指在妊娠期和分娩期，病原微生物进入羊膜腔引起羊水、胎膜（绒毛膜、羊膜和蜕膜）、胎盘甚至子宫的感染。也称为绒毛膜羊膜炎（chorioamnionitis）、宫内感染（intra-uterine infection）、羊膜腔内感染（intra-amniotic infection）、产时感染（intrapartum infection）、羊水感染（amniotic liluid infection）等名词来描述此病。发生率为0.5%~2.0%。可导致产妇、胎儿及新生儿产生一系列并发症，最常见的是流产、早产、胎膜早破及新生儿感染等，是造成围产儿及产妇发病率和死亡率增高的重要原因。

1. **感染途径** 妊娠晚期病原微生物侵入羊膜腔的感染途径有4种。

（1）胎膜破裂：研究发现胎膜破裂和 AIS 互为因果，而且 AIS 可能是造成胎膜破裂的主要原因。由于各种原因引起的 AIS 的存在，导致胎膜破裂、宫颈扩张和子宫收缩，进而羊膜腔与阴道相通，随时间延长感染复杂而严重。

（2）医源性感染：包括以各种诊断和治疗为目的羊膜腔穿刺技术、胎儿外科或宫内手术、羊膜镜和胎儿镜术、围产期的阴道检查、肛门检查等。

（3）妊娠期生殖系统感染：主要指子宫颈和阴道炎症，如常见的细菌性阴道炎、真菌性阴道炎和滴虫阴道炎等。子宫颈或阴道内细菌上行通过破裂或未破裂的羊膜到达羊膜腔，并在羊膜腔内进一步繁殖，引起严重感染。

（4）绒毛膜羊膜炎：通常孕妇于妊娠前合并亚临床的慢性子宫内膜炎，妊娠期炎症累及胎盘和胎膜进一步扩散到羊膜和羊膜腔，引起感染。

2. **高危因素**

（1）母亲：常见临床症状有孕妇发热，分娩期体温 ≥ 37.8℃，甚至可以达到 39℃ 以上，呈稽留热或弛张热，可以伴有寒战。如果再具备下列症状体征 2 个或以上者即可诊断：

孕妇心动过速，孕妇心率 > 100 次 /min；原因不明的胎儿心率 > 160 次 /min。

腹部检查时子宫体部出现张力增加、压痛和反跳痛等腹膜刺激症状，该疼痛为持续性，无宫缩时存在，宫缩时强度增加。

产妇白细胞数量增加，中性粒细胞比例增加，核左移。但正常妊娠妇女的血白细胞呈增高的表现，所以当白细胞超过 15×10^9/L

才有意义。

产科检查可以出现规律或不规律宫缩，阴道内有恶臭分泌物，既可以是宫颈或阴道局部炎症的脓性分泌物，也可以是脓性羊水。子宫颈管缩短或子宫颈口扩张。

（2）胎儿

1）无负荷试验（NST）：胎儿心动过速（胎心率＞160次/min）常被用作宫内感染的标志。宫内感染与NST无反应或胎儿心动过速密切相关。建议胎膜早破患者每天做NST。

2）胎儿生物物理监测（BPP）：超声评价胎儿行为，最关键是胎儿呼吸运动，还包括羊水量、胎动、胎心率、肌张力。BPP异常与宫内感染相关，低评分的BPP胎儿感染率为93.7%，BPP可广泛用于胎膜早破患者监测胎儿安危和宫内感染。NST异常、无胎儿呼吸运动、BPP低评分与母亲及新生儿感染密切相关。

3）多普勒：宫内感染时脐动脉的S/D比值升高。对于胎膜早破孕妇，如果S/D比值逐渐升高超过正常的15%，其对组织学绒毛膜羊膜炎的诊断价值大幅提高。

3. **新生儿产房临床表现**　刚出生的新生儿可表现为早产、新生儿窒息和宫内感染，如肺炎、胃肠炎、败血症、化脓性脑膜炎甚至感染性休克等。早产儿肺发育不成熟可发生RDS，严重先天感染性肺炎、炎性渗出亦可灭活肺表面活性物质发生RDS，出现严重呼吸窘迫。因分娩方式常选择剖宫产，肺内液体清除迟缓致呼吸困难发生湿肺。出生后需要新生儿复苏的比例较高。

4. **产前预防**　加强孕前检查，治疗生殖系统及全身潜在炎症。妊娠期注意加强卫生防护，减少泌尿、生殖、消化道感染风险。加强妊娠期产检，关注血常规、白带中感染指标的水平，对有症状的可疑患者结合各项实验室指标，及早作出诊断和治疗，尽可能降低其对孕妇及胎儿的影响，防止早产。不做不必要的阴道或肛门检查，严格执行消毒隔离制度，大力宣教妊娠晚期不要性交。

5. 产房治疗 积极复苏。此类患儿发生窒息概率较高，注意产前咨询，并作好复苏准备，娩出时积极进行新生儿的复苏。

抗感染治疗。临近分娩前发生的羊膜感染综合征母亲所娩出的新生儿，存在早发型败血症的风险，建议尽早经验性给予抗生素治疗。病情危重者，建议尽早给予特殊级别抗生素处理。根据病情变化和培养结果及时调整抗生素，针对相应病原体进行治疗。滴抗生素眼药水以预防或治疗眼炎。

治疗危重症。此类患儿出现早产、呼吸窘迫综合征、严重肺炎、败血症、化脓性脑膜炎甚至感染性休克概率高，还需加强相应危重症支持和管理。

（二）B 组链球菌感染母亲新生儿

链球菌为革兰氏阳性球菌，根据溶血特性分为甲（不完全溶血）、乙（完全溶血）、丙（不溶血）3 类。甲型、丙型致病力弱，所以抗原分类无意义。乙型溶血性链球菌抗原结构复杂，分为核蛋白抗原、族特异性抗原、型特异性抗原 3 种。根据细胞壁糖类的族特异性抗原将其分为 20 个群。无乳链球菌细胞壁 C 多糖物质又属于 B 组抗原，故亦称 B 组链球菌（group B streptococcus，GBS）。是上呼吸道正常菌群，正常妇女阴道和直肠带菌率可达 30% 左右，是新生儿感染的主要传染来源。若孕妇生殖道存在 GBS 定植而无预防措施，50% 的新生儿在分娩过程中发生 GBS 定植，其中 1%～2% 的新生儿会发展为侵袭性 GBS 感染，可引起新生儿肺炎、败血症、脑膜炎等。

1. 感染途径

（1）母婴垂直传播：GBS 对绒毛膜有很强的吸附及穿透能力，是胎膜早破及羊膜腔感染的重要病原菌，胎儿可以通过已破的羊膜上行传播途径感染，或分娩时从母体感染 GBS。母婴垂直传播率约为 50%，这种方式通常引起新生儿早发型 GBS 感染。

（2）出生后水平传播：新生儿也可以通过出生后水平传播发生 GBS 感染，如母亲与婴儿之间、婴儿与婴儿之间、其他人与婴儿之间均可以通过传播而导致感染，这种传播方式往往引起新生儿晚发型 GBS 感染。

2. 高危因素

GBS 为条件致病菌，妊娠后妇女机体雌激素分泌量及糖原合成量增加，加之存在免疫抑制作用，原有正常生态系统遭破坏致菌群失调，故更易发生 GBS 感染。

GBS 的带菌率随人种、地域、年龄的不同而不同，同时还受到多种因素的影响，如社会经济状况、年龄、性行为、培养基的选择以及取标本位置、数量等。

妊娠妇女感染的危险因素主要有肥胖、糖耐量异常、多次妊娠、低龄或高龄等。在阴道 GBS 带菌产妇中，肥胖、妊娠糖尿病、妊娠期糖耐量减低的发生率明显高于阴性组，多次妊娠妇女的带菌率明显高于初次妊娠者。

孕妇感染 GBS 可出现发热（体温 38℃）、心动过速（心率 100 次 /min）、宫体压痛、高血压、阴道分泌物恶臭等临床表现，检验白细胞计数及 CRP 常增高，若细菌培养阳性或胎盘病理检查炎症则可明确诊断。

3. 临床表现

新生儿 GBS 感染分为早发型和晚发型。早发型指出生 7 天内发病，其中约 50% 在出生后 6 小时内发病，由宫内垂直感染所致，以新生儿败血症和肺炎为主；晚发型发生于出生后

7 天之后，可由产时垂直传播、院内感染或其他因素所致，90% 为 DI 型 GBS，以肺炎、脑膜炎为主。

早发型 GBS 败血症发病早，以气促、呻吟、发绀为首发症状，随病情进展出现急性呼吸窘迫、呼吸衰竭等，常伴有发热、反应差、拒乳、肤色晦暗，严重者出现弥散性血管内凝血、多器官功能衰竭。

4. 预防　GBS 定植可表现为一过性、间歇性或持久性，妊娠 35～37 周的培养结果与孕妇产程中的 GBS 定植情况具有更好的相关性，因此建议对此期间所有孕妇进行 GBS 的筛查。

孕妇阴道 – 直肠拭子 GBS 筛查阳性者，至少在分娩 4 小时前使用抗生素，首选青霉素或氨苄西林，对青霉素过敏的孕妇可使用克林霉素、红霉素和万古霉素等。

美国疾病预防控制中心针对妊娠期 GBS 感染的预防和控制提出两种方案供临床选择，并得到美国妇产科医师学会和美国儿科学会的认可。

方案一：对所有孕产妇于妊娠 35～37 周时进行 GBS 培养，阳性者进行预防性治疗。如有新生儿 GBS 感染病史、本次妊娠有 GBS 菌尿、妊娠 37 周前分娩，也应该进行预防性治疗。对于 GBS 携带状态不详的孕妇，以下情况时可进行预防性治疗：产时体温 ≥ 38℃、破膜时间 ≥ 18 小时。

方案二：对具有以下高危因素的孕妇，不进行筛查，直接给予预防性治疗：妊娠 37 周前分娩、产时体温 > 38℃、破膜时间 > 18 小时、既往有新生儿 GBS 感染病史、本次妊娠有 GBS 菌尿。

目前根据文献报道，方案一比方案二更有效，可以更好地减少新生儿早发感染的发病率。

5. 治疗　主要依据病原学检查，选择敏感抗生素治疗。GBS

对青霉素、氨苄西林、头孢类、亚胺培南及万古霉素等都具有较高的敏感度。一般情况下，青霉素为首选，必要时可联合用药。

新生儿肺炎确诊为 GBS 感染引起，则可用青霉素 G20 万 U/（kg·d）静脉注射，或氨苄西林 150～200mg（kg·d）静脉注射，其疗程为 10 天。

对疑似败血症的病例必须立即开始治疗，静脉内使用抗生素。一旦 GBS 败血症被确诊，可用青霉素 G30 万 U/（kg·d）静脉注射，或氨苄西林 300mg/（kg·d）静脉注射，疗程为 10～14 天。

（三）疑似或确诊新型冠状病毒母亲新生儿的产房管理

新型冠状病毒可以导致新生儿感染及可能存在母婴垂直传播。

1. 产时管理

（1）新型冠状病毒感染孕妇分娩时，参与接生及新生儿复苏的人员应采取适宜的个人防护，包括佩戴护目镜／面屏、N95 口罩等。

（2）如需新生儿科医生参与产时复苏，产科应提前通知，告知高危产妇信息；提前呼叫新生儿科医生，使其有充足时间穿戴个人防护用品。

（3）进行易产生气溶胶的操作时，如气道吸引、球囊面罩给氧、高流量吸氧、持续气道正压通气、气管插管、机械通气等，个人防护应适度提升，气管插管过程可考虑使用可视喉镜以减少临床医生插管时的感染风险。面罩加压给氧时，确保面罩良好密封性，减少气溶胶形成。

2. 新生儿出生后管理

（1）新生儿如果一般情况良好，且母亲病情稳定，可母婴同室，以观察为主。确诊现症感染的产妇佩戴 N95 口罩。

（2）有临床症状或生命体征不平稳的新生儿，收住在新生儿科隔离或过渡区域住院治疗。新型冠状病毒奥密克戎变异株的潜伏期约 3.42 天（95%*CI*：2.88–3.96），因此生后 96 小时，新型冠状病毒核酸仍为阴性的新生儿感染风险较低，可转入普通病房救治。

（四）梅毒母亲新生儿

梅毒是由梅毒螺旋体引起的慢性传染病，对母儿的身心健康都会造成巨大的影响。如果孕妇患有梅毒，从妊娠 2 周开始梅毒螺旋体即可感染胎儿引起流产；妊娠 16 ~ 20 周后梅毒螺旋体可通过感染的胎盘播散到胎儿所有器官，引起肺、肝、脾、胰和骨骼改变而致死胎、死产或早产。先天性梅毒又称胎传梅毒，是梅毒螺旋体由母体经过胎盘进入胎儿血液循环中所致的疾病。

1．感染途径

（1）母婴垂直传播：先天性梅毒通过胎盘传播。妊娠早期由于绒毛膜朗汉斯巨细胞层阻断，母血中螺旋体不能进入胎儿。妊娠 4 个月以后，朗汉斯巨细胞层退化萎缩，螺旋体可通过胎盘和脐静脉进入胎儿血液循环。分娩过程中，胎儿亦可通过接触患早期梅毒母亲外生殖器的初疮而受感染，此为获得性感染，极少见。

（2）出生后水平传播：出生后接吻、哺乳、接触患者的日用品、衣服、毛巾、剃刀、餐具、输血等亦可传染。

2．临床表现　多数病例出生时症状和体征不明显，约 2/3 的病例在出生后 3 ~ 8 周至 3 个月出现症状。如未在早期作出诊断，及时进行治疗，常发展为晚期先天性梅毒。

（1）全身症状：患儿多为早产儿、低出生体重儿或小于胎龄儿，营养障碍，消瘦。可有发热、贫血、易激惹表现，肝、脾大较常见，伴有黄疸和肝功能异常。约 20% 的患儿有全身淋巴结肿大，滑车上淋巴结肿大有诊断价值。

（2）皮肤黏膜损害：占 30%～60%。皮疹为散发或多发性，呈多种形状如圆形、卵圆形或彩虹状，紫红或铜红色浸润性斑块，外周有丘疹，带有鳞屑。分布比外观更具有特征性，多见于口周、臀部、手掌、足跖，重者全身分布。掌跖部损害多表现为大疱或大片脱屑，称为梅毒性天疱疹。口腔黏膜如唇、腭、舌、肛门、鼻前庭均可出现红斑。

（3）骨损害：20%～95% 的病例有骨损害。X 线检查发现的异常更多。肢体剧烈疼痛可致假性瘫痪。

（4）鼻炎：常见梅毒性鼻炎，表现为鼻塞、张口呼吸，或有脓血样分泌物。鼻前庭皮肤湿疹样溃疡。如损及鼻软骨及鼻骨，致日后鼻根下陷成马鞍鼻。侵犯喉部发生喉炎。

（5）中枢神经系统梅毒：症状很少出现在新生儿期，在 3 个月后出现，但无症状型神经梅毒约占 60%。急性梅毒性脑膜炎可表现为发热、呕吐、前囟突起或紧张、颈强直、惊厥等，Kernig征阳性。

（6）其他：存活患儿中约 1/6 有非免疫性水肿，可由低蛋白血症、先天性肾病或梅毒性肾炎引起。还可有肺炎、脉络膜视网膜炎、青光眼、心肌炎、紫癜、出血倾向、血小板减少、腹泻和吸收不良综合征、指甲炎或甲沟炎等表现。

3．**预防** 妊娠期筛查建立孕妇梅毒筛查制度，对所有孕妇在妊娠早期 3 个月内进行梅毒筛查，一旦发现梅毒，应立即给予正规治疗。

妊娠期治疗各级医疗卫生机构应当对妊娠早期发现的梅毒感染孕产妇（包括既往感染者）在妊娠早期及妊娠晚期进行规范的青霉素治疗。对妊娠中、晚期及临产发现的梅毒感染孕产妇，也要及时给予治疗。在治疗过程中要定期进行随访和疗效评价，对复发或再感染者应追加治疗。

4．治疗

（1）预防性治疗：妊娠期未接受规范性治疗，包括妊娠期未接受全程、足量的青霉素治疗，或接受非青霉素方案治疗，或在分娩前4周内才进行抗梅毒治疗的孕产妇所生儿童。妊娠期接受过规范性治疗，出生时非梅毒螺旋体抗原血清学试验阳性、滴度不高于母亲分娩前滴度的4倍的儿童。治疗方案：苄星青霉素 G，5 万 U/kg，1 次肌内注射（分两侧臀肌）。

（2）治疗：新生儿有下列情况者都应接受梅毒治疗：确诊或疑似先天性梅毒；梅毒母亲妊娠期治疗情况不明；梅毒母亲妊娠期经治疗后 RPR 或 VDR 滴度未下降 4 倍以上，或在滴度下降 4 倍前分娩；梅毒母亲妊娠期用非青霉素类药物治疗。血清学阳性但无临床表现者，亦应正规治疗。青霉素是治疗本病的首选药物。水剂青霉素 G 10 万~15 万 U/（kg·d），最初 7 天 10 万 U/（kg·d），分 2 次，肌内注射或静脉滴注，之后 15 万 U/（kg·d）：分 3 次，共 10~14 天；或普鲁卡因青霉素 5 万 U/（kg·d），每日肌内注射 1 次，共 10 天。脑脊液异常者（神经毒性）选用青霉素 G 5 万 U/（kg·d），肌内注射或静脉注射，共 10~14 天；或普鲁卡因青霉素 G 5 万 U/（kg·d），肌内注射，共 10 天。药物治疗要系统进行，治疗期间中断 1 天以上，则梅毒螺旋体可以增殖，故整个疗程需重新开始。

（五）获得性免疫缺陷综合征母亲新生儿

获得性免疫缺陷综合征简称艾滋病，是由人类免疫缺陷病毒（HIV）引起的传染性疾病。HIV 属反转录 RNA 病毒，有 HIV-1 和 HIV-2 两型，约 95% 的 AIDS 由 HIV-1 引起，HIV-2 型致病力较弱，病程较长，症状较轻，主要局限于非洲西部。目前，全球 1/6 艾滋病相关疾病死亡和 1/7 新发 HIV 感染者是 15 岁以下儿童。研究资料表明，HIV 感染者中 18% 以上为妇女，其中 85% 为生育年龄妇女；5 岁以下 HIV 感染小儿中，90% 以上为母婴垂直传播。

1．感染途径

（1）母婴垂直传播：母婴垂直传播是新生儿感染艾滋病的主要原因，其中 2/3 的婴儿是在母亲怀孕、分娩过程中被感染。

（2）出生后水平传播：1/3 是在哺乳期被感染。母乳内的病毒可以通过口腔或者胃肠道导致新生儿感染。

2．临床表现　　由母婴垂直传播造成的新生儿艾滋病临床表现与成人截然不同，潜伏期短、病情进展快。但是新生儿期缺乏典型的临床表现，常见的有早产、低出生体重、畸形等。

3．预防　　HIV 病毒株的多样性和高度变异性，使得特定疫苗的效果难以持久，迄今尚未研制成功有效的 HIV 疫苗，因此阻断母婴垂直传播是预防新生儿 HIV 感染的关键措施。根据 2005 年国家卫生部、国家中医药局文件推荐的《艾滋病诊疗指南》中对感染的母婴垂直传播阻断方案，阻断 HIV 母婴垂直传播的有效措施为：产科干预 + 药物干预 + 人工喂养。

4．治疗　　HIV 感染母亲新生儿应在出生后尽早（6～12 小时）服用抗病毒药物治疗，常规给予齐多夫定（AZT）或奈韦拉平（NVP），至出生后 4～6 周。对出生后已确诊 HIV 感染的新生儿，应尽早开展高效抗反转录病毒治疗方案（参考 2015《艾滋病诊疗指南》第 3 版）。

提倡人工喂养，避免母乳喂养，杜绝混合喂养。如果坚持要母乳喂养，则整个哺乳期都应继续抗病毒治疗。治疗方案与妊娠期间抗病毒方案一致，且新生儿在 6 月龄之后立即停止母乳喂养。

（六）乙肝病毒感染母亲新生儿

乙型病毒性肝炎系由含乙型肝炎病毒（HBV）的体液或血液经破损的皮肤和黏膜进入机体而获得感染引起。我国是乙型病毒性肝炎的高发区，约 6 亿人感染过 HBV。由于母婴传播及日常生活密切接触，乙型肝炎母亲新生儿是乙型肝炎的高危人群。乙型肝炎母亲通过母婴传播将 HBV 传递给新生儿。

1. 感染途径

（1）母婴垂直传播

1）宫内传播：对 HBV 宫内传播的机制还不清楚，多数研究认为 HBV 的宫内感染主要发生在妊娠晚期，可能由于胎盘老化受损，母亲血液中的乙型肝炎病毒突破胎盘屏障进入胎儿血液循环，HBV 的宫内感染率为 5% ~ 10%。

2）产时传播：主要是由于在分娩过程中频繁的子宫收缩使得胎儿吞咽了含有 HBV 的血液、羊水或阴道分泌物等母体体液成分，或者因子宫收缩导致胎盘血管破裂，胎儿皮肤黏膜损伤，母血渗入胎儿血液中而引起。因此，产程延长、人工破膜、胎头吸引等措施都会增加 HBV 感染的风险。

（2）出生后水平传播：是指通过接触母亲唾液、母乳喂养和其他生活上的密切接触而传播 HBV。慢性乙型肝炎病毒感染产妇能否进行母乳喂养一直是一个有争议的问题。近年来，国内一些研究表明，乙型肝炎母亲的新生儿母乳喂养不会增加母婴传播的风险，特别是对出生后经过主被动联合免疫预防的新生儿更安全。

2. 临床表现　大多数受乙型肝炎病毒感染的新生儿及婴儿起病缓慢，表现为亚临床过程。新生儿出生时多无临床症状，一般不影响发育，亦不致畸，甚至没有肝功能及血清学的改变。

3．预防

（1）妊娠期预防措施：母亲妊娠期常规筛查 HBsAg，是发现感染高危新生儿的前提。妊娠早、中期 HBV 血清学标志均阴性者，妊娠晚期仍需复查，以明确有无急性感染。应向 HBV 阳性的育龄妇女宣传有关防止病毒传染给婴儿的知识。妊娠期应常规检查夫妇双方 HBV 感染情况；对 HBV 感染的孕妇，设专床分娩，器械及用具需严格消毒。HBsAg 阳性的母亲，对所生婴儿应及时进行免疫预防。新生儿在出生 12 小时内注射乙肝免疫球蛋白（HBIG）和乙型肝炎疫苗后，可接受 HBsAg 阳性母亲的哺乳。

（2）新生儿预防措施

1）HBsAg 阳性母亲：无论出生体重，需在生后尽早肌内注射乙肝免疫球蛋白（12 小时内），生命体征稳定患儿尽早按 0 个月、1 个月、6 个月 3 针方案接种乙型肝炎疫苗。

2）HBsAg 阴性母亲：出生体重≥ 2 000g，生后 24 小时内完成乙肝疫苗接种。出生体重＜ 2 000g，出院前或体重＞ 2 000g 后完成第一针接种。

3）HBsAg 不确定母亲：无论出生体重，需在生后尽早肌内注射乙肝免疫球蛋白（12 小时内），生命体征稳定患儿尽早完成乙肝疫苗接种。

4）HBsAg 阳性孕妇的母乳喂养：新生儿正规预防后，不管孕妇 HBeAg 阴性还是阳性，均可行母乳喂养。

4．治疗　新生儿期感染 HBV 起病缓慢，多无临床症状，少部分 HBV 感染患儿可发生肝炎表现，主要为黄疸；也可伴发热、肝大、食欲欠佳，实验室检查出现相应改变。因此，新生儿期多无须治疗，部分发病患儿需给予治疗，主要以加强营养以及对症支持治疗。

二、妊娠期高血压疾病母亲新生儿

妊娠期高血压疾病是妊娠与血压升高并存的一组疾病。该疾病严重影响母婴健康，是孕产妇和围产儿病死率升高的主要原因。包括妊娠期高血压、子痫前期、子痫及慢性高血压并发子痫前期以及慢性高血压合并妊娠。

（一）临床表现

妊娠期高血压可以对胎儿和新生儿产生多种影响，可引起多种新生儿疾病，包括胎儿生长受限、死胎、死产或新生儿窒息和死亡，而且对新生儿各个器官均有不同程度的损伤。此外，重症病例常需提前终止妊娠而发生早产，早产儿各器官发育不成熟而使得发病率和死亡率升高。重度妊娠期高血压疾病分娩的新生儿疾病检出率明显高于轻度高血压孕妇。

（二）治疗

妊娠期高血压治疗的目的是预防母亲重度子痫前期及子痫发生，降低母儿死亡率，改善妊娠结局。促胎肺成熟治疗可有效促进早产儿的肺发育，减少新生儿呼吸窘迫综合征的发生，提高早产儿的成活率，孕周 < 34 周并预计在 1 周内分娩的子痫前期孕妇，均应接受糖皮质激素促胎肺成熟治疗。子痫前期孕妇经积极治疗，而母胎状况无改善或者病情持续进展的情况下，终止妊娠是唯一有效的治疗措施。病情不稳定，经积极治疗病情仍加重，应终止妊娠；如病情稳定，可以考虑期待治疗，治疗妊娠期高血压最好的方法是分娩。孕期常用的降压药物为拉贝洛尔、硝苯地平、硝苯地平缓释片等。硫酸镁主要用于防治子痫，是治疗子痫的一线药物，也是重度子痫前期预防子痫发作的预防用药。

（三）预防

加强教育与培训，加强教育，提高公众对妊娠期高血压相关疾病的认识，强化医务人员培训，注意识别子痫前期的高危因素，应在孕前、孕早期和任何时期高血压的孕妇进行高危因素的筛查、评估和预防。

三、甲状腺功能减退症母亲新生儿

妊娠期甲状腺功能减退症是指由多种原因引起的全身性低代谢状态综合征。妊娠期甲状腺功能减退症会使母亲孕期及胎儿受到不同程度的影响，如孕妇出现妊娠糖尿病、高血压、先兆子痫、胎盘早剥、胎膜早破、贫血、流产等疾病，并引起胎儿生长受限、早产、低出生体重儿、新生儿呼吸窘迫、新生儿神经认知缺陷等，从而导致新生儿期死亡率增加。若诊断延迟、未在早期迅速纠正新生儿低甲状腺素血症，治疗不充分及出生后 2～3 年对治疗依从性差等原因均可能导致不同程度的脑损伤。没有治疗的婴儿可能存在智力缺陷、生长发育迟缓、骨发育迟滞、精神运动迟缓、神经性耳聋、注意缺陷、词汇及阅读理解低下、计算能力低和记忆问题、脑瘫等并发症。

（一）临床表现

新生儿出生时大多症状轻微，甚至无症状，且缺乏特异性的症状和体征。60%～70% 的患儿存在骨成熟障碍的早期体征，如前囟大和颅缝宽。其他早期表现为嗜睡、动作少、反应迟钝、少哭、声音嘶哑、喂奶困难、肌张力低下，腹部膨大、肠鸣音弱，常有脐疝，可伴有便秘。由于肝脏葡萄糖醛酸转移酶成熟延迟，生理性黄疸持续时间长。体温较低，少汗。可能出现周围组织灌注不良，表现为四肢凉、苍白、皮肤花纹征。

（二）治疗

新生儿暂时性甲状腺功能减退治疗：新生儿出生后，由于个体差异大，难以预料出现暂时性甲状腺功能减退程度及持续时间，故对经血清甲状腺功能检查确诊有甲状腺功能减退的新生儿应尽早给予甲状腺素治疗。新生儿推荐左甲状腺素为首选药物，治疗的初始剂量为 $10 \sim 15\mu g/\ (kg \cdot d)$，每人所需维持剂量不同，应定期检测 T_4 及 TSH，尤其是根据 T_4 来调整左甲状腺素的剂量，因为 TSH 在 T_4 恢复正常后数周或数月内仍稍高于正常，可能是胎儿时期甲状腺激素调定点变得较高所致，故 TSH 不能单独作为判定疗效的指标。一般以保持血清 T_4 $10 \sim 14\mu g/dl$ 的剂量作为维持剂量。持续用药 1 个月至数月，至甲状腺功能恢复正常时完全停药。甲状腺功能减退纠正后，仍应密切观察生长发育情况，定期检测 FT、TSH 和骨龄，防止治疗不足或过量。

（三）预防

产前诊断母亲有甲状腺功能减退，可以通过羊水测定 TSH 和 rT_3，羊水 TSH 升高和 rT_3 降低，尽管母亲血清 TSH 正常，也要拟诊胎儿甲状腺功能减退。母亲应及时调整 $L-T_4$ 剂量。

新生儿筛查通常在新生儿出生后 $2 \sim 3$ 天采集足跟血，通过特制纸片检测 TSH 浓度为初筛，TSH $> 15 \sim 20mU/L$ 时应及时检测血清 T_4、TSH 以确诊。及早诊断、及时治疗是避免脑功能障碍的最佳预防措施。

四、妊娠糖尿病母亲新生儿

妊娠合并糖尿病包括孕前糖尿病（PGDM）和妊娠糖尿病（GDM）。妊娠合并糖尿病对胎儿、新生儿的危害与糖尿病病情及血糖控制水平有很大关系。妊娠糖尿病母亲婴儿（IGDMs）易发生许多临床问题，部分患儿需要接受新生儿监护病房治疗。GDM孕妇发生胎儿畸形、围产儿死亡、剖宫产、肩难产、早产、小于胎龄儿或巨大儿等的风险远高于非GDM孕妇。

（一）临床表现

新生儿容易出现下列情况：巨大儿或小于胎龄儿；产伤包括肩难产及臂丛神经损伤；先天性畸形；低血糖；新生儿呼吸窘迫综合征；红细胞增多症；高胆红素血症；低钙血症和低镁血症；心脏问题如室间隔肥大、心肌功能不良；喂养困难；肾静脉栓塞等。

（二）治疗

糖尿病母亲新生儿无论出生时状况如何，均应视为高危新生儿。首先通过全面细致的体格检查，评估患儿发育、有无产伤及先天畸形等。如妊娠期血糖控制不满意者，需入新生儿监护病房治疗。

（三）预防

妊娠糖尿病必须及时治疗，规范的血糖管理是改善GDM预后的关键。妊娠期血糖控制满意标准为孕妇无明显饥饿感，空腹血糖控制在 3.3~5.3mmol/L，餐前30分钟血糖 3.3~5.3mmol/L，餐后2小时血糖 4.4~6.7mmol/L，夜间血糖 3.3~5.6mmol/L，就能明显减少对胎儿、新生儿的影响。如血糖未控制好的孕妇，早期应通过超声检查评估胎儿发育，特别是心脏发育。孕晚期隔 4~6 周评估胎儿发育，尤其注意胎儿腹围、羊水量的变化等。一旦确诊GDM，应接受营养、运动及血糖监测等教育。不能达标的GDM患者首先推荐应用胰岛素控制血糖。

五、系统性红斑狼疮母亲新生儿

系统性红斑狼疮（systemic lupus erythematosus，SLE）是一种累及多系统的自身免疫性疾病。SLE 与妊娠相互影响，妊娠增加 SLE 病情复发、恶化风险，SLE 也会增加妊娠并发症，引起反复流产、先兆子痫、死胎、早产、低出生体重儿、胎儿生长受限等，围产儿患病率及死亡率增高。与 SLE 相关的自身抗体在孕 12~16 周时可经胎盘进入胎儿血液循环，引起新生儿红斑狼疮或新生儿狼疮综合征（neonatal lupus erythematosus，NLE）。

（一）临床表现

患 SLE 和狼疮样疾病母亲所生新生儿大多数不出现临床症状，体内的自身抗体在出生后数周至数月消失，部分患儿出生时或出生后不久发病，表现为暂时性皮肤损害及血液系统异常和持续的心脏病变等，最严重的临床表现是心脏损害。心脏损害最常见表现为胎儿期或新生儿期出现的完全性房室传导阻滞，可引起心动过缓而导致心力衰竭。

（二）治疗

皮肤型 NLE 避免日光照射，一般不需要药物治疗，皮疹可自行消失。伴有严重血液系统改变采用短疗程肾上腺皮质激素疗法，泼尼松片 1.5~2.0mg/（kg·d），维持用药至临床症状缓解，实验室检查（红细胞沉降率、白细胞、血小板、网织红细胞、补体及尿蛋白）基本正常后减量；或脉冲击疗法，甲泼尼龙 15~30mg/（kg·d），连续 3 天，然后改用泼尼松口服；或输血对症支持治疗，可联合静脉应用人免疫球蛋白 400mg/（kg·d），连续 3~5 天。对先天性心脏传导阻滞的 NLE，目前无有效治疗方法。部分伴有心肌炎者，可危及生命，需采用换血疗法，以尽快清除体内的抗Ro、抗 La 抗体。少数心动过缓、心排血量过低者，安装永久性起搏器。

（三）预防

正确评估系统性红斑狼疮患者妊娠前病情，把握好妊娠时机，做好宣教，避免诱发 SLE 的因素。妊娠期间经肾病科、风湿免疫科及产科医师联合指导并密切监测，行心电图、肝功能、肾功能、自身抗体和补体的监测，评估 SLE 病情变化，管理和调整好妊娠期用药，控制病情进展及并发症的发生，增加产检次数并内科随诊，适时终止妊娠。

六、药物滥用母亲新生儿

不同国家引起母亲成瘾的药物有差异，我国近年来母亲药物滥用情况有上升趋势，但详尽资料不容易准确获得导致其研究相对困难。药物滥用母亲有可能使用多种药物，并且常常伴有其他不良生活习惯（吸烟、酗酒、暴力侵犯、健康状况不良、营养不良等）。妊娠期药物滥用危险因素：产妇没有足够的产前护理、容易发生急产、胎盘早剥、反复流产、高血压发作、严重的情绪波动、有以前不明原因的胎儿死亡、心肌梗死或脑卒中病史。母亲药物滥用将对胎儿和新生儿产生多方面的影响。

（一）临床表现

母亲药物滥用最常见的影响为新生儿撤药综合征。其中阿片类戒断综合征发病率可达 60%～90%（有些轻症患者可能会被遗漏）。足月儿比早产儿临床症状更明显。戒断综合征的某些症状在早产儿不能表现，所以没有某些临床表现并不能认为该早产儿没有戒断综合征，需要密切观察其临床表现。撤药综合征，中枢神经系统症状表现较为常见。可表现为颤抖、易激惹、警醒度增强、听觉过敏、睡眠困难、高音调哭声、惊厥、啃手指等兴奋症状；也有肌张力增强、深腱反射亢进、角弓反张、拥抱反射增强表现；还可表现为吃奶差或食欲亢进、反复不间断的吸吮和吞咽动作；胃肠道常有呕吐、腹胀、腹泻、脱水。呼吸系统表现为呼吸加快但无其他呼吸困难或呼吸暂停；常有心动过速或过缓、血压升高等循环系统表现；多汗、鼻塞、频繁打呵欠和喷嚏、流涎、皮肤发花或肤色潮红、发热、体温不稳定、体重不增等较为常见。

（二）治疗

阿片类药物戒断治疗目的是避免撤药综合征的严重症状，如抽搐，并保持新生儿舒适而使婴儿获得合理喂养及睡眠，以适当的方式增加体重。阿片类药物戒断的治疗应首先选择支持疗法。非药物措施包括包裹新生儿、轻轻晃动、减少环境刺激、避免不必要的处理和刺激。只有必须时才进行药物治疗，约30%的戒断综合征婴儿将接受药物治疗，当出现严重中枢神经系统症状需要阿片类药物治疗。药物治疗指征：出生后2小时进行Finnegan评分，每2~4小时评一次，连续3次≥8分；或者连续两次≥12分（表5-8）。

阿片类药物戒断综合征药物治疗：首选吗啡，根据Finnegan评分开始初始剂量（表5-9）。

表 5-8　Finnegan 新生儿戒断综合征评分表

症状	1 分	2 分	3 分	> 3 分
哭闹		高调	持续	
喂奶后睡眠时间	3 小时	2 小时	3 小时	
拥抱反射		活跃	亢进	
刺激时震颤		轻度	明显	
安静时出现震颤			轻度	明显（4）
肌张力增加			轻度	明显（6）
惊厥				有（8）
反复吸吮拳指	有			
吃奶不好	有			
呃逆	有			
喷射性呕吐	有			
大便		稀	水样便	
体温		> 37.8℃		
呼吸	> 60 次 /min	伴三凹征		
皮肤擦伤	鼻、膝、脚趾			
频繁打哈欠	有			
喷嚏	有			
鼻塞	有			
出汗	有			
总分				

表 5-9 Finnegan 评分

评分	剂量: q.3 ~ 4h.	剂量: q.3 ~ 4h.
8 ~ 10	0.32mg/（kg·d），p.o.	0.1mg/（kg·d），i.v.
11 ~ 13	0.48mg/（kg·d），p.o.	0.16mg/（kg·d），i.v.
14 ~ 16	0.64mg/（kg·d），p.o.	0.21mg/（kg·d），i.v.
> 16	0.8mg/（kg·d），p.o.	0.27mg/（kg·d），i.v.

开始治疗后如果 Finnegan 评分仍在增加，吗啡可增加 0.16mg/（kg·d）。

当吗啡剂量达到 1mg/（kg·d）时，考虑添加第二种药物。

吗啡最大剂量为 0.2mg/（kg·次）口服［1.6mg/（kg·d）口服］。

减停吗啡：一旦评分 < 8 分持续 24 ~ 48 小时开始逐渐减量。评分 5 ~ 8 分每日减量 10%。评分 < 5 分，每天可减量 20%。如果减量过程中出现两个评分 > 8 分，考虑恢复上次有效吗啡剂量。当总剂量为 0.04mg/d 时可停用吗啡。一旦停用吗啡，继续每 3 小时评分一次，直到出院。

苯巴比妥：苯巴比妥是治疗阿片类药物所致 NAS 的二线药物。苯巴比妥的负荷量为 15mg/kg。苯巴比妥维持剂量为 5mg/（kg·d）。监测苯巴比妥血药浓度。苯巴比妥剂量不能增加。如果吗啡和苯巴比妥联合效果仍不好，考虑加入可乐定。

减停吗啡和苯巴比妥：①苯巴比妥起效后，一旦芬尼根评分连续 < 8 分，开始按照上述方案戒断吗啡。②吗啡剂量为每日口服 0.2mg 后，每 3 ~ 5 天减少苯巴比妥 1mg/（kg·d）。吗啡和苯巴比妥可在同一天同时减量。先停止使用苯巴比妥，再停止使用吗啡。

可乐定：可乐定应与吗啡和苯巴比妥合用。如果吗啡和苯巴比妥联合治疗后 Finnegan 评分＞8分，可加用可乐定。在开始或考虑使用可乐定之前，完善头部影像检测。可乐定初始剂量为 3mg/（kg·d），q.6h.，口服。维持剂量范围为 3 ~ 6mg/（kg·d），q.6h.，口服。最大剂量为 9mg/（kg·d），q.6h.，口服。使用可乐定需监测血压。

吗啡、苯巴比妥和可乐定的减停：吗啡和苯巴比妥停用后，每隔一天减用可乐定 25%。服用可乐定时，应在 12 小时内监测血压。出院回家前，至少 48 小时不服用可乐定，必须观察婴儿，并每 12 小时内检查血压。

非阿片类药物和酒精所致 NAS 首选一线药物是苯巴比妥，剂量用法及减停同前。

（三）预防

最佳方案自然是母亲戒除药物滥用，但对于长期药物滥用而不能有效戒断母亲有另一种选择。虽然看起来有些矛盾，但是成瘾母亲有些时候需要应用阿片类药物。研究表明，使用能产生交叉耐受的美沙酮替代半衰期短的海洛因，能减少药物水平波动对胎儿的影响，减少戒断综合征的发作。孕母美沙酮替代治疗可以增加新生儿平均出生体重和头围，减少妊娠期死亡率和母亲犯罪率。对成瘾母亲产前应用美沙酮或丁丙诺啡可减少低出生体重儿发病率和戒断症状发生率。如果可以提供有效的随访，甚至可以不在医院内撤药，让新生儿提前带药回家。

（王铭杰　曹传顶）

🐣 第六节　新生儿院内转运

　　新生儿常因诊断和治疗的需要在院内进行转运,虽然在院内转运新生儿只需短短的几分钟,却可导致新生儿的生命体征轻度甚至重度的不同程度的改变。因此,对于新生儿在转运安全中采取有效措施,维持生命体征的稳定,减少并发症,确保转运安全,是非常重要的细节。

　　(一)转运前准备

　　1. **人员配备**　专职新生儿科医师1人,危重新生儿如极早早产儿、重度窒息等需同时有总住院医师或主治医师、护士各1人,提前到达产房或手术室,参加患儿的抢救,并组织转运工作。

　　2. **物品准备**　转运暖箱(提前预热)、心电监护、氧源、复苏囊、面罩、喉镜、气管导管、肾上腺素、注射器及转运呼吸机。以上仪器设备、药物每班交接,物品用后及时补充,使之处于备用状态。

　　3. **患儿准备**　复苏后生命体征稳定,使患儿达到最佳的稳定状态是转运的基本原则。

　　4. **其他**　联系好新生科病房安排好床位,预热暖箱,作好各种急救准备。同时加强与患儿家属沟通并告知病情,做好心理护理,取得家属同意和配合。

　　(二)转运途中管理

　　1. 危重新生儿医生、护士同时随行,保持患儿呼吸道通畅。根据病情或缺氧程度可给予鼻导管、CPAP或有创呼吸支持等。

　　2. 保暖维持患儿体温稳定是抢救成功的一项重要措施,转运前先预热转运暖箱。

3. 转运途中的病情观察及记录对有气管插管者，要随时观察插管的长度、位置，观察患儿反应、皮肤颜色、经皮血氧饱和度、心率及呼吸频率等。

4. 转运途中，妥善固定各种管道如气管导管、胃管、脐静脉导管等，防止脱落，并保持通畅。

（三）转运后交接

新生儿安全到达新生儿重症监护后，转运人员应与接班人员进行细致的交班，复苏过程、病情、用药、各种管道、仪器等，并立即对患儿的病情进行入院时评估，做好记录。

（王铭杰　曹传顶）

第七节　伦理及医疗团队与家属沟通告知

一、告诉家长孩子已死亡或即将死亡

新生儿死亡后尽快告诉母亲和父亲（或其他提供支持的人）。没有词汇可以减轻谈话的痛苦，但不要用强调语句，如"你的孩子已经死亡了。"如果父母已给新生儿取好名字，以名字或相应性别的称呼来表达。你的任务是以支持和关爱的方法帮助家长。通过恰当、真诚的方法表达你的同情。并再次向他们表示，目前结果不是因为他们采取或未采取某些措施造成的。

请注意不要使用以下说法。

"这样是最好了"，或"早就知道如此。"

"你以后能有更多的孩子。"

"这只不过是个孩子，你还没有时间认识她呢。"

二、濒死儿及重度窒息家属沟通告知

高危新生儿出生前医生与家长交谈，对家长及新生儿治疗团队来讲都是非常重要的。产科医生及负责新生儿出生后抢救的医生都应与家长交谈，与家长交谈前应先进行交流，以使提供的信息一致。有时产妇已进入分娩活跃期，看起来似乎已无时间进行讨论，但即使是很简短的产前与新生儿家庭交流，还是要优于新生儿出生后再讨论。如在接下来的几小时或几天内情况有变化，还应继续沟通。

决定危重新生儿抢救生命治疗的最根本出发点是怎样做才对新生儿最好。复苏过程中或复苏后，应充分告知家属，权衡以下因素。

1. 治疗成功的概率。
2. 治疗及非治疗存在的风险。
3. 如果治疗成功，治疗能延长生命的程度。
4. 治疗带来的疼痛及不适。
5. 治疗与否对新生儿预期生命质量的影响。

三、超早早产儿及伦理上允许不予复苏的情况

以下所列可能是一些不予复苏的情况。

1. 确定胎龄 < 23 周或出生体重 < 400g。
2. 无脑儿。
3. 确定的致死性先天疾病或畸形。
4. 有足够数据表明会有难以接受程度的死亡率或严重残疾。

在预后不确定的情况下，如果处于可存活的临界状态，有相对高的患病率，超早早产儿需接受的各种治疗较多，有些父母会要求不进行复苏，一个例子就是胎龄 23 ~ 24 周出生的早产儿。在这种

情况下，父母要求进行或不进行复苏的请求应在产科、儿科医生与家长很好的交流后予以支持。这些推荐必须参考当地目前的治疗预后和父母的期望。由于胎龄、出生体重预测的不确定性，产前作出肯定的复苏决定时一定要慎重。在与家长交谈时应告知，超早早产儿出生前作出的决定可能需根据其出生后的情况和生后胎龄评估进行调整。

四、规范复苏后新生儿无反应

如果你能确定无可测及的心率至少 20 分钟，可以终止复苏的努力。现有数据表明，如心脏无收缩 20 分钟，新生儿不可能再存活，罕有的存活者也会有严重伤残。20 分钟后无心率终止复苏的决定应考虑到以下几个因素，如造成心搏停止的原因、新生儿胎龄、是否有并发症、治疗性亚低温是否会有效及家长此前表达的对可接受程度后遗症的态度。

（王铭杰　曹传顶）

参考文献

1．王卫平．孙锟．常立文．儿科学．9 版．北京：人民卫生出版社，2018.

2．魏克伦，王晓茵．产房内危重新生儿急救．北京：人民卫生出版社，2011.

3．曹泽毅．中华妇产科学．4 版．北京：人民卫生出版社，2023.

4．中华医学会围产医学分会新生儿复苏学组．新生儿窒息诊断的专家共识．中华围产医学杂志，2016，19（1）：3-6.

5．中国新生儿复苏项目专家组，中华医学会围产医学分会新生儿复苏学组. 中国新生儿复苏指南（2021 年修订）. 中华围产医学杂志. 2022.25（1）：4-12.

6. 中国当代儿科杂志编辑委员会围产新生儿新型冠状病毒感染防控管理预案工作组，周文浩，周建国，等. 围产新生儿新型冠状病毒感染防控管理预案（第三版）. 中国当代儿科杂志，2023，25（1）：1-4.

第六章

产房应急医疗文书

🐦 第一节　产房风险告知（参考版本）

阴道试产知情同意书

孕妇姓名 ＿＿＿ 年龄 ＿＿＿ 病区 ＿＿＿＿ 床号 ＿＿＿ 住院号 ＿＿＿＿＿＿＿

目前诊断：＿＿＿＿＿＿＿＿＿＿＿＿＿＿＿＿＿＿＿＿＿＿＿＿＿＿＿＿＿＿

　　根据您目前的情况，具备阴道试产的条件，经医师充分告知后愿意选择经阴道试产，产时和产后可能发生意外和并发症等风险，包括但不限于：

　　1.**试产失败**　试产过程中宫缩乏力、产道梗阻、胎儿头位难产等，导致产程无法启动、试产失败，需要改变分娩方式。

　　2.**胎儿宫内窘迫**　产时因胎儿对宫缩不耐受，胎儿及其附属物异常等致胎儿出现缺氧的表现，需要更改分娩方式；严重胎儿窘迫可导致产时胎儿死亡、新生儿重度窒息、新生儿死亡或遗留后遗症。

　　3.**心脑血管意外**　产时产后羊水栓塞、麻醉意外及严重妊娠合并症的产妇可能重要器官功能障碍，严重者心搏呼吸骤停、凝血功能障碍、休克，危及母儿生命或形成植物生存状态。

　　4.**出血**　产时胎盘早剥、先兆子宫破裂、子宫破裂等，产后宫缩乏力、胎盘或胎膜残留或植入、严重宫颈裂伤或会阴撕裂、血肿、凝血功能异常等，导致产时产后出血，医生可能会采取手取胎盘、产时清宫术、缝合裂伤、宫腔填塞、子宫动脉下行支结扎、子宫动脉栓塞等手段进行止血，如果各种止血措施均无效，需要切除子宫止血救命。若发生失血性休克，为挽救生命，可能需要输血，输血则有可能会发生输血反应或导致传染病的传播。

5．**产道裂伤**　产时产后可能出现宫颈、阴道、会阴、直肠、肛门裂伤，造成出血、局部功能受到影响，严重时需要进行手术修补，尤其当裂伤累及直肠、尿道时，有可能导致排便、排尿功能障碍。

6．**伤口愈合不良及感染**　产后可能因缝线不吸收、感染、脂肪液化等合并症出现伤口愈合不良或伤口裂开等情况，出现盆腔、尿道及膀胱、生殖道甚至全身感染。

7．**阴道难产**　产时出现宫缩乏力、产道因素、胎儿及胎方位因素等，可能出现产程延长、停滞等阴道分娩困难，必要时助产或改剖宫产结束分娩。

8．**新生儿产伤、畸形**　经阴道分娩，新生儿发生头皮水肿、血肿，锁骨骨折、新生儿窒息、新生儿肺炎、新生儿感染等风险；发生肩难产及器械助产时可能发生头皮挫裂伤、颅内出血、严重者新生儿臂丛神经损伤，导致后遗症或死亡的风险。有可能发生产前检查未能发现的新生儿畸形。

9．**其他不可预料的意外**

其他可选择替代医疗方案：剖宫产终止妊娠

利：可快速娩出胎儿，产程短，易于控制。

弊：相较经阴道分娩，破坏腹腔及子宫的完整性，手术创伤大，术后恢复时间长，术后并发症发生率高于阴道分娩，需严格避孕 2 年，再次妊娠有子宫瘢痕妊娠、子宫破裂等风险。

我们会尽力降低并及早发现上述产时及产后并发症的出现，并全力救治以保母婴平安。您及您的家属在分娩过程中如有顾虑，可向医生询问。您及您的家属在诊疗过程中应遵守国家、医院及科室的规定。请您认真仔细阅读以上条款，充分理解并同意承担风险时，同意在必要时采用治疗干预措施。

□ 经医生解释，了解上述情况，同意经阴道试产

□ 经医生解释，了解上述情况，拒绝经阴道试产

□ 孕妇（签名）_____ 家属（签名）_____ 与孕妇的关系 _____

□ 谈话医师（签名）_____ 主治医师（签名）_____

□ 谈话地点 _____ 日期 年 月 日 时 分

臀位经阴道分娩知情同意书

孕妇姓名 ____ 年龄 ____ 病区 _____ 床号 ____ 住院号 _____

目前诊断：_____

根据您目前的情况，目前胎方位为 _____，如选择经阴道试产，除阴道试产的风险意外（同时签署），尚有产时和产后其他因臀位及后出头可能发生的胎儿意外和并发症等风险，包括但不限于：

1. 脐带脱垂、脐带受压导致新生儿窒息（重度），甚至死胎等。

2. 后出胎头困难，可能导致胎儿和新生儿颅面部神经损伤，颅内出血，颅骨、肋骨及四肢等骨折、眼部及面部损伤等风险。

3. 新生儿窒息、气胸、吸入性肺炎、缺血缺氧性脑病，甚至遗留脑瘫、智力障碍等后遗症。新生儿畸形不排除，必要时转新生儿科治疗。

4. 其他不可预料的风险。

其他可选择替代医疗方案：剖宫产终止妊娠

利：避免臀位经阴道分娩面临的脐带脱垂、后出头困难等风险及并发症的发生。

弊：相较经阴道分娩，手术创伤大，术后恢复时间长，术后需严格避孕 2 年，再次妊娠有子宫瘢痕妊娠、子宫破裂等风险。

我们会尽力降低并及早发现上述意外情况的出现，并全力抢救以保母婴平安。您及您的家属在分娩过程中如有顾虑，可向医生询问。您及您的家属在诊疗过程中应遵守国家、医院及科室的规定。请您认真仔细阅读以上条款，充分理解并同意承担风险时，同意在必要时采用治疗干预措施。

□ 经医生解释，了解上述情况，要求经阴道试产

□ 经医生解释，了解上述情况，拒绝经阴道试产

□ 孕妇（签名）_____ 家属（签名）_____ 与孕妇的关系 _____

□ 谈话医师（签名）_____ 主治医师（签名）_____

□ 谈话地点 _____ 日期　年　月　日　时　分

OCT 试验知情同意书

孕妇姓名 ____ 年龄 ____ 病区 _____ 床号 ____ 住院号 _____

目前诊断：_____

孕妇无应激试验（NST）反应型，具备经阴道试产的条件及意愿，建议静脉滴注小剂量催产素行缩宫素激惹试验（OCT），了解胎盘储备功能及孕妇和胎儿对宫缩的耐受能力。如孕妇和胎儿能耐受宫缩，继续阴道试产，如孕妇及胎儿不能耐受宫缩，则剖宫产手

术终止妊娠。其风险及可能出现的并发症包括但不限于：

1. 催产素不敏感，无法诱发规律宫缩及判断结果。

2. 催产素过度敏感，导致急产，严重者出现胎儿宫内窘迫、先兆子宫破裂、羊水栓塞等。

3. OCT 结果只是短时间内判断胎儿耐受宫缩的情况，无法反映整个产程中胎儿的耐受性，需要结合动态胎心监护、羊水性状等共同判断胎儿产时的安全性。

□ 经医生解释，了解上述情况，同意行 OCT 检查

□ 经医生解释，了解上述情况，不同意行 OCT 检查

孕妇（签名）＿＿＿＿　家属（签名）＿＿＿＿　与孕妇的关系 ＿＿＿＿

谈话医师（签名）＿＿＿＿＿＿　主治医师（签名）＿＿＿＿＿＿

谈话地点 ＿＿＿＿＿＿＿＿＿　日期　　年　　月　　日　　时　　分

促宫颈成熟计划分娩知情同意书

孕妇姓名 ＿＿＿　年龄 ＿＿＿　病区 ＿＿＿＿　床号 ＿＿＿　住院号 ＿＿＿＿＿＿

目前诊断：＿＿＿＿＿＿＿＿＿＿＿＿＿＿＿＿＿＿＿＿＿＿＿＿＿＿

目前孕妇骨产道、软产道正常，估计胎儿体重 ＿＿＿ kg，相关检查未见异常，具备阴道分娩的条件和意愿，目前宫颈评分 ＿＿＿分，经阴道试产前需要促进宫颈成熟，如临产经阴道分娩具有阴道分娩的风险（阴道分娩同意书）。根据孕妇及胎儿情况，拟使用下列方法促宫颈成熟：□水囊 □米索前列醇 □缩宫素 □其他＿＿＿＿＿＿。以上各种方式促宫颈成熟均可能出现：

1. 宫颈成熟度改善不明显、需改变方法或几种方法联合应用，甚至失败改变分娩方法。

2. 促宫颈成熟过程中，孕妇出现活动性流血、胎膜早破、胎

盘早剥、发热、羊水栓塞等其他意外情况，需要及时处理。

3．促宫颈成熟过程中，出现胎儿宫内窘迫、脐带脱垂等危急情况需紧急剖宫产；如胎心消失，失去胎儿抢救的机会。

4．其他不可预料的意外情况。

附三种常用的促宫颈成熟方法的主要利弊的比较，供孕妇及家属选择时参考：

◇ 水囊促宫颈成熟

利：物理刺激促进宫颈成熟，效果肯定，无药物不良反应，同时不影响孕妇自由活动。

弊：需进行宫腔操作，有局部不适、感染及胎盘早剥的风险。

◇ 米索前列醇经阴道给药

利：局部应用，不影响孕妇自由活动。

弊：中国药典尚未批准用于妊娠晚期，国内指南小剂量、多次阴道上药，可能增加感染的机会，个别孕妇用药后宫缩过频、过强，需用其他药物对抗。

◇ 缩宫素

利：作用时间短，如宫缩过强停用后药效很快消失。

弊：需持续静脉滴注给药，影响孕妇自由活动，且效果个体差异大，高敏者可能宫缩过强，低敏者可能效果不佳。

□ 经医生解释，了解上述情况，同意使用□水囊 □米索前列醇 □缩宫素 □其他 _____ 促宫颈成熟。

□ 经医生解释，了解上述情况，不同意促宫颈成熟，要求自然等待。

孕妇（签名）_____ 家属（签名）_____ 与孕妇的关系 _____

谈话医师（签名）_____ 主治医师（签名）_____

谈话地点 _____ 日期　年　月　日　时　分

产时羊水污染告知书

孕妇姓名 ＿＿＿ 年龄 ＿＿＿ 病区 ＿＿＿＿ 床号 ＿＿＿ 住院号 ＿＿＿＿＿＿＿

目前诊断：＿＿＿＿＿＿＿＿＿＿＿＿＿＿＿＿＿＿＿＿＿＿＿＿＿＿＿＿＿＿＿

　　孕妇胎膜已破，羊水性状 ＿＿＿＿＿＿＿＿＿，胎心监护反应（Ⅰ～Ⅱ级）。现告知患者及家属可能出现的风险，包括但不限于：

　　1. 需严密监护胎心情况，如无异常，则可考虑继续阴道试产。

　　2. 可能随时出现胎心改变或羊水粪染进行性加重，出现胎儿宫内窘迫需助产或剖宫产手术终止妊娠，严重时甚至出现新生儿不良结局。

　　3. 新生儿出生后发生胎粪吸入综合征、新生儿肺炎、窒息、脑瘫等风险增加，必要时需转 NICU 治疗，严重时可能发生新生儿后遗症或其他不良结局。

　　经医生解释，了解上述情况，明白以上风险。

　　孕妇（签名）＿＿＿＿＿ 家属（签名）＿＿＿＿＿ 与孕妇的关系 ＿＿＿＿

　　谈话医师（签名）＿＿＿＿＿＿＿ 主治医师（签名）＿＿＿＿＿＿＿

　　谈话地点 ＿＿＿＿＿＿＿＿＿＿＿ 日期　　年　月　日　时　分

产时胎盘早剥病情告知书

孕妇姓名 ＿＿＿ 年龄 ＿＿＿ 病区 ＿＿＿＿ 床号 ＿＿＿ 住院号 ＿＿＿＿＿＿＿

目前诊断：＿＿＿＿＿＿＿＿＿＿＿＿＿＿＿＿＿＿＿＿＿＿＿＿＿＿＿＿＿＿＿

　　结合患者病史、体格检查及相关检查结果，临床诊断或高度怀疑胎盘早剥。告知患者及家属可能出现的风险，包括但不限于：

　　1. 胎儿宫内窘迫，严重时导致产时死胎、死产或新生儿重度窒息、新生儿死亡。

　　2. 因失血导致胎儿贫血，严重者新生儿出生后需要输血治疗。

3．为尽快结束妊娠，需根据情况采用阴道助产或急诊剖宫产。

4．胎盘早剥导致子宫胎盘卒中、宫缩乏力、产后出血、失血性休克、凝血功能障碍，难治性产后出血，必要时切除子宫、失去生育能力；多器官功能障碍，危及生命。

5．大量失血导致垂体坏死，出现希恩综合征，抵抗力低下、卵巢早衰等，生活质量低下。

6．如改为助产或剖宫产，见相应的告知书。

经医生解释，了解上述情况，明白以上风险。

孕妇（签名）_____ 家属（签名）_____ 与孕妇的关系 _____

谈话医师（签名）_____ 主治医师（签名）_____

谈话地点 _____ 日期 年 月 日 时 分

依沙吖啶引产知情同意书

孕妇姓名 ____ 年龄 ____ 病区 _____ 床号 ____ 住院号 _____

目前诊断：_____

孕妇因 _____ 因素要求终止妊娠，拟行依沙吖啶羊膜腔内/羊膜腔外注射引产，包括但不限于以下风险：

1．肝肾功能损害、药物性发热、药物过敏、过敏性休克、羊水栓塞，危及生命。

2．穿刺点出血、皮下血肿形成。

3．胎盘早剥、子宫胎盘卒中，甚至需要剖宫取胎。

4．宫腔感染、盆腔感染，继发不孕。

5．软产道裂伤、产后出血、羊水栓塞凝血障碍、休克等危及生命，必要时切除子宫。

6．蜕膜残留、胎盘粘连、植入等需要钳夹或者清宫，术后宫腔粘连、不孕或者闭经。

7．引产失败改行其他方式终止妊娠。

8．其他不可预料的意外。

9．引产胎儿处理：□尸检后由医院处理 □拒绝尸检医院火化 □家属带回

其他可选择替代医疗方案包括：其他药物引产（包括米索前列醇／缩宫素药物引产）、水囊引产和剖宫取胎。

其他药物引产

利：局部／全身药物使用，无需进行羊膜腔内穿刺操作。

弊：引产的成功率低于依沙吖啶，且不同孕周药物敏感性不同，失败率较高。

水囊引产

利：促宫颈成熟效果确切，无药物不良反应，不影响孕妇自由活动。

弊：需进行宫腔操作，增加感染及胎盘早剥风险，需要与药物联合应用。

剖宫取胎

利：直接手术，时间可控制。

弊：相较经阴道分娩，子宫手术创伤大，术后恢复时间长，术后需严格避孕 2 年，再次妊娠有子宫瘢痕妊娠、子宫破裂等风险。

□ 经医生解释，了解上述情况，同意使用依沙吖啶引产

□ 经医生解释，了解上述情况，不同意使用上述引产方式

□ 孕妇（签名）＿＿＿＿ 家属（签名）＿＿＿＿ 与孕妇的关系 ＿＿＿＿

□ 谈话医师（签名）＿＿＿＿＿＿ 主治医师（签名）＿＿＿＿＿＿

□ 谈话地点 ＿＿＿＿＿＿＿ 日期　年　月　日　时　分

胎盘处理知情同意书

产妇姓名 ＿＿＿ 年龄 ＿＿＿ 病区 ＿＿＿＿ 床号 ＿＿＿ 住院号 ＿＿＿＿＿＿＿

目前诊断：＿＿＿＿＿＿＿＿＿＿＿＿＿＿＿＿＿＿＿＿＿＿＿＿＿＿＿＿＿

　　根据《中华人民共和国传染病防治法》《医疗机构废物管理条例》的规定和《卫生部关于产妇分娩后胎盘处理问题的批复》，我院对胎盘的处理办法规定如下：

一、胎盘归属问题

　　1. 胎盘原则上归产妇本人所有。

　　2. 如产妇患有可能造成传染病传播的疾病，胎盘可能造成传染病传播的，此类胎盘必须交由院方按传染性医疗废物进行统一处置。

二、产妇处置本人胎盘的方式

　　1. 自行处置本人胎盘，并及时由家属带离医院。

　　2. 自愿放弃胎盘，由接产医疗机构按医疗废物统一处置。

　　3. 如相关医学检验结果为阳性，胎盘由我院按照《传染病防治法》和《医疗废物管理条例》的有关规定，进行消毒处理，并按医疗废物进行处置。

　　4. 分娩前未按照国家规定进行相关医学检测的，为避免造成传染性疾病的传播、扩散，其胎盘一律由医院按照病理性医疗废物处理。

　　5. 胎盘因 ＿＿＿＿＿＿＿＿＿ 送病理检查。

　　本人已阅读并理解上述规定，并确认医方已履行了告知义务。

　　本文书随病例保存。

　　经医生解释，了解上述情况，要求处置胎盘方式为 ＿＿＿＿＿＿＿＿

孕妇（签名）＿＿＿＿＿ 家属（签名）＿＿＿＿＿ 与孕妇的关系 ＿＿＿＿

谈话医师（签名）＿＿＿＿＿＿＿ 主治医师（签名）＿＿＿＿＿＿＿

谈话地点 ＿＿＿＿＿＿＿＿＿＿ 日期　年　月　日　时　分

（夏露）

第二节　产房手术操作同意书（参考版本）

人工破膜知情同意书

孕妇姓名 ＿＿＿＿ 年龄 ＿＿＿＿ 病区 ＿＿＿＿ 床号 ＿＿＿＿ 住院号 ＿＿＿＿＿＿＿＿＿

目前诊断：＿＿＿＿＿＿＿＿＿＿＿＿＿＿＿＿＿＿＿＿＿＿＿＿＿＿＿＿＿＿＿

　　孕妇目前 ＿＿＿＿＿＿＿＿＿，需人工破膜 □加快产程进展 □了解羊水性状，操作过程中存在风险，包括但不限于：

1. 羊水栓塞、脐带脱垂、脐带受压，危及母子生命。

2. 胎盘早剥、羊膜腔感染，胎儿头皮损伤可能。

3. 急产，产道裂伤、产后出血、新生儿产伤等。

4. 其他分娩风险及不可预料的意外。

　　我们会尽力降低并及早发现上述并发症的出现，并全力抢救以保母婴平安。您及您的家属在分娩过程中如有顾虑，可向医生询问。您及您的家属在诊疗过程中应遵守国家、医院及科室的规定。

　　□ 经医生解释，了解上述情况，同意行人工破膜

　　□ 经医生解释，了解上述情况，拒绝行人工破膜

　　孕妇（签名）＿＿＿＿＿ 家属（签名）＿＿＿＿＿ 与孕妇的关系 ＿＿＿＿

　　谈话医师（签名）＿＿＿＿＿＿＿ 主治医师（签名）＿＿＿＿＿＿＿

　　谈话地点 ＿＿＿＿＿＿＿＿＿＿ 日期　年　月　日　时　分

会阴侧切知情同意书

孕妇姓名 ____ 年龄 ____ 病区 _____ 床号 ____ 住院号 _____

目前诊断：_____

　　孕妇已临产，目前因 □胎儿估重较大 □胎儿宫内窘迫 □其他因素；需尽早娩出胎儿，分娩时需行会阴侧切术，避免严重会阴的撕裂伤并尽快娩出胎儿，缝合伤口时及术中需要麻醉药物缓解疼痛及可吸收线进行缝合。操作过程中存在风险，包括但不限于：

　　1. 会阴伤口延裂到肛门、直肠及阴道深部，发生产后出血、出血性贫血及休克，必要时输血和转运到手术室麻醉下缝合。

　　2. 伤口血肿形成、疼痛、感染、裂开、延期愈合，必要时二期缝合，瘢痕挛缩影响性生活。

　　3. 可吸收线吸收不良、术后排线、瘘道或息肉形成等。

　　4. 分娩其他并发症及不可预料的风险。

　　替代医疗方案：不做会阴侧切，会阴保护下分娩。发生会阴不规则及严重撕裂伤可能性极大或延长胎儿窘迫持续时间，加重新生儿窒息等风险。

　　□ 经医生解释，了解上述情况，同意行会阴侧切

　　□ 经医生解释，了解上述情况，拒绝行会阴侧切

　　患者（签名）_____

　　孕妇（签名）_____ 家属（签名）_____ 与孕妇的关系 _____

　　谈话医师（签名）_____ 主治医师（签名）_____

　　谈话地点 _____ 日期　年　月　日　时　分

产钳助产知情同意书

孕妇姓名 ＿＿＿ 年龄 ＿＿＿ 病区 ＿＿＿＿ 床号 ＿＿＿ 住院号 ＿＿＿＿＿＿＿＿

目前诊断：＿＿＿＿＿＿＿＿＿＿＿＿＿＿＿＿＿＿＿＿＿＿＿＿＿＿＿＿＿＿＿＿＿

孕妇目前有 □胎头下降停滞 □第二产程延长 □宫缩乏力 □胎儿宫内窘迫 □其他指征；为尽快结束分娩需要紧急产钳助产。其风险包括但不限于：

一、新生儿相关风险

1. 新生儿可能出现颅骨及其他部位损伤或骨折，出现颅内出血、血肿、气胸等。

2. 新生儿面神经和臂丛神经损伤，导致暂时或永久性面瘫、上肢功能障碍等，需要康复治疗。

3. 新生儿可能出现窒息、缺血缺氧性脑病、代谢紊乱，遗留近远期并发症，需要康复治疗。

4. 新生儿可能出现面部压迹（钳印）、软组织挫伤、头皮裂伤等。

5. 其他分娩并发症及不可预料的风险。

二、母体相关风险

1. 产道裂伤延至肛门、直肠及阴道深部，发生产后出血、出血性休克，必要时输血和转运到手术室麻醉下缝合。

2. 产后伤口血肿形成、疼痛、尿潴留、感染、裂开、延期愈合，必要时二期缝合。瘢痕挛缩影响性生活。

3. 可吸收线吸收不良、术后排线、阴道瘘或息肉形成等。

4. 产钳助产失败，需剖宫产终止妊娠。

5. 分娩其他并发症及不可预料的风险。

替代医疗方案：剖宫产终止妊娠。严重胎儿宫内窘迫，需要以最快的方式娩出胎儿，拒绝产钳助产，可能延长胎儿窘迫的时间，加重新生儿窒息和后遗症发生，甚至丧失胎儿和新生儿抢救的时机。

我们会尽力降低并及早发现上述产时产后并发症的出现，并全力抢救以保障母婴平安。您及您的家属在分娩过程中如有顾虑，可向医生询问。您及您的家属在诊疗过程中应遵守国家、医院及科室的规定。

□ 经医生解释，了解上述情况，同意行产钳助产

□ 经医生解释，了解上述情况，拒绝行产钳助产

□ 孕妇（签名）_____ 家属（签名）_____ 与孕妇的关系 _____

□ 谈话医师（签名）_____ 主治医师（签名）_____

□ 谈话地点 _____ 日期 年 月 日 时 分

人工剥离胎盘知情同意书

产妇姓名 _____ 年龄 _____ 病区 _____ 床号 _____ 住院号 _____

目前诊断：_____

目前胎儿已娩出，胎盘未剥离，但出现活动性出血，拟行人工剥离胎盘术进行止血，操作过程中存在风险，包括但不限于：

1. 胎盘与宫壁粘连紧密，剥离困难或失败需改行其他方式协助清除胎盘止血；胎盘剥离不全或部分残留，需钳夹、清宫或宫腔镜等多次操作。出血过多、出血性休克，需要输血及多种止血方式联合止血，包括宫腔填塞、介入或开腹手术止血，严重者切除子宫。

2. 术后宫腔粘连、不孕、闭经，再次妊娠有胎盘粘连、植入可能。

3. 宫颈裂伤、子宫破裂或穿孔，严重者需开腹修补。

4. 宫腔感染、盆腔感染，严重者全身感染。

5. 子宫翻出，出现休克，严重者危及生命。

6. 其他不可预料的风险。

替代医疗方案：采用其他方法止血或清除胎盘，如选择子宫动脉栓塞术等止血。最快速的胎盘因素出血的止血方案为人工剥离胎盘术。采用子宫动脉栓塞术，需要转运和进行子宫动脉栓塞，增加产妇的出血量及出血时间，且栓塞术费用较高，术后大部分产妇仍需要人工剥离或钳夹清除胎盘，增加子宫创伤的风险。

□ 经医生解释，了解上述情况，同意行人工剥离胎盘术

□ 经医生解释，了解上述情况，拒绝行人工剥离胎盘术

孕妇（签名）_____ 家属（签名）_____ 与孕妇的关系 _____

谈话医师（签名）_____ 主治医师（签名）_____

谈话地点 _____ 日期　年　月　日　时　分

清宫知情同意书

产妇姓名 ____ 年龄 ____ 病区 _____ 床号 ____ 住院号 _____

目前诊断：_____

现胎儿已娩出，存在 □妊娠物残留所致出血 □产后宫腔积血无法自行排出，需行清宫术，操作过程中存在风险，包括但不限于：

1. 麻醉意外，心血管意外、失血性休克，凝血功能障碍等危及生命。

2. 妊娠物粘连、机化、植入，难以彻底清除，需多次清宫或行宫腔镜下手术，继发宫腔粘连或闭经。

3. 术中发生人流综合征，子宫穿孔、宫颈裂伤必要时手术修补。

4．术后感染、下肢及肺栓塞形成，危及生命。

5．术后仍需要药物等方法促进子宫复旧。

其他不可预料风险。

替代医疗方案：药物保守治疗。无活动性出血的患者可考虑药物促进子宫复旧，促进妊娠物排出。活动性出血的患者，清宫术是快速清除宫内妊娠物、止血的首选措施，仅靠药物治疗会增加出血量、出血时间及感染的风险。药物治疗作为辅助手段，只有部分妊娠物未粘连的患者可自行排出部分组织，多数需要药物和清宫术联合使用。

□ 经医生解释，了解上述情况，同意行清宫术

□ 经医生解释，了解上述情况，拒绝行清宫术

□ 孕妇（签名）_____ 家属（签名）_____ 与孕妇的关系 _____

□ 谈话医师（签名）_____ 主治医师（签名）_____

□ 谈话地点 _____ 日期　年　月　日　时　分

会阴阴道血肿清除术知情同意书

产妇姓名 ____ 年龄 ____ 病区 _____ 床号 ____ 住院号 _____

目前诊断：_____

现胎儿已娩出，软产道检查提示 _____，考虑会阴/阴道血肿，需行会阴阴道血肿清除术，操作过程中存在风险，包括但不限于：

1．麻醉意外，心血管意外、失血性休克、凝血功能障碍等危及生命。

2．术中血肿清除困难或术后再次形成血肿，需要腹会阴联合手术，或术后放置引流条压迫止血。

3．术中可能出现直肠、尿道损伤，需要外科手术治疗。

4．术后可能出现血肿感染、会阴伤口疼痛，会阴切口感染裂开，伤口延期愈合，阴道瘢痕挛缩，必要时再次手术。

5．其他不可预料的意外。

替代医疗方案：局部压迫保守治疗。稳定的、直径小于5cm血肿，可以压迫观察。如血肿进行性增大，失血在增加，则尽快行血肿清除术、结扎出血的血管及缝合裂伤的组织，延误处理可导致血肿上延到腹腔、失血性休克及凝血功能障碍等严重后果。

□ 经医生解释，了解上述情况，同意行血肿清除术

□ 经医生解释，了解上述情况，要求暂时观察血肿变化

孕妇（签名）_____ 家属（签名）_____ 与孕妇的关系 _____

谈话医师（签名）_____ 主治医师（签名）_____

谈话地点 _____ 日期　年　月　日　时　分

宫腔／阴道填塞物取出知情同意书

产妇姓名 ____ 年龄 ____ 病区 _____ 床号 ____ 住院号 _____

目前诊断：_____

为求止血需要，患者于 ___ 月 ___ 日行 □宫腔填塞 □阴道填塞，现需取出填塞物，操作过程中存在风险，包括但不限于：

1．填塞物取出后再次出现出血，需再次填塞压迫止血，如再次填塞仍无法止血，需行介入治疗止血或手术止血。

2．填塞物取出困难或不能耐受疼痛，需麻醉下进行操作或再次手术取出。

3．局部创面感染、瘢痕挛缩，影响功能。

4．其他不可预料的意外。

经医生解释，了解上述情况，明白以上风险，同意行填塞物取出。

孕妇（签名）_____家属（签名）_____与孕妇的关系_____

谈话医师（签名）_____主治医师（签名）_____

谈话地点_____日期　年　月　日　时　分

产房急诊剖宫产手术知情同意书

产妇姓名____年龄____病区____床号____住院号_____

目前诊断：_____

拟定手术方式：_____　拟行麻醉方式：_____

产妇因以下原因造成分娩困难，可能危及产妇或及胎儿生命安全，需进行紧急剖宫产终止妊娠。

☐ 胎儿宫内窘迫

☐ 脐带脱垂

☐ 先兆子宫破裂

☐ 各种原因导致的产程停滞

☐ 母体心肺功能不全

☐ 其他不宜继续分娩的问题：_____

紧急剖宫产手术是解决难产、快速终止妊娠的有效手段。由于手术本身具有一定的创伤，术中和术后可能发生的意外和并发症等风险，包括但不限于：

1. 麻醉意外、误吸、心脑血管意外、羊水栓塞、凝血功能障碍等危及生命。

2. 新生儿窒息、缺血缺氧性脑病、遗留后遗症或并发症，甚至失去抢救机会。

3. 发生新生儿骨折、颅内出血、感染等风险，新生儿畸形不排除。

4. 术中宫缩乏力、胎盘粘连或植入、顽固性产后出血等，需要采取多种止血措施止血，严重者切除子宫止血。产后短期内再次出血，必要时行子宫动脉栓塞术等止血。

5. 紧急手术，周围组织水肿、解剖层次不清，损伤周围脏器，如肠管、膀胱、输尿管等，导致器官功能障碍，必要时再次手术修补。

6. 术后腹腔及伤口感染、裂开，伤口愈合不良，必要时二期缝合。

7. 产后尿潴留、肠麻痹、肠梗阻、静脉血栓形成。

8. 远期可能出现子宫内膜异位症、痛经、子宫切口憩室、月经改变等影响生活质量，再次妊娠可能出现子宫瘢痕妊娠、子宫破裂等。

9. 其他不可预料的风险。

我已详细阅读以上内容，对医师、护士的告知表示完全理解。

我明白在本次手术中，如果出现术前不可预见的情况需要变更手术方案，我授权医师在遇有紧急情况时，为了保障孕产妇及胎婴儿的生命安全实施必要的救治措施。

孕妇（签名）_____　家属（签名）_____　与孕妇的关系 _____

谈话医师（签名）_____　主治医师（签名）_____

谈话地点 _____　日期　　年　月　日　时　分

（陈刚）

⚙ 第三节 危急情况下医护、医师间上下级及相关科室沟通的模板

一、助产士和值班医师与总住院医师沟通

（一）助产士和值班医生呼叫总住院医师

基本要点包括患者年龄、孕龄、产程进展、主要表现、考虑紧急情况是什么，是否同时紧急呼叫上级医师。

【案例】急性胎儿宫内窘迫

孕妇赵某，38 岁，妊娠 39 周，瘢痕子宫自然临产，现宫口开全 40 分钟，S+3，胎心监护频繁晚期减速，考虑急性胎儿宫内窘迫，紧急呼叫总住院医师到产房。

（二）助产士和值班医师向总住院医师当面汇报

重点是病情的严重性及持续时间。

【案例】急性胎儿宫内窘迫

孕妇赵某，胎心监护频繁晚期减速，最低胎心 90 次 /min 以下，已经持续了 5 分钟，需要紧急终止妊娠或紧急分娩。可以将监护图摆到一眼可见的位置。

（三）总住院医师与值班医生和助产士当面沟通

重点是要做的准备及处理。

【案例】急性胎儿宫内窘迫

孕妇赵某，产时急性胎儿宫内窘迫，需要立即阴道检查评估胎先露高低，看能否实施助产，准备好阴道检查、产钳或胎头吸引器助产。并让值班医师签署知情同意书，通知新生儿科医师到产房。

二、值班医生与上级医师沟通

重点是现在患者情况，检查结果怎样，有什么困难。

【案例】急性胎儿宫内窘迫

孕妇赵某，产时急性胎儿宫内窘迫，阴道检查胎先露未达S+2，阴道助产困难，准备立即剖宫产，请上级医师到产房，确定分娩方式。

三、上级医师与下级医师沟通

重点是要做的处理及如何配合。

【案例】急性胎儿宫内窘迫

上级医师看到监护图显示严重宫内窘迫已经 20 分钟，宫缩时会阴有膨隆表现，指挥下级医师准备产钳助产，协助保护会阴。并简短告知孕妇配合及落实知情同意书签署。

四、产科医师与新生儿科医师沟通

重点是多少孕周、估计胎儿体重，宫内缺氧严重程度，便于新生儿医师决定哪一级医师复苏、复苏设备及转运、谈话等。

【案例】急性胎儿宫内窘迫

足月，胎儿估重 3 500g，第二产程严重宫内窘迫已经 20 分钟，胎先露 S+2，准备产钳助产，作好新生儿重度窒息的复苏准备。

五、产科医师与家属沟通

（一）胎儿娩出前

重点是胎儿目前宫内危急情况，要采用的分娩方式及风险，请家属理解并配合。

【案例】急性胎儿宫内窘迫

现在宫口已经开全，胎头距离阴道外口3cm，胎儿严重宫内缺氧，需要尽快分娩使其脱离缺氧环境。准备阴道检查，如果可以助产会实施产钳助产；如果无法实施产钳助产或助产失败改急诊剖宫产。产科和新生儿科均作好了新生儿重度窒息的复苏准备。

（二）胎儿娩出后

重点是新生儿出生情况，有无窒息、产伤，是否需要转科及其他后续的问题。

【案例】急性胎儿宫内窘迫

刚才阴道检查证实可以产钳助产，产钳顺利，新生儿出生时1分钟评分7分，3分钟和5分钟评分正常。新生儿面部有产钳的压痕、局部皮肤有擦伤，产钳属于难产，需要到新生儿科观察，排除有其他的产伤。

六、相关科室沟通

1. 联系麻醉科、手术室和新生儿科　重点是紧急性、准备做什么、在哪做。

【案例】急性胎儿宫内窘迫

严重宫内缺氧、产钳失败，需要紧急剖宫产，请手术室及麻醉科作好立即紧急开腹和麻醉的准备。从产房直接转运到手术室，请手术室护士及麻醉医师到手术室门口接应产妇。新生儿科医师请到手术室，作好足月新生儿重度窒息的复苏准备。

2. 联系输血科　重点是血型、出血程度，要备什么血制品，什么时间要。

【案例】急性胎儿宫内窘迫

严重宫内缺氧产钳术后，持续阴道不凝血流出，考虑羊水栓塞，患者 O 型，Rh 阳性，需要备浓缩红细胞 6U，新鲜血浆 600ml，单采血小板 1U，冷沉淀 8U。越快越好。请保留血标本，追踪观察凝血功能、血红蛋白及患者情况再追加血液制品。

3. 联系重症医学科　重点是患者目前情况，是否需要呼吸、循环等生命支持，什么时间转诊到重症医学科。

【案例】急性胎儿宫内窘迫

产后羊水栓塞、出血、凝血功能障碍的患者，全麻下宫腔填塞术后，麻醉气管插管保留，血制品仍在输注纠正凝血障碍，观察 1 小时无活动性出血，转重症医学科病房，需要呼吸机。

（雍文静）

参考文献

1. LO L, ROTTEAU L, SHOJANIA K. Can SBAR be implemented with high fidelity and does it improve communication between healthcare workers? A systematic review. BMJ Open. 2021, 11(12): e055247.

2. LI X, ZHAO J, FU S. SBAR standard and mind map combined communication mode used in emergency department to reduce the value of handover defects and adverse events. J Healthc Eng. 2022, 2022: 8475322.

3. AHRQ. Improving Communication Between Clinicians. 2016.

4. MARTÍNEZ-FERNÁNDEZ MC, CASTIÑEIRAS-MARTÍN S, LIÉBANA-PRESA C, et al. SBAR method for improving well-being in the internal medicine unit: quasi-experimental research. Int J Environ Res Public Health. 2022, 19(24): 16813.